疾病与生命科学前沿研究丛书

呼吸道合胞病毒感染

名誉顾问　夏时畅　陈直平

主　　编　刘社兰　陈恩富　崔富强

副 主 编　陈志敏　缪梓萍　鲍倡俊　潘　浩

科 学 出 版 社

北　京

内 容 简 介

本书根据全球部分已开展呼吸道合胞病毒感染监测国家的相关数据，以及国内外对本病的最新研究成果，进行了系统地梳理、分析、归纳和总结。全书共分 8 章，包括呼吸道合胞病毒的病原学、发病机制、流行病学、监测预警、临床诊断、实验室检测诊断、预防与防控和案例分析。各章主题突出，内容丰富、新颖，具有重要的参考价值。

本书可为一线的医疗和防控专业人员、医学研究生系统地了解呼吸道合胞病毒提供参考。

图书在版编目（CIP）数据

呼吸道合胞病毒感染/刘社兰，陈恩富，崔富强主编. —北京：科学出版社, 2018.6

（疾病与生命科学前沿研究丛书）

ISBN 978-7-03-057547-0

Ⅰ. ①呼… Ⅱ. ①刘… ②陈… ③崔… Ⅲ. ①呼吸道合胞体病毒-病毒病-研究 Ⅳ. ①R56

中国版本图书馆 CIP 数据核字(2018)第 110073 号

责任编辑：李 悦 刘 晶 / 责任校对：郑金红

责任印制：张 伟 / 封面设计：刘新新

科学出版社出版

北京东黄城根北街 16 号

邮政编码：100717

http://www.sciencep.com

北京凌奇印刷有限责任公司印刷

科学出版社发行 各地新华书店经销

*

2018 年 6 月第 一 版 开本：720×1000 1/16

2019 年 1 月第二次印刷 印张：14 1/2

字数：280 000

定价：108.00 元

(如有印装质量问题, 我社负责调换)

《呼吸道合胞病毒感染》编写委员会

名誉顾问 夏时畅 陈直平

主　　编 刘社兰 陈恩富 崔富强

副 主 编 陈志敏 缪梓萍 鲍倡俊 潘 浩

秘　　书 余 昭

编　　者（按姓氏汉语拼音排序）

鲍倡俊 江苏省疾病预防控制中心
柏鸿凌 上海市疾病预防控制中心
陈恩富 浙江省疾病预防控制中心
陈 建 湖南省人民医院
陈 寅 浙江省疾病预防控制中心
陈奕娟 浙江省疾病预防控制中心
陈志敏 浙江大学医学院附属儿童医院
程 伟 浙江省疾病预防控制中心
崔富强 北京大学公共卫生学院
刘社兰 浙江省疾病预防控制中心
刘艳霞 北京市昌平区十三陵镇动物防疫站
缪梓萍 浙江省疾病预防控制中心
潘 浩 上海市疾病预防控制中心
秦淑文 浙江省疾病预防控制中心
孙校金 中国疾病预防控制中心
孙 逸 浙江省疾病预防控制中心
王承民 中国科学院动物研究所
王 瑞 北京市昌平区动物疫病预防控制中心
王颖硕 浙江大学医学院附属儿童医院

许　可　江苏省疾病预防控制中心
姚学军　北京市昌平区动物疫病预防控制中心
余　昭　浙江省疾病预防控制中心
赵　娜　中国科学院微生物研究所

序

呼吸道合胞病毒属于副黏病毒科肺病毒属，自 1956 年发现以来，已证实有 A 和 B 两种基因型；可引起人畜共患的急性呼吸道感染，以下呼吸道感染特别是毛细支气管炎和肺炎最为常见，常伴有喘息。该病多见于 2 岁以下婴幼儿，特别是 6 月龄以下的婴儿。由于自然感染后免疫力弱，婴儿、成人和老年人均可反复感染。

呼吸道合胞病毒感染呈全球性流行，几乎每年或隔年出现一次全球性较大范围的流行。全球每年约 3300 万名 5 岁以下儿童感染呼吸道合胞病毒，其中约 300 万例需要住院治疗，死亡约 20 万例，疾病负担沉重。但该病至今尚无特效的治疗和预防手段，亟待深入研究。

目前，全球尚无呼吸道合胞病毒感染的明确诊断标准和统一的监测体系。由于我国尚未将该病纳入法定传染病报告系统，因此，缺乏全国性呼吸道合胞病毒感染的流行数据，专业人员对该病的认识也不足。

该书根据全球部分已开展呼吸道合胞病毒感染监测国家的相关数据，以及国内外对该病的最新研究成果，进行了系统地梳理、分析、归纳和总结。全书共分为 8 章，包括呼吸道合胞病毒的病原学、发病机制、流行病学、监测与预警、临床诊断与治疗、实验室检测诊断、预防与防控和案例分析。各章主题突出，内容丰富、新颖，文字流畅，深入浅出，图文并茂，可读性强，具有很高的学术水平和重要的参考价值，是我国首部呼吸道合胞病毒感染方面的专著。

该书的编写人员均为国内在呼吸道合胞病毒的基础研究、临床诊治、实验室检测和预防控制一线的专家，具有深厚的基础理论和丰富的实践经验。该书编写历时 3 年，数易其稿，求真务实，精益求精，对从事人类疾病防控的专业人员、临床医生、科研人员和畜牧兽医专业人员具有重要的参考价值。

我衷心祝贺该书面世。我相信，该书的出版将极大地推动我国呼吸道合胞病毒感染的防治和基础研究工作！

庄辉

北京大学医学部病原生物学系教授

2017 年 6 月于北京

前　　言

呼吸道合胞病毒于 1956 年由 Morris 等首次从患感冒的黑猩猩鼻分泌液中分离出来，故曾称为“黑猩猩感冒因子”。1957 年，Chanock 从 1 名患支气管肺炎婴儿和 1 名患支气管炎婴儿的呼吸道分泌物中分离出与黑猩猩感冒因子抗原性相同的病毒，由于该病毒在组织培养中繁殖时能引起明显的细胞融合现象，故 1961 年将其定名为“人呼吸道合胞病毒”。

人呼吸道合胞病毒是副黏病毒科肺病毒亚科肺病毒属的成员。该病毒是呼吸道感染常见的病原，可引起气管炎、支气管炎、毛细支气管炎和肺炎等下呼吸道感染。由于感染人呼吸道合胞病毒后不会产生终生免疫，因此，可导致儿童、成人及免疫低下的老年人发生反复感染。

人呼吸道合胞病毒在全球广泛流行，特别是在温带地区。全球几乎每年或隔年都会引起一次较大范围的流行，带来严重的社会影响和疾病负担。20 世纪 70 年代以来在我国南方多地曾发生过流行。针对日益严峻的全球新发传染病的挑战，2004 年，在世界卫生组织（World Health Organization，WHO）的主导下，建立了全球疾病监测项目，开展了包括呼吸道合胞病毒在内的多种新发传染病的监测，该项目仅覆盖全球 10 个国家与地区。目前我国尚不是该项目成员，也尚未将呼吸道合胞病毒纳入到法定传染病报告体系中，因此，我国呼吸道合胞病毒的病原分布、暴发和流行情况尚不清楚，而且我国还没有统一的诊疗和防控技术指南。如何及时发现、诊断、有效救治呼吸道合胞病毒感染，以及如何科学规范地调查、处置相关的暴发疫情，成为当前迫切需要解决的问题。

为此，我们组织了国内长期从事呼吸道合胞病毒感染的临床、防控及基础研究一线的十多位专家与教授，查阅了大量国内外已发表的最新文献，结合在医疗和防控工作中的实践经验，历时 3 年，编写了本书。全书共分 8 章，涵盖了呼吸道合胞病毒的病原学、发病机制、流行病学、监测与预警、临床诊断与治疗、实验室检测诊断、预防与防控和案例分析。本书的出版，可为一线的医疗和预防专业人员、医学研究生全面系统地了解呼吸道合胞病毒感染提供参考，解决实际工作和基础研究中遇到的呼吸道合胞病毒感染相关问题。

由于呼吸道合胞病毒的诊断技术日新月异，人类对疾病发展规律也在不断探索的过程中，加上编者水平有限，书中难免存在错误或者不足之处，恳请广大读者提出建议，以便我们在今后的修订中不断完善。

本书编写得到了我国著名流行病学和病原微生物学专家、中国工程院院士、北京大学医学部病原生物学系庄辉教授的倾情指导，谨在此表示衷心的感谢!同时，我们也非常感谢编者单位及同事对本书编写的大力支持！

刘社兰

2017 年 11 月于杭州

致　谢

本书得到了浙江省卫生和计划生育委员会医学流行病学重点支撑学科、国家自然科学基金面上项目（项目号 81373055）、江苏省重大科技示范项目（项目号 BE2017749）、江苏省“333”高层次人才和医学重点人才项目（项目号 ZDRC A2016032），以及上海市科学技术委员会 2016 年度“科技创新行动计划”长三角科技联合攻关领域项目“长三角区域重大突发性传染病跨境公共卫生安全保障技术的开发及示范应用”（项目号 16495810201）等资金的资助。

缩 略 词

英文全称	缩略词	中文全称
A proliferationinducing ligand	APRIL	增殖诱导配体
Acute lower respiratory tract infection	ALRTI	急性下呼吸道感染
Acute respiratory infection	ARI	急性呼吸道感染
Adenovirus	ADV	腺病毒
Alkaline phosphatase-anti-alkaline phosphatase technique	APAAP	磷性磷酸酶抗碱性磷酸酶桥联酶标法
American Academy of Pediatrics	AAP	美国儿科协会
Autoregressive integrated moving average	ARIMA	自回归滑动平均混合模型法
Bayesian-Markov chain Monte Carlo	Bayesian-MCMC	贝叶斯-马尔可夫链-蒙特卡罗方法
B-cell-activating factor	BAFF	B 细胞活化因子
Bovine RSV	BRSV	牛呼吸道合胞病毒
Bronchoalveolar lavage fluid	BALF	肺泡灌洗液
Bronchopulmonory dysplasia	BPD	支气管肺发育不良
Centers for Disease Control and Prevention	CDC	美国疾病预防控制中心
Chimpanzee coryza agent	CCA	猩猩感染因子
Complement fixation test	CFT	补体结合试验
Complementary DNA	cDNA	互补 DNA
Congenital heart disease	CHD	先天性心脏病
C-reactive protein	CRP	C 反应蛋白
Cumulative sum	CUSUM	累积和
Cytomegalovirus	CMV	巨细胞病毒
Cytopathic effect	CPE	细胞病变
Cytotoxic lymphocyte	CTL	细胞毒性 T 细胞
Dendritic cells	DC	树突状细胞
Diethy pyrocarbonate	DEPC	焦碳酸二乙酯
Direct immunofluorescence assay	DFA	直接免疫荧光

Enhanced respiratory disease	ERD	呼吸系统疾病加重
Enzyme-linked immunosorbent assay	ELISA	酶联免疫吸附测定
Eosinophil cationic protein	ECP	嗜酸细胞阳离子蛋白
Eosinophil derived neurotoxin	EDN	嗜酸性粒细胞衍生神经毒素
Erythrocyte sedimentation rate	ESR	血沉
European influenza surveillance scheme	EISS	欧洲流感监视方案
Exponentially weighted moving average	EWMA	指数权重移动平均法
Food and Drug Administration	FDA	美国食品药品监督管理局
Fusion protein	F	融合蛋白
Geographic Information System	GIS	地理信息系统
Global Disease Detection	GDD	全球疾病检测
Global Influenza Surveillance and Response System	GISRS	全球流感监测和响应系统
Glycoprotein	G	糖蛋白
Healthcare Utilization Survey	HUS	埃及国家医疗资源利用率调查
Helper T cell	Th	辅助性 T 细胞
Hemagglutination inhibition test	HI	血凝抑制试验
Hospital Information System	HIS	医院管理信息系统
Human bocavirus	hBoV	人类博卡病毒
Human corona virus	HCoV	人类冠状病毒
Human immunodeficiency virus	HIV	人类免疫缺陷病毒
Human leukocyte antigen	HLA	人类白细胞抗原
Human metapneumovirus	hMPV	偏肺病毒
Human RSV	HRSV	人呼吸道合胞病毒
Immunofluorescence	IF	免疫荧光法
Immunoglobulin A	IgA	免疫球蛋白 A
Immunoglobulin E	IgE	免疫球蛋白 E
Immunoglobulin G	IgG	免疫球蛋白 G
Immunoglobulin M	IgM	免疫球蛋白 M
Indirect immunofluorescence assay	IFA	间接免疫荧光
Influenza-like illness	ILI	流感样病例
Influenza virus	IV	流感病毒

Integrated Management of Childhood Illness	IMCI	儿童疾病综合管理
Intensive care unit	ICU	重症监护病房
Interferon	IFN	干扰素
Intravenous immunoglobulin	IVIG	静脉内注射免疫球蛋白
Laboratory Virology and Serology Surveillance Scheme	LabVISE	实验室病毒和血清学监测计划
Large polymerase protein	L	聚合酶蛋白
Loop-mediated isothermal amplification	LAMP	环介导等温扩增
Lower respiratory tract infection	LRTI	下呼吸道感染
Monoclonal antibody	McAb	单克隆抗体
Morbidity and Mortality Weekly Report	MMWR	发病与死亡周刊
Moving average	MA	移动平均法
Multiple organ failure	MOF	多器官功能衰竭
Nasal continuous positive airway pressure	NCPAP	经鼻持续气道正压通气
National Respiratory and Enteric Virus Surveillance System	NREVSS	美国国家呼吸道和肠道病毒监测系统
Naval Medical Research Unit No. 3	NAMRU-3	美国海军医学研究单位 3 号
Necrotizing enterocolitis of newborn	NEC	新生儿坏死性小肠结肠炎
Next generation sequencing	NGS	下一代测序
Nonstructural protein	NS	非结构蛋白
Nucleic acid sequence-based amplification	NASBA	核酸序列依赖性扩增
Nucleoprotein	N	核蛋白
Open reading frame	ORF	开放可读框
Over the counter	OTC	非处方药
Ovine RSV	ORSV	绵羊呼吸道合胞病毒
Parainfluenza virus	PIV	副流感病毒
Particulate matter	PM	颗粒物
Phosphoprotein	P	磷蛋白
Plaque-forming unit equivalents per milliliter	PFUe	噬斑形成单位
Pneumonia virus of mice	PVM	鼠肺炎病毒

Polymerase chain reaction	PCR	聚合酶链反应
Procalcitonin	PCT	前降钙素
Receiver operator characteristic	ROC	受试者工作特征
Remote sensing	RS	遥感技术
Respiratory syncytial virus	RSV	呼吸道合胞病毒
Reverse transcription-polymerase chain reaction	RT-PCR	逆转录聚合酶链反应
Rhinovirus	HRV	鼻病毒
Ribonuclease	RNase	核糖核酸酶
RNA-dependent RNA polymerase	RdRp	RNA 依赖的 RNA 聚合酶
Serum neutralization test	SNT	血清中和试验
Severe acute respiratory illness	SARI	严重急性呼吸道感染
Short-acting beta2 agonist	SABA	速效 β2 受体激动剂
Small hydrophobic protein	SH	小疏水蛋白
Statistical process control	SPC	统计过程控制
Syndrome of inappropriate secretion of antidiuretic hormone	SIADH	抗利尿激素分泌异常综合征
Target specific primer extension	TSPE	靶特异引物延伸
Toll-like receptor	TLR	Toll 样受体
Ultraviolet B	UVB	紫外线 B
World Health Organization	WHO	世界卫生组织

目　　录

第一章　呼吸道合胞病毒的病原学

呼吸道合胞病毒（respiratory syncytial virus，RSV）属副黏病毒科肺炎属，1956年首次被发现，由于该病毒在组织培养时可引起细胞间界限消失而融合在一起形成合胞体，因而得名。根据RSV的G蛋白与F蛋白的生物学特性差异，其可分为A、B两种基因型及若干个亚型。目前，A、B两种基因型及其亚型在全球范围内共同流行，呈现多样性与多态性。RSV是引起小儿病毒性肺炎最常见的病原，可引起间质性肺炎及喘息毛细支气管炎。除了人呼吸道合胞病毒外，该属还包括牛呼吸道合胞病毒（bovine respiratory syncytial virus，BRSV）、绵羊呼吸道合胞病毒（ovine respiratory syncytial virus，ORSV）及鼠肺炎病毒（pneumonia virus of mice，PVM）。本章主要介绍人呼吸道合胞病毒（以下简称HRSV）的病原学，包括病毒的形态结构、基因组、蛋白质的结构与功能和分子进化等内容。这一章内容对于理解病毒在宿主内的感染过程，以及病毒在人际间的传播过程有重要意义。

第一节　呼吸道合胞病毒的形态与结构

一、形态结构

呼吸道合胞病毒在电子显微镜下呈多型性颗粒（球状或丝状颗粒），直径一般为100nm，最长可达350nm。大部分丝状颗粒长60～200nm，特定环境下最长可达10μm。细胞培养条件下，95%的子代病毒以颗粒的形式与细胞表面连接。镜检观察下，病毒颗粒呈现类似出芽失败的芽体黏附状态（图1-1）（Piedimonte，2015）。呼吸道合胞病毒能在多种培养基中生长，如人喉癌上皮细胞HEp-2、实验用增殖表皮癌细胞HeLa、人包皮成纤维细胞HFF、腺癌人类肺泡基底上皮细胞A549及恒河猴肾细胞等，产生合胞体。

呼吸道合胞病毒结构主要由包膜、核衣壳和核心组成。①包膜：病毒在细胞质内复制，核衣壳以出芽的方式通过细胞质膜时获得的脂质包膜。膜上存在大黏附蛋白（G）、融合蛋白（F）和小疏水蛋白（SH）3种跨膜蛋白。这些跨膜蛋白可在病毒表面形成长11～16nm、似穗状的同源寡聚体。②核衣壳；是包绕在核酸外面的蛋白质外壳，由壳粒组成；壳粒由多肽分子组成。③核心：由非节段性单股RNA负链基因组和若干非结构蛋白，如N、P和L蛋白组成的复合体（图1-2）。

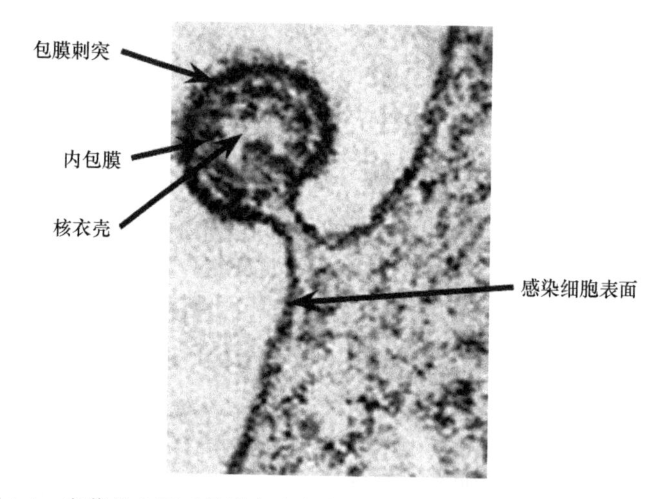

图 1-1 出芽状态下呼吸道合胞病毒的电镜照片（Piedimonte，2015）

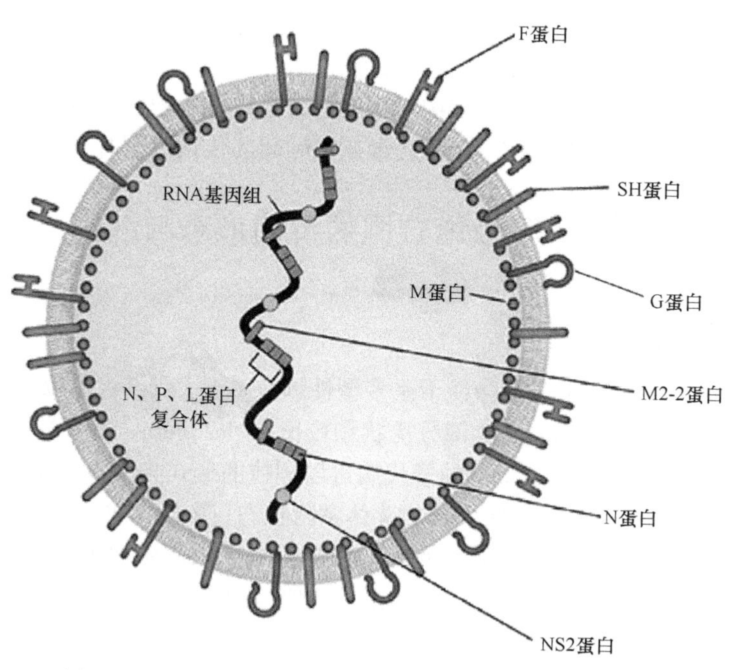

图 1-2 呼吸道合胞病毒的结构模式图（Rezaee et al.，2017）

二、培养特性

呼吸道合胞病毒能在一些传代细胞中生长，如 HEp-2、HeLa、HFF、A549 及恒河猴肾细胞，以 HEp-2 细胞中形成的细胞病变（cytopathic effect，CPE）效应最为典型。HEp-2 细胞复苏后接种于含 10%胎牛血清的 MEM 培养液中，置于培养温度为 37℃、相对湿度为 95%～98%的培养箱中，在 5% CO_2 条件下进行培养。待次日细胞贴壁铺满孔底即可用于样本接种。每天观察是否出现细胞病变，RSV 的典型 CPE 表现为大而形态不规则的细胞融合，出现多核的巨细胞。96h 后如未见 CPE，可盲传 1 次；如仍无 CPE，则为阴性。出现 CPE 后，可进一步采用免疫荧光等检测方法予以确认，具体培养特性请详见第四章“呼吸道合胞病毒的实验室检测”。

三、理化性质

由于副黏病毒科的病毒具有包膜，对外界环境敏感，加热、去污剂和脂溶剂如乙醚、丙酮等可轻易杀灭副黏病毒科的病毒。胃酸环境下，该病毒科成员容易死亡。电子显微镜下观察发现酸处理后大部分 RSV 的形态可发生扭曲及变形。在 55℃、10min 或 37℃、2 天的环境条件下，绝大部分 RSV 均可被灭活。长期保存于–70℃的 RSV 会逐渐失去其感染性。研究表明，以该病毒为代表的副黏病毒科成员对冻融处理较为敏感，因此，用于病毒分离的标本最好直接接种至培养细胞中，尽量避免对 RSV 进行反复冻融处理。

第二节　呼吸道合胞病毒的基因组结构与蛋白质功能

一、基因组结构

呼吸道合胞病毒全基因组测序在 1997 年完成。该病毒是一种非节段性单股 RNA 负链病毒，基因组全长 15 191～15 226nt，包含 10 种基因。由于是单股负链病毒，因此这 10 个基因的排列顺序为：3′*NS1-NS2-N-P-M-SH-G-F-M2-L*5′（图 1-3）（Collins et al.，2013）。3′端的 *NS1* 基因之前存在 44nt 的基因外前导区，而 5′端在 *L* 基因后跟随着长为 155nt 的基因外后置区。每个基因前均编码相应的 mRNA。

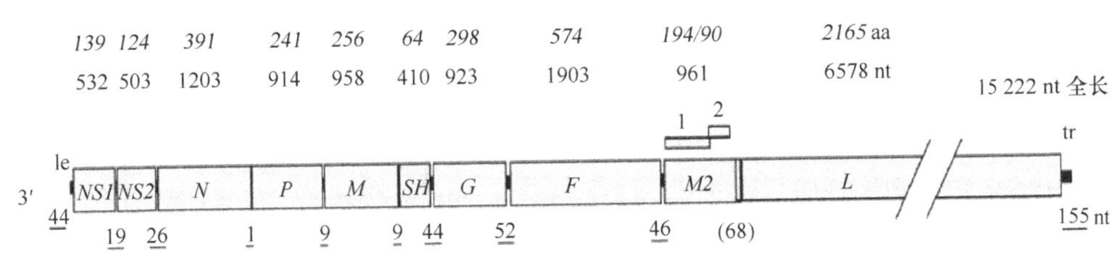

图 1-3　呼吸道合胞病毒的基因结构模拟图（Collins et al.，2013）

①RSV 的基因结构包括前导区、基因连接区、重叠区和后置区；②每一个基因框代表一个独立的、由相应基因编码的 mRNA；③基因框上方第一排数字代表未剪辑的初始蛋白长度，基因框第二排数字代表其相对应的基因长度；基因框最下方数字分别代表这些区域的核酸长度

这些 mRNA 均具有甲基化的 5′帽子结构和 3′polyA 尾巴。除了 *M2* 以外，每个 mRNA 均编码一个蛋白质。而在 *M2* 区域存在两个部分重叠的可读框（open reading frame，ORF），分别编码 M2-1 和 M2-2 蛋白（Jorquera et al.，2016；Vandini et al.，2015）。

二、基因分型

根据 HRSV 的 *G* 基因高度变异性，HRSV 被分为 A 与 B 两个亚型（subgroup）。主流的观点认为 HRSV A 亚型拥有 12 个基因型（*GA1*～*7*、*SAA1*、*NA1*、*NA2*、*ON1* 和 *ON2*），而 HRSV B 亚型存在 21 个基因型（*GB1*～*4*、*BA1*～*11*、*SAB1*～*4* 和 *URU1*～*2*）（李海燕和董琳，2012）。但是最新研究报道称 HRSV A 亚型被建议合并，由之前的 21 个型别减少至 7 个基因型（*GA1*～*7*）（Kimura et al.，2016）。同一型别 HRSV 的 *G* 基因核苷酸及氨基酸之间具有较高的同源性与相似性，数值可高达 90%以上。而不同型别的 HRSV 之间 *G* 基因核苷酸及氨基酸的同源性与相似性较低，一般为 60%～70%和 50%～60%。G 蛋白不但能影响亚型间主要的抗原变异，而且也能影响亚型内的抗原和基因变异。G 蛋白产生的中和抗体对于再次感染的保护性具有亚型特异性。目前，这两个亚型与引起疾病严重程度的具体相关性仍有待进一步验证。

三、主要蛋白质的结构与功能

呼吸道合胞病毒基因组可编码 11 种蛋白质，包括：3 种主要的跨膜蛋白[融合蛋白（F）、大黏附蛋白（G）和小疏水蛋白（SH）]；1 个核衣壳蛋白（N）；3 个核衣壳相关蛋白（M2-1、P 和 L）；1 个 M2-2 蛋白（*M2* 基因第二个可读框转录并翻译的蛋白质）；1 个基质蛋白（M）；2 个非结构蛋白（NS1 和 NS2）产物（表 1-1）。在 HRSV 编码的所有蛋白质中，跨膜 G 蛋白与 F 蛋白尤为关键，它们在细胞融合中起着重要作用，同时也是刺激机体产生保护性抗体的蛋白质。

1. G 蛋白

G 蛋白属于Ⅱ型糖蛋白，又称附着蛋白，可使病毒吸附于宿主细胞表面，介导 HRSV 和细胞接触而导致感染。G 蛋白全长 298 个氨基酸，在其序列近 N 端存在一个膜锚定结构，而 C 端近 2/3 部位均暴露在被膜外部。该蛋白质具有高度变异性，且被高度糖基化，是明显区别于其他副黏病毒科成员的一个关键点。一方面，高度变异性会引起其代表的抗原呈高度多样性，这被认为是 HRSV 可反复感染个体和人群最主要的原因；另一方面，由于糖基化现象是病毒逃避宿主免疫防御的一种方式，RSV 的高度糖基化可干扰宿主免疫识别，使其容易逃避宿主免疫的攻击。在 RSV 感染期间，G 蛋白能大量分泌缺少膜锚定结构的 sG 产物，该产物可以干扰抗体介导的中和反应，即作为抗原诱饵阻扰细胞介导的由 Fc 受体免疫细胞参与的中和反应，以减少 HRSV 中和抗体的有效浓度。研究表明，G 蛋白能通过减少其趋化因子的同源性而减少宿主趋化因子作用，以及阻止自然杀伤细胞和 $CD4^+$及 $CD8^+$ T 细胞的大量涌入。最新研究提示，如果敲除 HRSV 中融合蛋白 G 的复制子，该 HRSV 某些病原性相关特征与呼吸道合胞病毒野生型毒株相似。虽然该实验研究具有一定的生物安全风险，但是该结果可为 HRSV 减毒活疫苗的研发提供思路（Collins et al.，2013；Jorquera et al.，2016；岳婷婷，2011）。

表 1-1 RSV 基因组编码的主要蛋白（Collins et al.，2013）

蛋白质名称	蛋白质长度/aa	功能
G	298	附着蛋白
F	574	融合蛋白
SH	64	跨膜蛋白
N	391	核衣壳蛋白
M2-1	194	核衣壳相关蛋白
P	214	磷酸蛋白
L	2165	依赖 RNA 的 RNA 聚合酶（RdRp）
M2-2	88 或 90（取决于启动位点）	RNA 调控相关蛋白
M	256	基质蛋白
NS1	139	非结构蛋白
NS2	124	非结构蛋白

2. F 蛋白

融合蛋白（F）全长为 574 个氨基酸，是 HRSV 最重要的表面糖蛋白。F 蛋白一方面可以介导病毒颗粒与宿主受体结合，帮助病毒颗粒进入宿主细胞；另一方面，该蛋白可以引起病毒感染细胞与周围细胞的融合，从而形成合胞体。与副黏病毒科其他成员的 F 蛋白结构类似，HRSV 的 F 蛋白可以合成失活 F0 前体，该前体随后被细胞内切蛋白酶激活产生两个二硫键连接的亚体 NH_2-F2-F1-COOH。而且，HRSV F 蛋白还有两个裂解位点：KKRKRR↓F-137 和 RARR↓E-110。在感染过程中存在成熟和不成熟的 F 蛋白两种形式。成熟的 F 蛋白可以形成新蛋白构象，使 RSV 逃避宿主免疫系统攻击。同时，F 蛋白也是人类白细胞抗原（human leukocyte antigen，HLA）限制性细胞毒性 T 细胞（cytotoxic lymphocyte，CTL）识别的靶点。目前有陆续报道介绍人类白细胞抗原限制性 CTL 识别的 F 蛋白表位结构与相关的功能，如 F109-118（RELPRFMNYT）、F118-126（RARRELPRF）

及F551-559（IAVGLLLYC）（夏秋玲，2013）。其中，有研究根据HRSV F蛋白研发了帕利珠单克隆抗体（Zhu et al.，2011；Adams et al.，2010）。它是人源化抗HRSV F蛋白的单克隆抗体，目前确认的功能为降低高危患儿HRSV感染的住院率。帕利珠单克隆抗体是目前唯一批准应用的可针对HRSV F蛋白预防高危患儿HRSV感染的药物。F蛋白在HRSV A及HRSV B亚型中高度保守，A、B亚型间F蛋白的同源性为90%，因此针对F蛋白的抗体可同时对HRSV的A、B亚型产生交叉反应。然而目前已发现在F蛋白中存在若干非同义替换，如Asn268Ile，可以通过影响帕利珠表位进一步影响该药物的有效性。这些替换已经在全世界范围内的HRSV A *GA5*基因型中检测得到，因此一些专家学者呼吁需要着重加强对该型别的分子监测，以便及时应对该突变的流行，同时需扩大对其他基因型别的分子筛查。

3. SH蛋白

SH蛋白是一个由64个氨基酸组成的跨膜蛋白。该蛋白质氨基酸序列N端存在一个膜锚定结构，而C端裸露在被膜外部。大部分SH蛋白为非糖基化蛋白，但是也存在小部分包含N糖和多聚乳糖胺糖的特殊SH蛋白，而这些特殊SH蛋白的翻译起始位置开始于第二个甲硫氨酸密码子。所有的SH蛋白均能形成五聚体孔状结构，具有阳离子选择性通道活性，但该部分功能有待进一步研究。据相关报道，SH蛋白可减少细胞凋亡，但其效果并不明显；此外，SH蛋白还可以阻止抗病毒细胞因子TNF-α。相比呼吸道合胞病毒野生型毒株，缺少SH蛋白的HRSV重组子在体内的活性水平更高，而在小鼠和猩猩体内该重组子的毒力较低（Jorquera et al.，2016；岳婷婷，2011）。

4. N蛋白

N蛋白全长约391个氨基酸，在RSV基因组复制中，N蛋白将基因组和反基因组紧密连接形成螺旋体状核壳，为RNA的合成提供模板。N蛋白还能抵抗宿主的先天性免疫，可以与双链RNA调控蛋白激酶PKR结合，阻止其对eIF-2α的磷酸化和蛋白质合成。

5. M2蛋白

M2-1蛋白全长为194个氨基酸，是转录过程中重要的因子。该蛋白质可在病毒包涵体中被检出。该蛋白质的表达量在感染细胞中处于较低水平。基于N端的CCCH锌指结构，M2-1蛋白可以与病毒RNA和P蛋白结合，有助于其支持RNA合成过程，维持mRNA的稳定性。M2-1蛋白还能与M蛋白进行互作，介导M蛋白转运至包涵体，与核衣壳进行相互作用。M2-1蛋白可与RNA结合，但目前还未知该特异性结合的目的与功能。M2-2是*M2*基因中第二个可读框转录并翻译形成的，长为 88 或 90 个氨基酸（长度取决于开始转录的启动位点）。敲除 M2-2 蛋白的 HRSV 重组子显示 RNA 复制延时。比较正常 HRSV，RNA 复制延时可影响该重组子转录水平的下调。以上这些结果均提示 M2-2 蛋白与病毒 RNA 合成的调控相关，过量表达 M2-2 蛋白可以阻止病毒 RNA 合成。

6. P 蛋白

P 蛋白长度为 214 个氨基酸，是组成聚合酶的蛋白质之一。它可以连接 N 蛋白、M2-1 蛋白和 L 蛋白形成聚合体，参与介导核衣壳和聚合酶相互作用。另外，P 蛋白可以结合自由 N 蛋白单体，将其转运至相邻的基因组-反基因组聚合体，以避免 N 蛋白单体自我聚集或形成非病毒 RNA。P 蛋白还可以导致病毒构象的改变，以帮助聚合酶与 RNA 模板结合。

7. L 蛋白

L 蛋白全长为 2165 个氨基酸，是 HRSV 众多蛋白质中最大的一种。它的长度与副黏病毒科其他成员类似，但编码 L 蛋白的核苷酸序列与其他副黏病毒科病毒的同源性较低。L 蛋白的功能为依赖 RNA 的 RNA 聚合酶（RNA-dependent RNA polymerase，RdRp），参与病毒 RNA 基因组的复制与 mRNA 的转录。对 HRSV 突变分析可初步鉴定包括聚合区域在内的 L 蛋白功能区域。该聚合区域为带有帽子结构核苷酸结合位点，同时含有能影响基因末端信号识别有效性的区域（Collins et al.，2013）。

8. M 蛋白

M 蛋白全长为 256 个氨基酸，在病毒颗粒形成过程中扮演重要作用。在感染早期，M 蛋白存在于核心，可影响宿主转录过程。而在感染后期，M 蛋白与细胞质病毒包涵体、HRSV RNA 合成、细胞质膜和病毒子代成熟颗粒形成位点相关。M 蛋白可以使病毒 RNA 合成沉默。

9. NS 蛋白

NS1 和 NS2 蛋白长度分别为 139 个和 124 个氨基酸。它们属于非结构蛋白，可能与形成聚合体有关，但该聚合体的具体结构与功能有待进一步研究。目前研究表明 NS1 与 NS2 可以影响包括干扰素转导和信号转导在内的先天性免疫应答反应。它们也能干扰细胞凋亡过程，延长细胞生命周期并增加病毒载量（Jorquera et al.，2016；岳婷婷，2011）。

第三节 呼吸道合胞病毒的分子进化

由于呼吸道合胞病毒为非节段 RNA 负链病毒，与其他分节段病毒如流感病毒相比，重组的发生概率较低。同时，RSV 抗原性较为稳定，相比其他呼吸道病毒如流感病毒，该病毒的抗原变异并不频繁。目前，HRSV 在分子流行病学与演化溯源等方面研究并不多，本节主要介绍发表于病毒学主流杂志的关于 HRSV 分子进化研究的最新进展。

一、RSV 基因的进化与起源

目前已有若干学者研究报道一些国家与地区的 RSV 分子遗传特征及起源进化情况。有些学者对两个重要的膜蛋白（G 蛋白和 F 蛋白）进行了研究。例如，2011 年，Gaunt 等（2011）基于 *F* 与 *G* 基因，通过最大似然法报道了英国和荷兰的 RSV 分子流行病学情况，研究表明了 RSV 的 A 与 B 基因亚型在英国、荷兰及泰国地区交替流行，而这样的循环模式并没有导致新的遗传谱系在流行季节形成。Kimura 等（2016）从 NCBI 上下载 2015 年 11 月前登录的所有国家地区的 RSV 全长序列，并对这些来自世界范围内、不同采集时间的 RSV 的 *F* 与 *G* 基因全长进行分析，通过贝叶斯-马尔可夫链-蒙特卡罗方法（Bayesian Markov chain Monte Carlo，Bayesian-MCMC）分析计算 RSV 进化过程中的时间节点（图 1-4）。该研究提示，感染人的 RSV 的 *F* 基因于大约 500 年前从感染牛的 RSV 中分化，而 A 与 B 型 RSV 的最近共同祖先大约距今 300 年左右。有些学者基于膜蛋白 F 进行了分子进化研究。例如，Chi 等于 2013 年通过邻接法与最大似然法对中国台湾北部地区 2000～2011 年 RSV 的 *F* 基因进行研究（Chi et al.，2013），结果表明，台湾地区 A 亚型已经分化成 3 个进化枝，而 B 亚型并没有明显单系类群分化（图 1-5），台湾北部地区 RSV 的进化速率在 2005 年之后明显增加。然而这些研究均未明确提出在不同地理范围下 RSV 的起源与进化过程。虽然 *F* 基因具有高度保守性，但在不同的基因型及 A/B 亚型之间仍然存在变异。总之，目前关于 *F* 基因分子流行病学的研究仍有限，而且绝大多数 *F* 基因流行病学研究建立在帕利珠单抗用药区域耐药株的监测基础上。基于 *G* 基因的 MCMC 分析表明 HRSV 从牛 RSV 中分化的时间为距今 220 年前，而 A 与 B 两个基因亚型谱系的分化时间为距今 130 年左右（图 1-6）（Kimura et al.，2016）。相比 *F* 基因的结果提示，RSV A 亚型各个基因型大约在 70 年前（即大约 1946 年）形成独立谱系。推测这两个基因 Bayesian-MCMC 结果不一致的原因可能有以下两个方面：一方面，F 蛋白与 G 蛋白氨基酸每年每位点替换速率不一致，RSV *F* 基因的替换速率为 7.59×10^{-4} 替换/位点/年（substitution per site per year），仅为 RSV *G* 基因的 1/10；另一方面，G 蛋白是 RSV 最重要也是最易发生抗原变异的包膜蛋白，该基因承受着来自宿主强大的正向选择压力，较其他基因可能更容易产生免疫逃逸，这可能也是引起 RSV 反复感染的潜在原因之一。

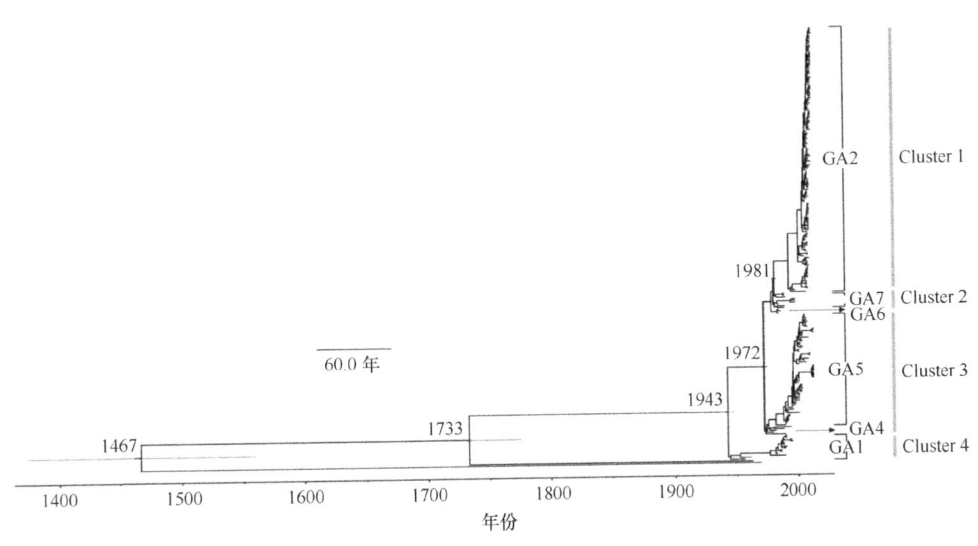

图 1-4　采用 Bayesian-MCMC 分析构建的 HRSV-A *F* 基因的系统发育树（Kimura et al.，2016）
（彩图请扫封底二维码）
蓝色条状线代表每个节点时间的 95%置信区间

二、RSV 蛋白的变异分析

相对于其他呼吸道病毒，如流感及禽流感病毒，呼吸道合胞病毒蛋白变异相关的研究较少。Tan 等对 33 条荷兰和比利时临床来源 HRSV-A 序列及 4 条实验室来源的参比 HRSV-A 序列进行联配分析，研究 HRSV 的各种蛋白质变异情况（Tan et al.，2012）。他们发现 G 蛋白和 M2-2 蛋白具有较高的遗传变异，变异频率分别是 10%～18%及 9%～20%（图 1-7）。而目前研究的热点集中在 F 蛋白中的 F 单一多肽上，这是由于许多出现在成熟 F 蛋白中的氨基酸替换是存于在这条多肽上的。这些替换均能影响抗体结合能力或与细胞受体交互的能力，如 RSV-Long 株的 K80N 与 S213R，RSV-line19 株的 E66K、S213R 与 T357K，以及 05-000417 临床株的 S213R 等，其中 K80N 和 E66K 出现在 F2 区域，直接影响与宿主细胞的交互，从而影响宿主物种特异性。图 1-8 模拟了这些氨基酸替代位点在 F 蛋白上的位置。

三、RSV 基因型的多样性

人呼吸道合胞病毒流行特征可能受到该病毒的遗传变异、适应性进化和当地人体免疫水平等因素的影响。很多研究发现目前 HRSV 在一些地区反复流行，该现象背后的机制仍需要进行下一步深入研究。英国科学家 Otieno 等于 2000～2012 年的 13 个 HRSV 流行季节中采集了肯尼亚共和国沿海地区 Kilifi 共计 649 份 HRSV 感染样本，与其他来自 28 个国家共计 1311 份 HRSV 黏附蛋白 G 序列一起，对 HRSV

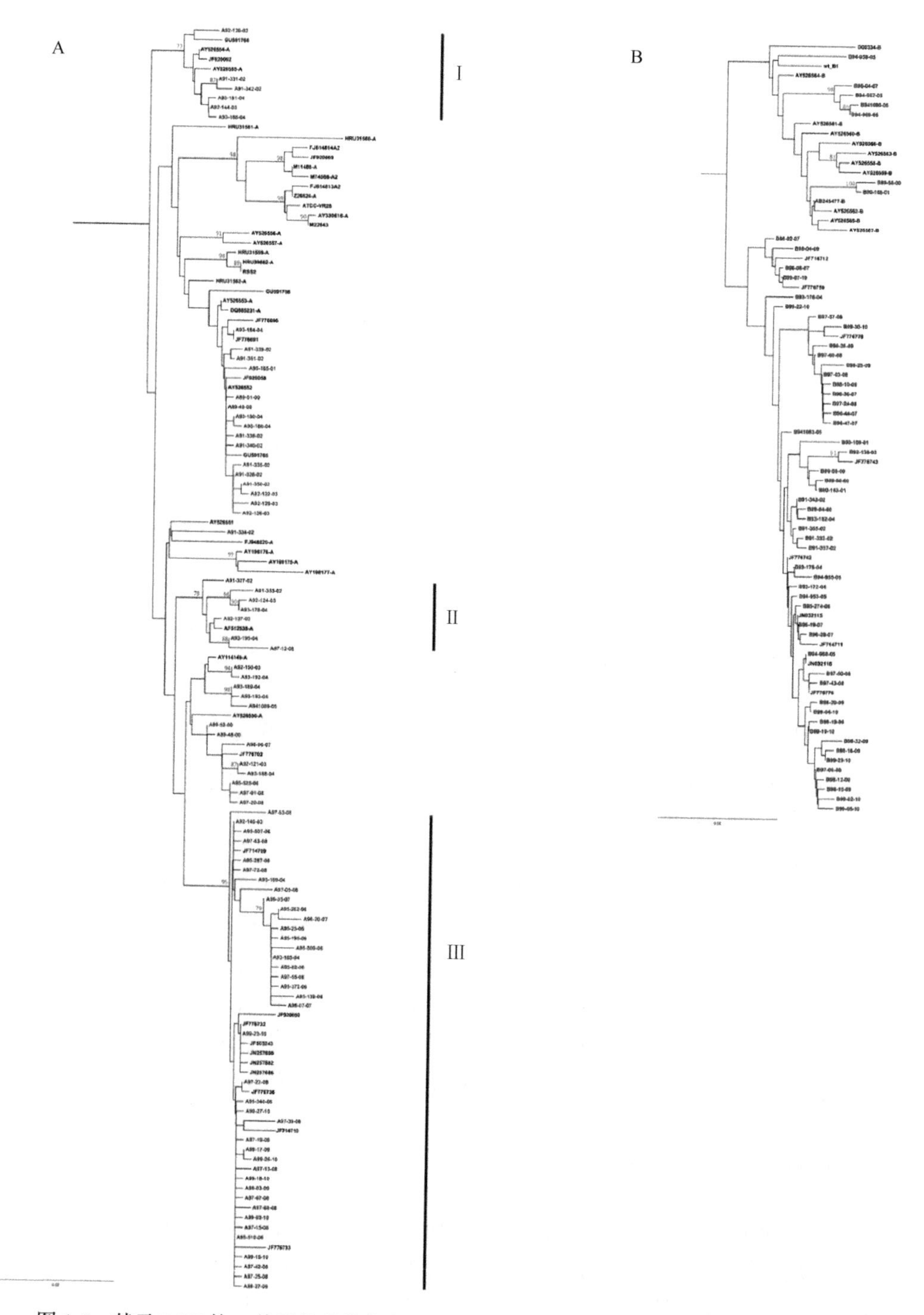

图 1-5 基于 RSV 的 *F* 基因的系统发育树（Chi et al.，2013）（彩图请扫封底二维码）

A. RSV-A 基因亚型；B. RSV-B 基因亚型。红色与蓝色分别表示中国台湾地区的 RSV-A 和 RSV-B 序列

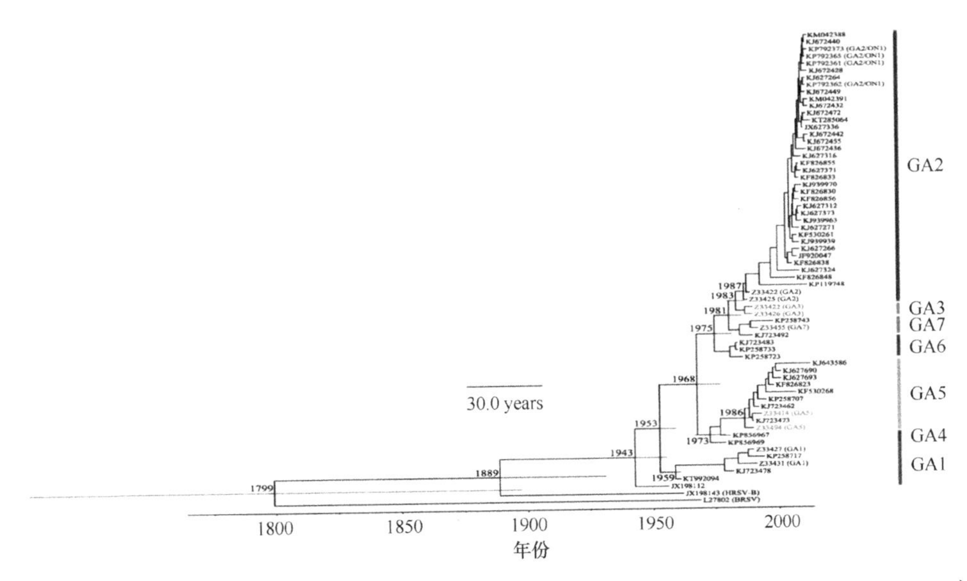

图 1-6　采用 Bayesian-MCMC 分析构建的 HRSV-A *G* 基因的系统发育树（Kimura et al.，2016）（彩图请扫封底二维码）

蓝色条状线代表每个节点时间的95%置信区间；黑色、红色、蓝色和紫色序列分别代表参考序列 GA1、GA2、GA3、GA5 和 GA7

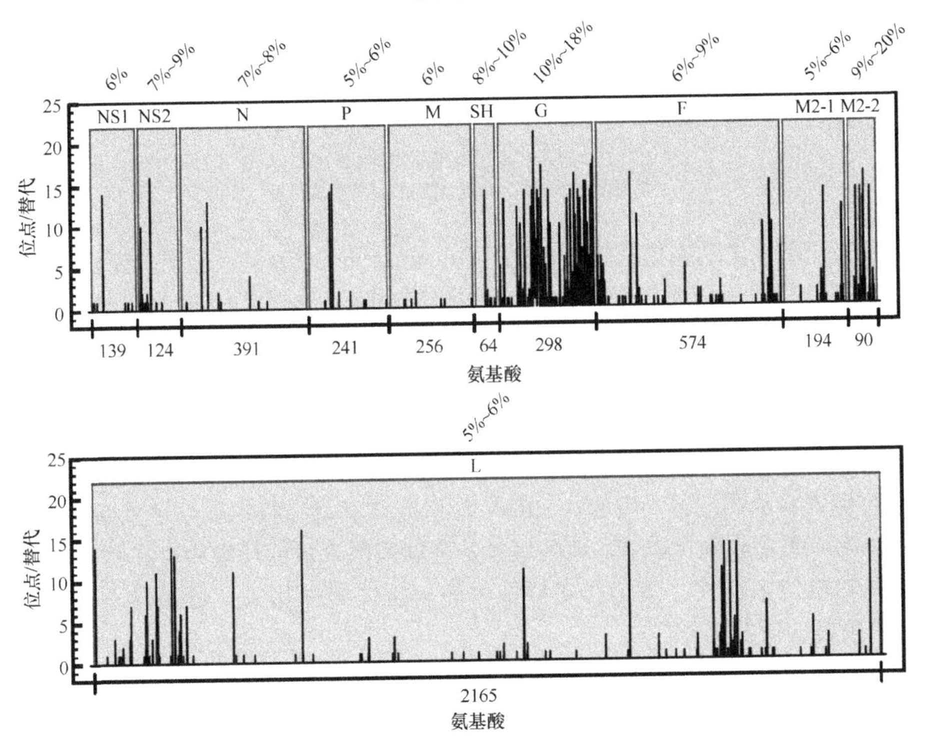

图 1-7　RSV 各种蛋白质序列变异位点与变异频率（Tan et al.，2012）（彩图请扫封底二维码）

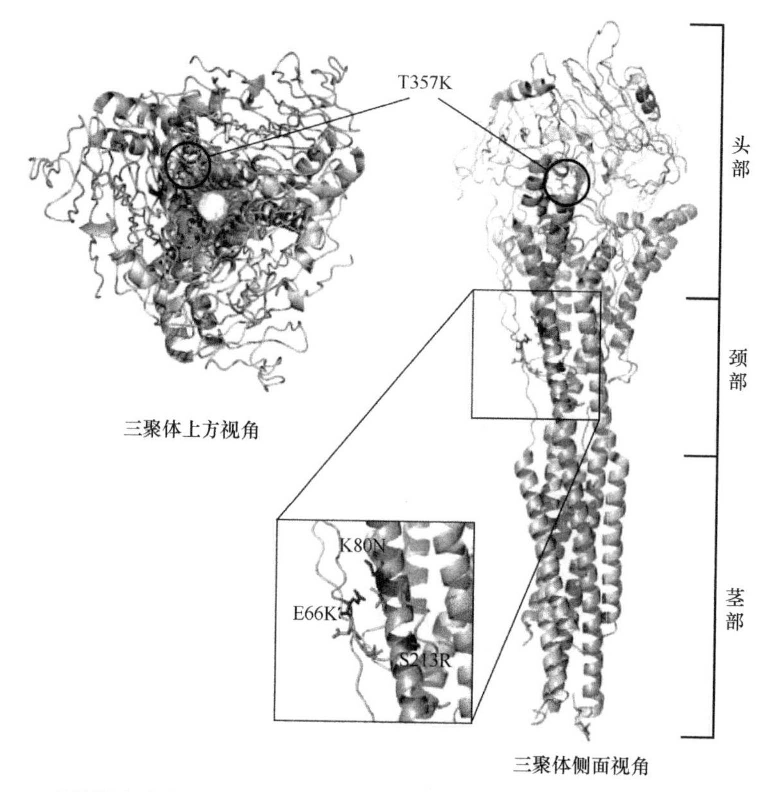

图 1-8 呼吸道合胞病毒 F 蛋白氨基酸替代后蛋白质结构改变（Tan et al., 2012）

（彩图请扫封底二维码）

替换位点在三聚融合蛋白的 3D 结构中的位置

流行及其分子进化动态模式进行研究（Otieno et al., 2016）。结果提示，Kilifi 地区的 HRSV 黏附蛋白遗传多样性在流行季节与非流行季节均呈较高水平。该地区发现了 4 种 A 型 HRSV：*ON1*、*GA2*、*GA5* 和 *GA3*。在 2000～2012 年期间，优势流行株 *GA2* 取代了 *GA5*，而 *ON1* 在后期替换了 *GA2* 成为占有主导地位的基因型别。这些基因型中，特别是 *GA2* 和 *ON1* 中存在较多 *N*-糖蛋白位点的氨基酸位点替换，可能影响该基因型别的分子进化进程。该研究认为肯尼亚流行的感染人的 RSV 可能来自欧洲地区，而这些 HRSV 能引起该病毒在肯尼亚当地重新流行；无论是在流行或者非流行季节，地区或者是全球范围人群或环境中存在的 HRSV 均有较高的遗传多样性；该遗传多样性可能与抗体属性相关，可指导下一步进行 HRSV 疫苗的研发工作。

中国学者对 RSV 进化与起源分析起步较晚，大部分相关研究均集中于局部地区内 RSV 的分子流行学研究（Zheng et al., 2017; Liu et al., 2014）。Liu 等对 2009～2012 年上海儿童发热及有呼吸道症状儿童的呼吸道标本进行 RSV 病毒分离与测

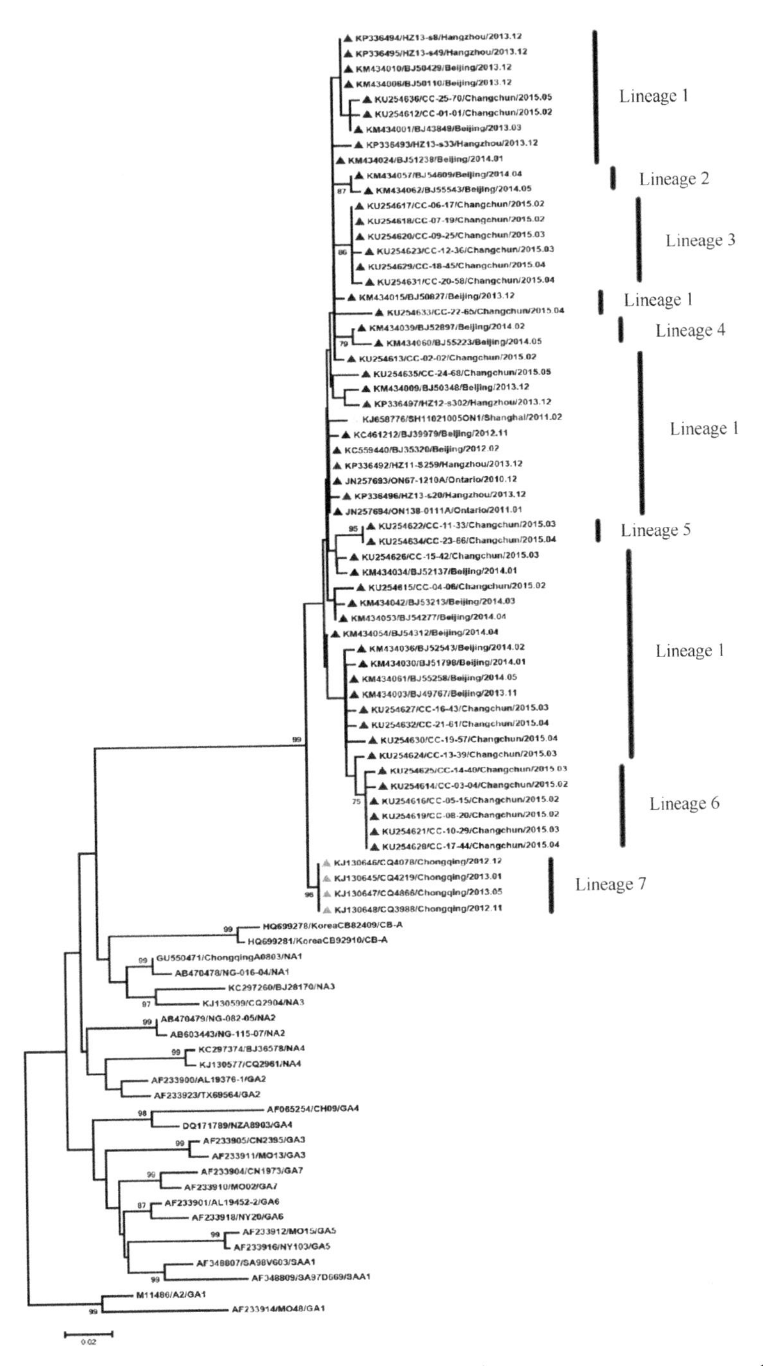

图 1-9　中国 RSV *ON1* 基因亚型的系统进化树（Zheng et al.，2017；van Drunen et al.，2012）

（彩图请扫封底二维码）

红色、蓝色、粉色、绿色和黄色三角形的序列分别来自长春、北京、杭州、重庆与上海；黑色三角形是两株来自加拿大安大略省的 *ON1* 株序，并进行病毒的遗传变异及系统进化分析（Liu et al.，2014）。结果表明，2009～2012 年上海地区存在多种基因型共同流行，其中包括 4 种 A 基因亚型（*NA1*、*NA3*、*NA4* 和 *ON1*）和 6 种 B 基因亚型（*BA9*、*BA10*、*SAB4*、*CB1*、*BAc* 和 *BA?*）。但是在 2009～2010 年上海地区出现了 RSV 暴发，暴发的基因型为 *NA1*、*BA9*、*BA10*、*SBA4*、*CB1*、*BAc* 和 *BA*?，说明 RSV A 基因亚型取代了 B 基因亚型，成为了上海 2010 年之后占有优势地位的基因型。Zheng 等（2017）对 2015 年 2～5 月流行于中国东北地区的 RSV 进行了分子流行病学分析。研究表明，基因亚型 A 与 B 共

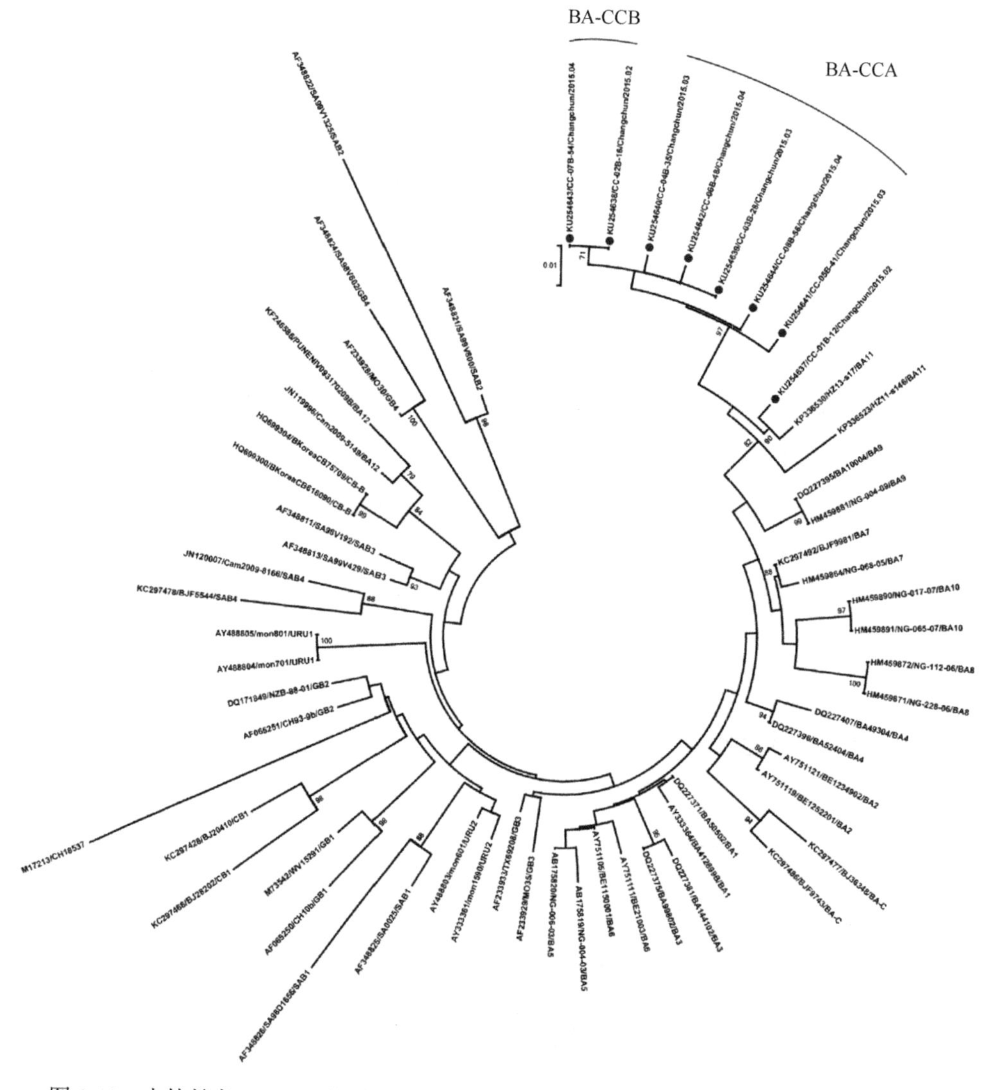

图 1-10　吉林长春 RSV *BA* 的系统进化树（Zheng et al.，2017）（彩图请扫封底二维码）

红色圆点的毒株来源于长春

同流行于当地，其中A基因亚型占优势地位。A亚型中所有的毒株都属于*ON1*，而该基因亚型是2010年12月于加拿大安大略省鉴定并在近年来快速传播至世界范围的基因亚型。来源于吉林长春的*ON1*毒株在系统进化树上组成了世系3、5和6，并出现了新的氨基酸替换：E224G、R244K、L289I、Y297H和L298P（图1-9），这些突变位点功能尚不清楚。B亚型中所有的毒株都属于*BA*，而有7株*BA*又分化成了*BA-CCA*和*BA-CCB*的新亚型分支。但是，来源于杭州的B基因亚型则属于*BA11*（图1-10）。

总之，目前RSV的A、B两个基因型及多种亚型在全球范围内共同流行，在不同地区与不同的流行季节呈现多样性和多态性。通过系统发育及亲缘性的关系分析，可以掌握不同地区间RSV的优势流行株、毒株的变迁情况及各地毒株间的差异。这对于预测HRSV基因型与亚型在未来的流行季节、不同地区与不同人群分布有重要意义。这些数据可以为今后RSV疫苗的研究提供思路，并为制定精准科学的RSV防控策略提供科学依据。

（孙　逸）

主要参考文献

李海燕, 董琳. 2012. 人呼吸道合胞病毒分子流行病学研究进展. 中华儿科杂志, 50(4): 281-283.

夏秋玲. 2013.呼吸道合胞病毒分离培养及其F蛋白基因变异分析.重庆: 重庆医科大学.

岳婷婷. 2011.呼吸道合胞病毒重组融合蛋白F2的免疫原性研究. 昆明: 昆明理工大学.

Adams O, Bonzel L, Kovacevic A, et al. 2010. Palivizumab-resistant human respiratory syncytial virus infection in infancy. Clin Infect Dis, 51(2): 185-188.

Chi H, Liu HF, Weng LC, et al. 2013. Molecular epidemiology and phylodynamics of the human respiratory syncytial virus fusion protein in northern Taiwan. PLoS One, 8(5): e64012.

Collins PL, Fearns R, Graham BS. 2013. Respiratory syncytial virus: virology, reverse genetics, and pathogenesis of disease. Curr Top Microbiol Immunol, 372: 3-38.

Gaunt ER, Jansen RR, Poovorawan Y, et al. 2011. Molecular epidemiology and evolution of human respiration syncytial virus and human metapneumovirus. PLoS One, 6(3): e17427.

Jorquera PA, Anderson L, Tripp RA. 2016. Human respiratory syncytial virus: an introduction. Methods Mol Biol, 1442: 1-12.

Kimura H, Nagasawa K, Tsukagoshi H, et al. 2016. Molecular evolution of the fusion protein gene in human respiratory syncytial virus subgroup A. Infect Genet Evol, 43: 398-406.

Liu J, Mu YL, Dong W, et al. 2014. Genetic variation of human respiratory syncytial virus among children with fever and respiratory symptoms in Shanghai, China, from 2009 to 2012. Infection, Genetic and Evolution, 27: 131-136.

Otieno JR, Agoti CN, Gitahi CW, et al. 2016. Molecular evolutionary dynamics of respiratory syncytial virus group a in recurrent epidemics in coastal kenya. J Virol, 90(10): 4990-5002.

Piedimonte G. 2015. RSV infections: State of the art. Cleve Clin J Med, 82(11 Suppl 1): S13-18.

Rezaee F, Linfield DT, Harford TJ, et al. 2017. Ongoing developments in RSV prophylaxis: a clinician's analysis. Current Opinion in Virology, 24: 70-78.

Tan L, Lemey P, Houspie L, et al. 2012. Genetic variability among complete human respiratory syncytial virus subgroup a genomes: bridging molecular evolutionary dynamics and epidemiology. PLoS One, 7(12): e51439.

van Drunen L, van den Hurk S, Watkiss ER. 2012. Pathogenesis of respiratory syncytial virus. Current Opinion in Virology, 2(3): 300-305.

Vandini S, Bottau P, Faldella G, et al. 2015. Immunological, viral, environmental, and individual factors modulating lung immune response to respiratory syncytial virus. Biomed Res Int, 2015: 875723.

Zheng Y, Liu L, Wang S, et al. 2017. Prevailing genotype distribution and characteristics of human respiratory syncytial virus in northeastern China. J Med Virol, 89(2): 222-233.

Zhu Q, McAuliffe JM, Patel NK, et al. 2011. Analysis of respiratory syncytial virus preclinical and clinical variants resistant to neutralization by monoclonal antibodies palivizumab and/or motavizumab. J Infect Dis, 203(5): 674-682.

第二章　呼吸道合胞病毒的发病机制

人类呼吸道合胞病毒是婴幼儿和免疫抑制患者下呼吸道感染最常见的病原体，感染后可引起毛细支气管炎、肺炎及哮喘。RSV 的发病机制与病毒本身、宿主、环境与遗传等多种因素有关。RSV 首先通过病毒膜蛋白 F 和 G 侵入呼吸道上皮细胞，在细胞内进行复制、组装与释放子代病毒，后者再感染其他的细胞。RSV 感染早期，先天性免疫建立起 RSV 感染的第一道防线；在感染的后期，RSV 可诱导机体产生特异性免疫反应，包括呼吸道黏膜产生分泌型抗体、血清抗体和细胞免疫。同时，伴随着一系列的细胞因子和趋化因子释放，导致 Th1/Th2 型细胞因子的比例失调和各种炎性细胞聚集，最终造成多系统病理损伤。本章根据来自病毒学、临床、动物感染模型与免疫学等方面的最新研究进展，阐述 RSV 复制与免疫紊乱、呼吸道感染和哮喘发病的相关性，以及由此导致的免疫病理改变。了解人类 RSV 发病机制，可以为未来开发抗病毒药物、构建免疫调节等治疗策略提供新的思路和理论依据。

1956 年，Morris 首次从患上呼吸道感染的黑猩猩鼻咽分泌物中分离得到一株病毒，当时命名为“黑猩猩感冒因子（chimpanzee coryza agent，CCA）”（Blount et al.，1956）。1957 年，Chanock 等先后从美国巴尔的摩市 2 例患肺炎和有喘息症状患儿的咽拭子中分离到类似的病毒。因其在组织培养中呈现细胞融合性病变，故命名为呼吸道合胞病毒。呼吸道合胞病毒是广泛流行于世界各地的一种呼吸道病毒，是引起婴幼儿，特别是 2～6 月龄小婴儿毛细支气管炎和肺炎的常见原因，与婴幼儿反复喘息、高气道反应及哮喘的发生密切相关。由于人类对 RSV 的免疫并不完全，首次感染后不能阻止以后的重复感染和暴发流行，而长期反复感染可致婴幼儿慢性肺功能损伤。最近一系列的研究表明，RSV 感染发病机制是由病毒、宿主、遗传和居住环境等几方面因素共同作用，决定了 RSV 对机体的病理损伤和感染，见图 2-1。

第一节　呼吸道合胞病毒复制

RSV 感染经呼吸道飞沫或直接进入易感者的呼吸道。RSV 侵入机体后起初在鼻咽部黏膜内增殖，并引起上呼吸道感染；但是在免疫功能低下婴儿、老年人中，RSV 可由鼻咽部延及各级支气管和肺泡，从而发展为严重的支气管炎、细支气管炎和肺炎。国内多个研究表明，RSV 的复制程度与疾病的严重性密切相关。

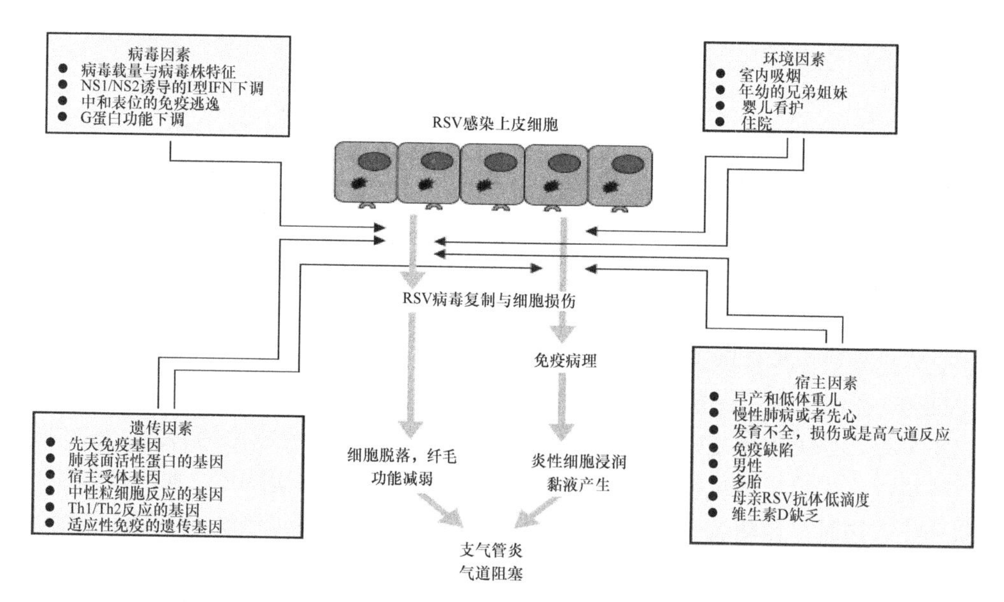

图 2-1 婴幼儿感染 RSV 的主要致病机制（Sylvia et al.，2012）

一、RSV 侵入细胞过程

认识 RSV 进入呼吸道上皮细胞的生命周期对于了解病毒的致病性至关重要。RSV 侵入细胞包括以下几个过程（Cervantes-Ortiz et al.，2016）。

（一）病毒吸附

首先，RSV 主要依靠病毒表面的 G 蛋白吸附于呼吸道纤毛上皮细胞，在其内复制和扩散，直接引起感染细胞损伤，造成局部病变或产生全身毒血症状。但是 G 蛋白并不是病毒黏附纤毛上皮细胞所必需的，在 G/SH 基因缺陷的 RSV，仍可以通过病毒表面的 F 蛋白完成侵入与黏附过程。

（二）病毒复制与转录

RSV 吸附呼吸道上皮细胞后，病毒的核衣壳释放入细胞质中，并在 L 蛋白介导下启动病毒的复制与转录过程。基因组的转录是从 3′端启动开始，先合成单向 mRNA，mRNA 含量在上皮细胞感染后 4h 便可达到峰值，感染后 12～20h 便可检测到翻译的蛋白质。mRNA 水平的高低决定着 RSV 蛋白的表达水平。

（三）病毒组装与释放

RSV 颗粒在细胞质中与细胞膜成分进行组装，病毒成熟后以出芽的方式从上皮细胞中释放出来，再去感染新的上皮细胞，当多个感染 RSV 细胞聚集在一起时，

F 蛋白则引起病毒包膜与宿主细胞膜的融合，形成合胞病毒体。

RSV 感染上皮细胞的整个过程如图 2-2 所示。

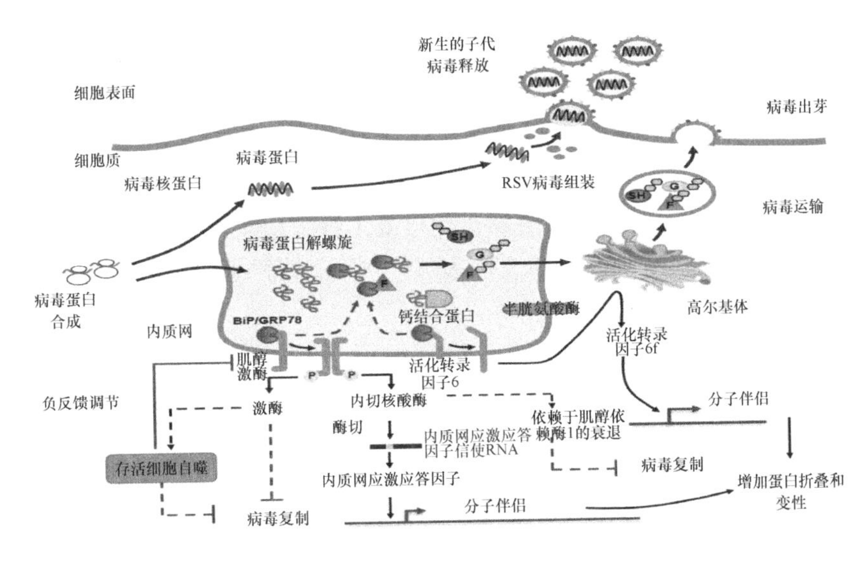

图 2-2　RSV 感染呼吸道上皮细胞的生命周期模拟（Cervantes-Ortiz et al.，2016）

二、RSV 复制与致病机制

RSV 在呼吸道的复制和病毒载量与疾病的严重程度密切相关。国内外许多学者在临床研究、动物感染模型及细胞感染模型中都证实了这一点。

（一）临床研究

RSV 可以通过直接接触呼吸道分泌物传播，或者通过近距离的飞沫传播，潜伏期为 2～8 天。多个临床研究证明，RSV 可以在上、下呼吸道上皮细胞和肺组织中有效复制，且下呼吸道复制能力更强。RSV 复制越强，病毒载量越高，疾病越严重。Bem 等（2011）进行的临床研究发现，初次感染 RSV 儿童，感染早期阶段，病毒主要在鼻咽部大量复制，病毒载量可以达到 10^5～$10^6$$TCID_{50}$/mL 鼻咽分泌物；到晚期，RSV 主要在下呼吸道上皮细胞中复制，可引起肺炎，同时在肺巨噬细胞和肺泡上皮细胞均可检测到 RSV，说明不同临床阶段 RSV 复制是 RSV 感染的独立危险因素。另一项临床研究表明，那些住在重症监护室需要机械通气的 RSV 感染重症儿童，呼吸道灌洗液中 RSV 载量可高达 60×10^9copies/mL，而且上呼吸道的 RSV 载量同样也很高。DeVincenzo（2010）等报道在成人与儿童感染者，RSV 载量均与疾病的严重性相关，这说明 RSV 高水平的复制与疾病的重症化密切相关。DeVincenzo 等（2010）在成人志愿者进行了临床试验，发现了 RSV 感染后

不同时间病毒的消长情况以及与疾病的相关性。他们选择 35 个健康成人志愿者，分为 A～E 共 5 个队列进行前瞻性研究，滴鼻吸入 RSV 后，结果发现：①RSV 感染后第 2 天开始复制，病毒载量在感染后第 6 天达到高峰，病毒载量可持续 10～12 天，经过主观与客观指标的综合评分，发现 RSV 出现的高峰及带毒持续时间等与病情的严重程度完全一致，见图 2-3；②整个临床感染期，RSV 的平均病毒载量为 31.5 噬斑形成单位（plaque-forming unit equivalents per milliliter，PFU）/mL，平均排毒时间为 7 天左右，平均潜伏期为 3～4 天，见表 2-1；③RSV 下呼吸道感染患者排毒时间为 7～21 天，而在接受化疗或 T 细胞功能先天缺陷的患者中，排毒时间长达数月。这说明，RSV 复制与临床的严重性密切相关，病毒

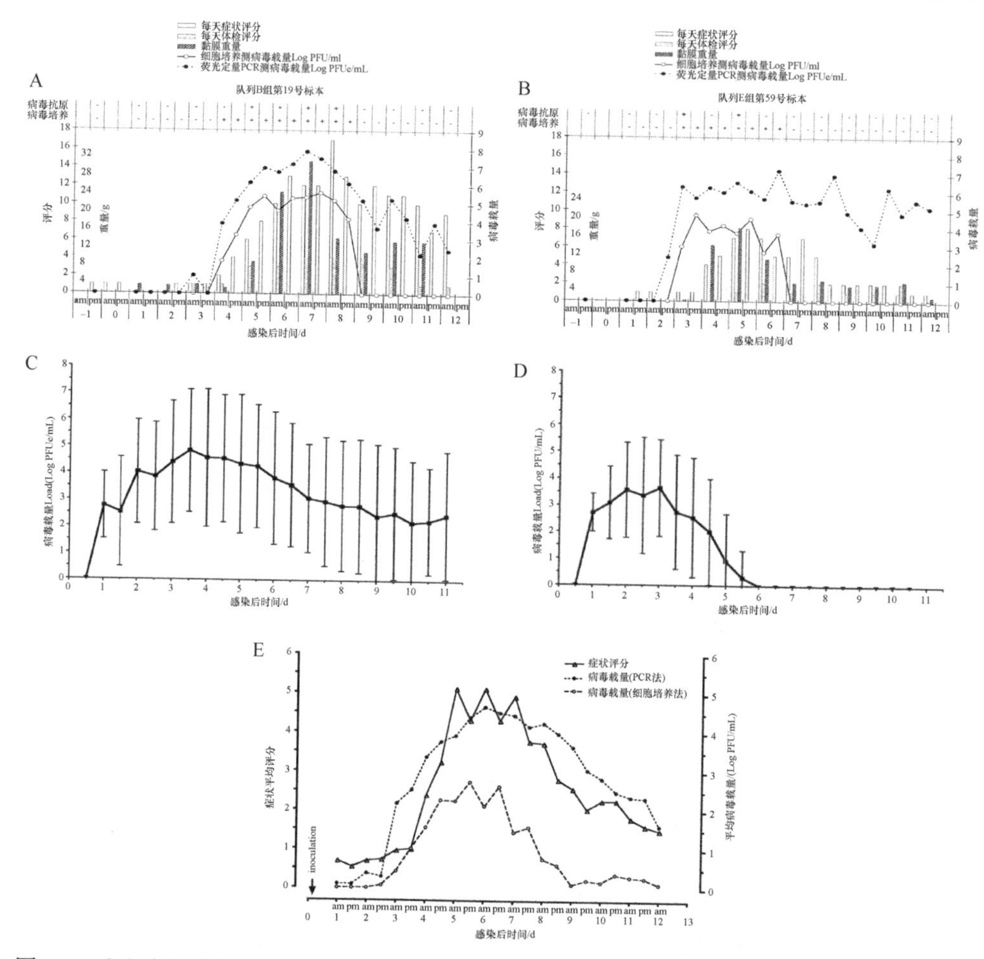

图 2-3 成人志愿者经滴鼻感染 RSV 后不同时间的病毒载量、抗原水平、患者的临床症状、体检得分及黏液含量的相关性（DeVincenzo et al.，2010）

A、B. RSV 感染后 12 天，病毒指标与感染者的临床指标的动态检测；C. RSV 载量的消长（qPCR 法）；D. RSV 载量的消长（细胞培养法）；E. 平均 RSV 载量与平均临床症状评分

表 2-1　成人志愿者经滴鼻感染 RSV 后对平均载量、平均排毒时间、平均潜伏期进行评估（不同检测方法比较）（DeVincenzo et al.，2010）

检测方法	离心沉淀法	细胞培养法	荧光定量法
平均载量/（Log10 PFUe/ml）	N/A	10.1（±7.2）	31.5（±14.3）
平均排毒时间/d	5.2（±1.4）	3.6（±1.1）	7.4（±2.5）
平均潜伏期/d	3.4（±1.3）	4.0（±1.5）	3.1（±1.5）

PFUe=plaque-forming unit equivalents per milliliter（噬斑形成单位）

载量越高，临床症状越重；RSV 感染临床症状越重的病例，病毒在呼吸道复制与分布越广泛；RSV 的排毒时间与感染的部位和机体的免疫状态有关，对于那些免疫功能低下者，排毒时间明显延长，临床痊愈所需时间相应延长。

（二）动物感染模型

通常，RSV 动物感染模型可以提供一个完整的疾病谱，包括疾病的严重程度、病理生理改变及相关的致病机制。因此，找到一系列合适的动物模型，多角度来证实 RSV 感染的发病机制是至关重要的。我们下面就介绍几种国内外最常用的动物模型，包括雪貂、棉鼠和小鼠等。

1. 主要的 RSV 动物模型

国内外主要用于 RSV 感染研究的动物模型见表 2-2，各种模型的优缺点比较见表 2-3。

表 2-2　国内外主要用于 RSV 感染研究的动物模型（Bem et al.，2011）

动物模型	病毒复制	临床症状	病死率	病理改变	主要的白细胞
异源宿主病毒感染模型					
黑猩猩（HRSV）	中度	轻度	无	不知	不知
绵羊（HRSV）	高	中度	无	中度	淋巴细胞、巨噬细胞
棉鼠（HRSV）	中	有限	无	中度	淋巴细胞
小鼠（HRSV）	有限	中度	无	低到中度	淋巴细胞
同源宿主病毒模型					
牛（BRSV）	高	重度	有	重度	中性粒细胞
小鼠（PVM）	高	重度	有	重度	中性粒细胞

注：HRSV，人呼吸道合胞病毒；BRSV，牛呼吸道合胞病毒；PVM，小鼠肺炎病毒。

表 2-3　主要 RSV 感染动物模型的优缺点比较（Bem et al.，2011）

动物模型	优点	缺点
异源宿主病毒感染模型		
黑猩猩（HRSV）	基因与结构与人类感染高度相似	高昂的费用、伦理和相应的负担
绵羊（HRSV）	可以大规模进行肺功能的检测	需要高昂的费用圈养动物、畜医经验及维持费用
棉鼠（HRSV）	肺的发育与人类相似、病毒可以有效复制、小样本	难以处理、分子检测工具有限
小鼠（HRSV）	小样本、价格便宜、多种多样的分子工具、靶向基因可及性	和病毒在人的复制特性差异很大，人类病毒在该动物中难以复制

续表

动物模型	优点	缺点
同源宿主病毒模型		
牛（BRSV）	可以有效地复制同源病毒、临床症状明显	病毒不同、需要高昂的费用圈养动物、畜医经验及维持费用
小鼠（PVM）	可以进行大规模的肺功能检测、可以有效地复制同源病毒、小样本、价格低、多种多样的分子工具及靶向基因可及性	分子检测手段有限、病毒不同、生物安全要求特殊

注：HRSV，人呼吸道合胞病毒；BRSV，牛呼吸道合胞病毒；PVM，小鼠肺炎病毒。

2. 雪貂模型

Sittelaar 等建立了 9～12 月龄免疫抑制的雪貂 RSV 野生株感染模型，研究了 RSV 在不同的感染途径下、不同的感染时间、不同的感染部位病毒载量与病毒抗原的分布情况（Stittelaar et al.，2016）。具体结果如下。

1）病毒载量的消长

RSV 可以在上、下呼吸道中有效复制，但是病毒载量在下呼吸道，特别是气管、支气管和肺部复制水平明显高于上呼吸道。采用不同途径诱导的雪貂 RSV 感染，病毒在呼吸系统的消长情况有所不同。①经气管内吸入诱导的雪貂感染模型：采用病毒分离培养法检测，RSV 在雪貂的咽拭子中第 5 天达到病毒水平的高峰，病毒可以持续存在 7 天，但是用荧光定量法，RSV 在雪貂的咽拭子中可以持续存在 10 天，第 6 天达到病毒水平的高峰。②经鼻吸入诱导的 RSV 雪貂感染模型：采用病毒分离培养和荧光定量的方法都可以检测到高病毒载量。采用病毒分离培养法，感染后病毒的消长曲线与经气管诱导的 RSV 感染模型高度一致，咽拭子和鼻拭子中检测到的病毒高峰均在感染后第 5 天出现。虽然荧光定量法检测咽拭子中的病毒消长时间曲线与经气道诱导的感染模型相似，但是鼻拭子中检测到的 RSV 载量明显高于经气道诱导的感染模型，在感染后 6 天达到高峰，病毒可持续存在 15 天，见图 2-4。③与免疫耐受雪貂的感染模型相比，免疫低下雪貂的感染模型在感染后第 4、7、21 天支气管和肺部的病毒载量明显升高，见图 2-5A、B。④经气管给药诱导的免疫低下雪貂感染模型，病毒在咽拭子和鼻拭子中的带毒时间明显延长，可至感染后第 21 天，病毒的消长曲线呈双峰型改变。⑤经鼻内吸入诱导产生的病毒消长变化、病毒带毒和清除时间与经气道吸入感染的模型一致，见图 2-5C～F。上述结果表明，RSV 感染后的不同时间，病毒可以在呼吸道上皮细胞、支气管、细支气管和肺部有效复制，与免疫正常组相比，免疫抑制组病毒复制、高病毒载量持续时间及病毒清除时间明显延长。

2）抗原分布情况

在鼻黏膜固有层中可以找到嗜酸性粒细胞、中粒性细胞、淋巴细胞和浆细胞。

中粒性细胞可以在气管、支气管、细支气管及肺泡中被发现。免疫正常雪貂 RSV 感染模型，病毒可以在气管和支气管检出，但不能在鼻部或细支气管中检测出，见图 2-6A～D。免疫抑制雪貂 RSV 感染模型，病毒可在气管和支气管检出，且病毒载量更高，在细支气管中也可检出少量，但依然不能在鼻部检出，见图 2-6E～H。

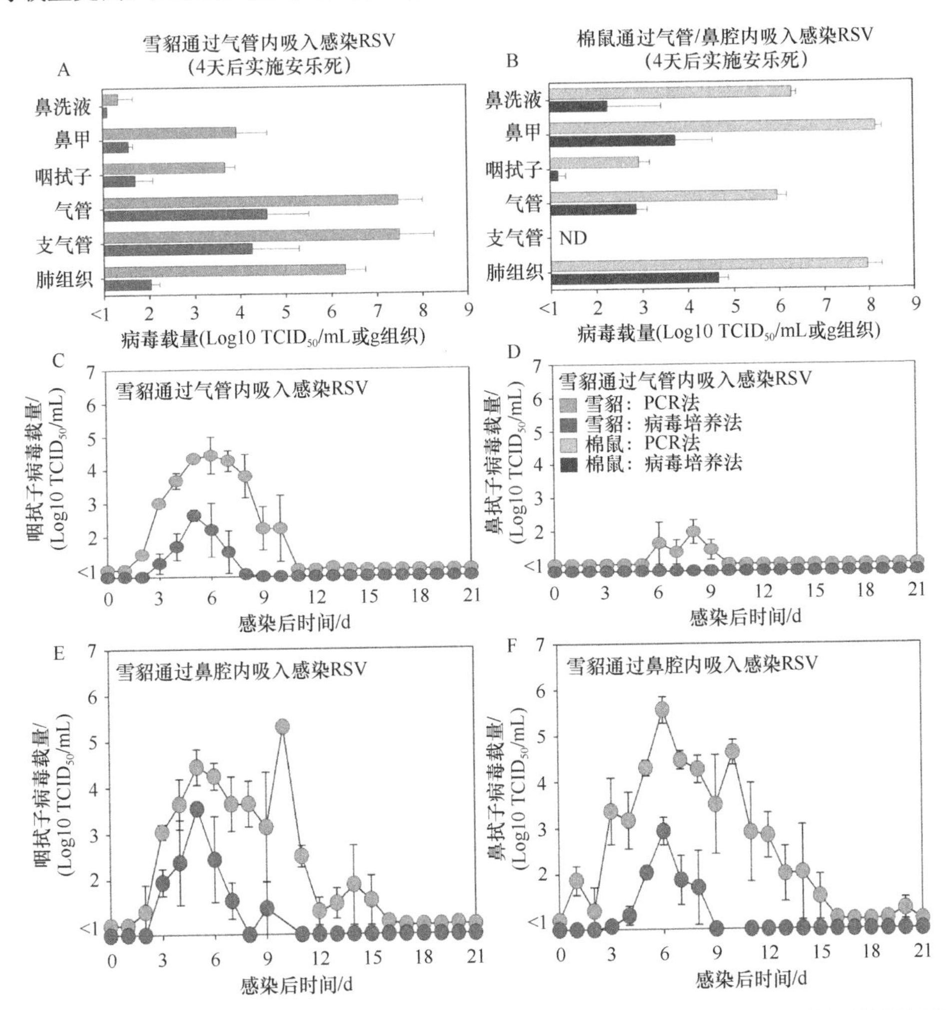

图 2-4　低剂量 RSV 野生株采用不同感染途径感染免疫功能正常的雪貂后不同时间咽拭子病毒载量的变化（Stittelaar et al.，2016）（彩图请扫封底二维码）

绿色：雪貂荧光定量 PCR 法；红色：雪貂病毒分离培养法；浅蓝色：棉鼠荧光定量 PCR；深蓝色：棉鼠病毒分离培养法

A. 雪貂经气管吸入 RSV 4 天后不同呼吸道标本中病毒载量的改变；B. 棉鼠经气管吸入 RSV 4 天后不同呼吸道标本中病毒载量的改变；C. 雪貂经气管内吸入 RSV 后不同时间咽拭子中病毒载量的改变；D. 雪貂经气管内吸入 RSV 后不同时间鼻拭子中病毒载量的改变；E. 雪貂经鼻吸入 RSV 后不同时间咽拭子中的病毒载量的改变；F. 雪貂经鼻吸入 RSV 后不同时间鼻拭子中的病毒载量的改变

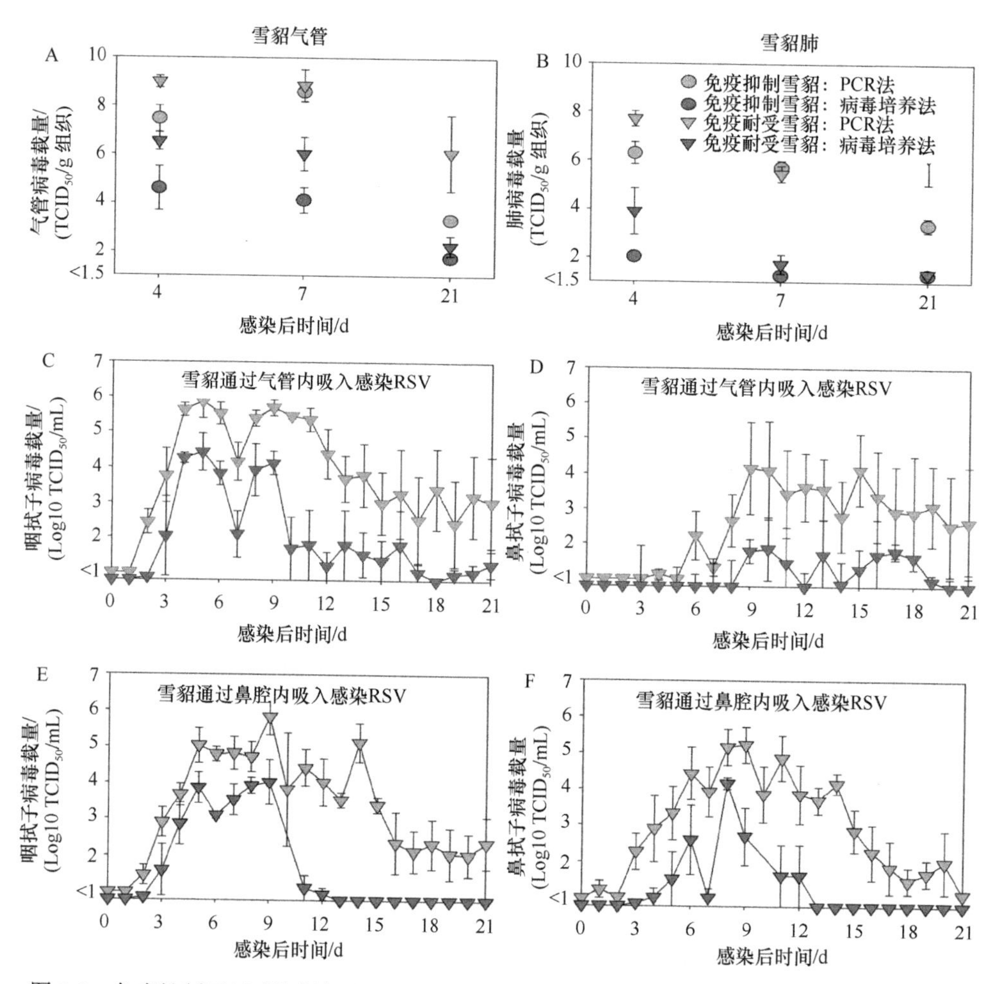

图 2-5　免疫抑制雪貂感染低剂量 RSV 野生株后不同时间不同途径鼻咽拭子病毒载量的变化（Stittelaar et al.，2016）（彩图请扫封底二维码）

绿色点，免疫正常雪貂（荧光定量 PCR 法）；红色点，免疫正常雪貂（病毒分离培养法）；绿色三角，免疫抑制雪貂（荧光定量 PCR 法）；红色三角，免疫抑制雪貂（病毒分离培养法）

A. 免疫正常组与免疫抑制组气管病毒载量的比较；B. 免疫正常组与免疫抑制组肺组织病毒载量的改变；C. 免疫抑制组经气管吸入 RSV 后不同时间咽拭子中病毒载量改变；D. 免疫抑制组经气管吸入 RSV 后不同时间鼻拭子中病毒载量改变；E. 免疫抑制组经鼻吸入 RSV 病毒后不同时间咽拭子中病毒载量改变；F. 免疫抑制组经鼻吸入 RSV 后不同时间鼻拭子中病毒载量改变

3. 鼠感染模型

BALB/c 曾经是研究 RSV 感染最受欢迎的动物之一。Prince 等于 1979 年就最早用 BALB/c 小鼠进行了 RSV 感染的研究。至今为止，已有多个小鼠感染 RSV 模型的研究发现，感染的剂量与发病严重程度或者死亡呈正相关。

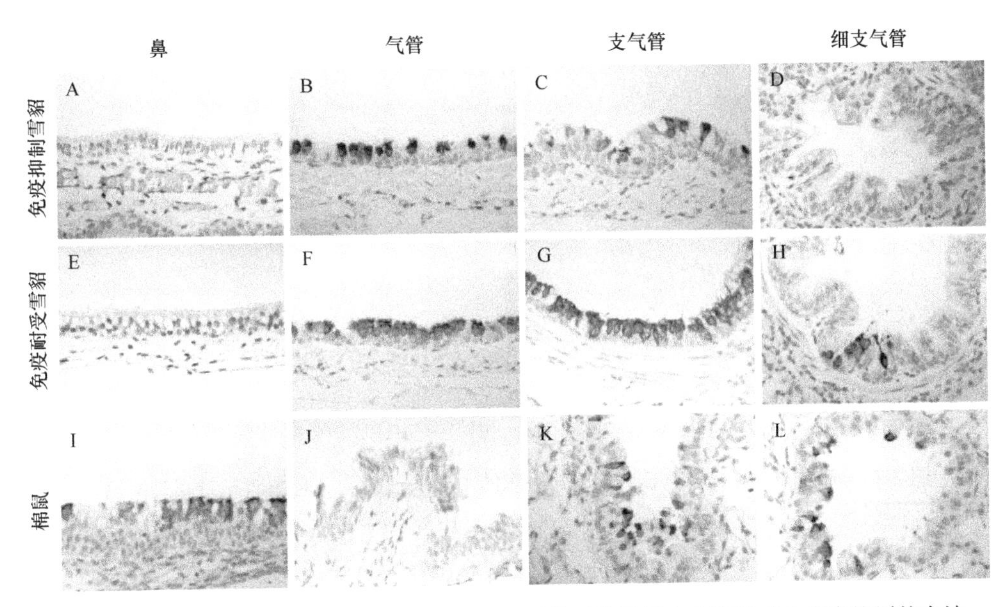

图 2-6　雪貂感染低剂量 RSV 野生株后 4 天不同的呼吸道标本中细胞质中病毒抗原的表达情况（Stittelaar et al.，2016）（彩图请扫封底二维码）

A～D. 免疫正常雪貂感染模型（经气道感染 RSV）；E～H. 免疫抑制雪貂感染模型（经气道感染 RSV）；I～L. 棉鼠感染模型（经鼻感染 RSV）。免疫过氧化物酶，用苏木精复染。RSV 抗原染色呈红棕色

Gabryszewski 等（2011）用 PVM 病毒感染 BALB/c 小鼠，结果发现感染后第 6～7 天，肺组织中存在广泛的炎症和出血；同时在细支气管和肺组织检测到病毒抗原，见图 2-7。国外另一研究者在成年小鼠上呼吸道 RSV 感染模型中发现，RSV 的带毒时间可以持续到康复后 7 天；但是幼龄鼠的下呼吸道 RSV 感染模型，RSV 的带毒时间可以持续到康复后 12 天。在另一项鼠 RSV 感染模型的研究中发现，与野生株相比，重组减毒的活 RSV 疫苗株的复制能力明显减弱，RSV 在呼吸道的复制能力能预测疫苗株的减毒情况。国内的喻晓等用 RSV 诱导大鼠的哮喘感染模型发现，RSV 可在其肺组织中见到明显棕黄色 RSV 阳性表达，主要分布在支气管、细支气管上皮细胞及肺泡上皮细胞上，说明 RSV 已经在上述的呼吸道上皮与肺组织中感染复制，RSV 的反复复制也是诱发哮喘加重的重要因素之一。Stittelaar 等（2016）用棉鼠感染 RSV 模型，病毒抗原主要发现在鼻部、支气管与细支气管，但是在支管和肺泡上皮细胞中没有检测到 RSV 抗原，见图 2-6I～L。这说明 RSV 在鼠的复制状态不仅与鼠的种类、年龄有关，还与病毒本身的特性密切相关。

（三）细胞感染模型

体外多种 RSV 细胞感染模型证明，RSV 可以在细胞内有效复制并引起相应的细胞病变，感染的细胞融合形成包涵体。例如，Jordan 等（1962）研究表

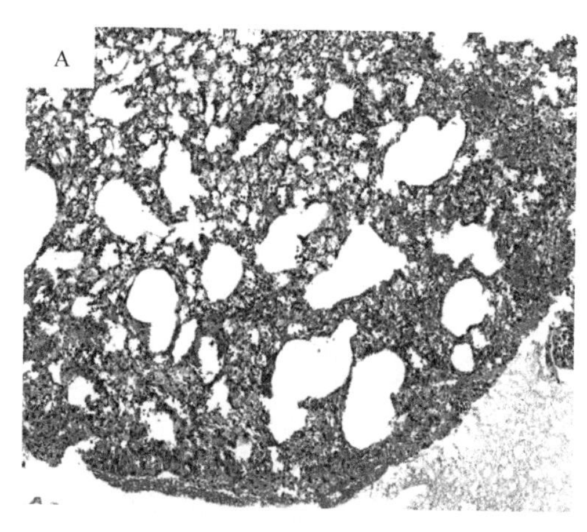

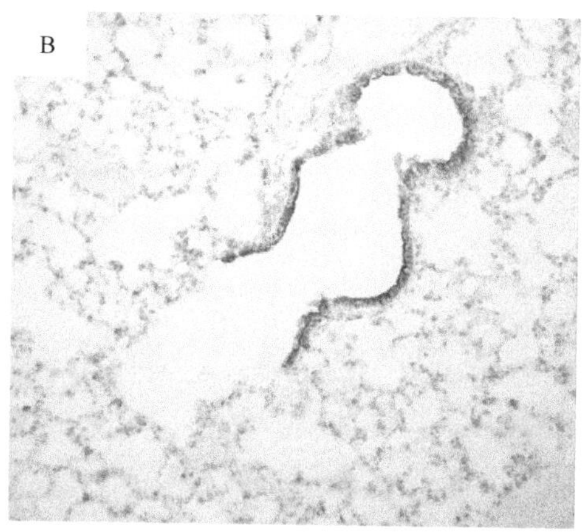

图 2-7　病毒株感染 BALB/c 小鼠后肺组织的主要病理改变（彩图请扫封底二维码）
A. 第 7 天肺组织病理改变（苏木精和曙红染色，5×），显示广泛肺泡炎症与出血；图片来源于 Gabryszewski 等（2011）；B. 病毒感染 BALB/c 小鼠后第 6 天 PVM 在细支气管、肺组织中的细胞上皮抗原阳性（40×）；图片来源于 Bonville 等（2006）

明 RSV 能在分裂旺盛的 HeLa 细胞上生长良好，对 HeLa 细胞有明显的致病作用，细胞病变出现迅速，24h 内 RSV 载量可以达到 $10^5TCID_{50}/mL$，48h 内可以达到 $10^{7.5}TCID_{50}/mL$，是一种急性杀细胞性感染。另外，RSV 在 Vero 细胞上可较快且明显地出现细胞病变，并可达到较高的病毒效价。McGillivary 等用微阵列芯片法体外检测 RSV 感染 HeLa 或者 A549 细胞系干扰素诱导蛋白蝰，这种蛋白质可以阻止 RSV 复制后期病毒从宿主细胞上释放。结果发现，随着干扰素诱导蛋白蝰的过量表达，RSV 复制能力与病毒载量明显下降（McGillivary et al.，2013）。Groskreutz 等（2009）在体外的试验研究表明，吸烟能加速受 RSV 病毒感染的上皮细胞坏死，增强病毒复制能力，并加重炎症反应，说明吸烟可能增加 RSV 感染的严重性。另一个来自 Wu 等的研究也发现，RSV 感染通常不会引起宿主细胞的转录系统关闭，但是可以引起 A549 和 HBEpC 原代细胞内与病毒生命周期循环有关的调节蛋白含量的改变，继而引起 RSV 子代病毒数量的增加（孟珊珊等，2015）。这表明 RSV 可以在敏感的细胞内良好地复制生长，并能引起相应的细胞病变，这种复制作用可以受到抗病毒蛋白及烟雾等因素的影响。

第二节　呼吸道合胞病毒的病理生理

一、人感染 RSV 组织病理改变

人感染 RSV 病理改变与病毒种类、型别、感染部位及疾病的严重性有关。早期病理改变主要有：鼻、咽、喉黏膜充血、水肿、渗出与单核细胞浸润，部分细

胞可发生变性、坏死、脱落，上皮细胞胞质或胞核内可见包涵体。轻症感染者数天后上皮细胞可再生而恢复正常。病变后期可累及细支气管，出现上皮细胞坏死、剥脱，细支气管壁有广泛单核细胞浸润，纤维蛋白、细胞碎片和黏稠的黏液可堵塞管腔而致肺不张及肺气肿。毛细支气管炎是小年龄组的婴儿 RSV 感染最为常见的病理特征。RSV 肺炎最初表现为纤毛进行性减少，上皮细胞空泡形成，继之上皮细胞变性，肺泡实质性坏死、萎陷，肺泡壁也可见坏死和增厚，间质水肿，单核细胞、中性粒细胞、巨噬细胞、淋巴细胞浸润。并发细菌性感染时，可见黏膜充血、中性粒细胞浸润和黏液脓性分泌物，严重者可发生肺脓肿、败血症及多个器官的化脓性变化。总之，肺部损伤的严重性决定了疾病的严重程度。史英辉等研究发现，RSV 感染后 2～9 天便可出现病理改变，病变局限于呼吸道，广泛地损伤支气管及细支气管上皮细胞，引起急性细支气管炎，肺部最初病变为进行性纤毛减少，上皮细胞空泡形成和核的正常分层消失，4～6 天后，上述细胞溶解呈片状变性，肺泡管和肺小泡实质性坏死、炎性细胞浸润。

体外试验研究发现，淋巴细胞在 RSV 感染中发挥了重要的作用。有研究者通过纤维支气管镜检查和支气管灌洗液病理检测发现，整个呼吸道从鼻咽部到细支气管、肺泡，均有淋巴组织存在。典型的淋巴结位于气管和支气管周围，接受大部分呼吸道的淋巴回流。淋巴小结大多集中于支气管分叉处。弥散的淋巴组织沿着气道的整个黏膜下层和固有层，遍布各肺小叶和肺胸膜下间质，见图 2-8。1996 年，Trey 等发现单纯的 RSV 感染，肺泡灌洗液中淋巴细胞明显增加，纵隔淋巴结增大。同年，Waris 也发现了一次或多次 RSV 感染肺泡灌洗液中淋巴细胞的数量明显增多。1997 年，Schawartezs 用胶原酶裂解整个肺组织计数细胞，发现原发性 RSV 感染不仅有大量的淋巴细胞增加，也存在嗜酸性细胞增加的情况。

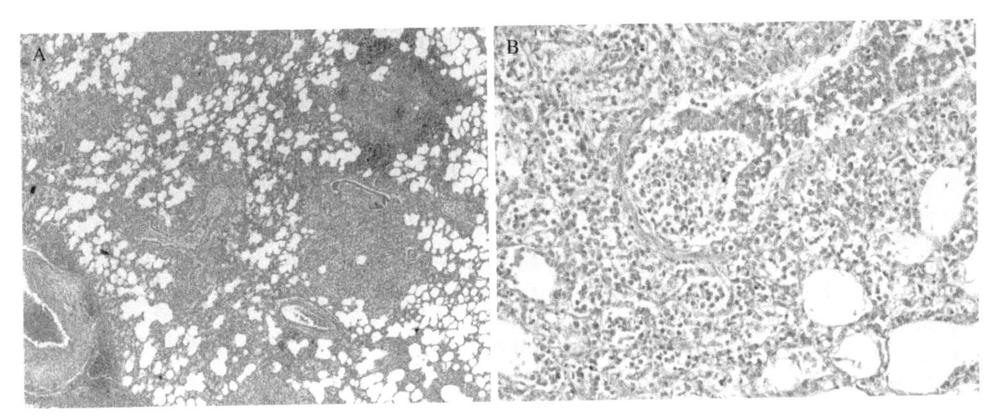

图 2-8　RSV 感染死亡病例（4 个半月婴儿）的肺组织切片（Limelette et al.，2013）（彩图请扫封底二维码）

A. 肺组织内多量炎细胞浸润呈结节状（HE 染色，25×）；B. 肺泡腔及小支气管内明显炎症渗出（HE 染色，200×）

临床研究发现，RSV 的感染和反复复制与哮喘的发作密切相关。临床医生发现，急性 RSV 感染的住院儿童在 10 年后 42%发生支气管哮喘（哮喘），且有过 RSV 感染的住院史的儿童肺功能异常，包括呼吸道反应过敏和呼吸不畅等的机率明显高于对照组。这说明 RSV 感染与哮喘的发作是密切相关的，RSV 致敏反应是 RSV 感染后诱发哮喘的重要病因。研究者发现，严重 RSV 毛细支气管炎的患儿日后对食物和吸入性抗原易发生致敏，可能由于 RSV 引起的气道感染性炎症破坏了气道黏膜上皮的完整性，削弱了气道对变应原和刺激物的防御能力，增加了气道致敏的概率和程度，间接促进了气道哮喘的发生。RSV 诱导哮喘的主要病理改变是：以嗜酸性粒细胞浸润为特征的慢性炎症，其气道反应性明显增高，Th2 细胞被激活，IL4 和 IL5 增高明显。这说明在人体，嗜酸性粒细胞数和气道反应性增高与哮喘的发作呈正相关。

二、动物感染 RSV 组织病理改变

自 1956 年成功分离 RSV 至今，国内外学者建立了多种 RSV 感染的体内外模型。目前，可用的动物模型包括：非人类的灵长类动物（如黑猩猩、猴）、犊牛、羊、雪貂及啮齿类动物（如棉鼠、豚鼠、仓鼠、大鼠、小鼠）等（Taylor，2017；Sacco et al.，2015；Domachowske et al.，2004；Byrd et al.，1997）。

RSV 小鼠感染模型由于具有繁殖快、有相应转基因及基因敲除品系等优点被广泛用于 RSV 致病机制的研究。目前有小鼠肺炎模型和哮喘模型等，大多数研究采用的是成年小鼠作为 RSV 支气管和肺炎感染模型，但出生小于 7 天的幼鼠往往用来做 RSV 诱导的长期的哮喘模型（高气道反应、大量产生黏液、气道重塑、Th2 细胞反应和细胞因子），成为潜在的重要动物模型。RSV 诱导的小鼠肺炎模型，从 RSV 感染低剂量病毒复制到高剂量病毒诱导产生肺炎和免疫失调的过程都与儿童感染 RSV 过程类似。单纯 RSV 感染引起的肺部炎症是非特异性的。Graham 等（1988）建立的 RSV Balb/c 小鼠感染模型，组织病理学研究发现，细支气管炎和肺组织中淋巴细胞及巨噬细胞浸润，5～8 天炎症达高峰。我国龙晓茹等建立 RSV 感染裸鼠模型，观察 RSV 的复制情况、气道炎症细胞浸润、肺组织损伤及气道高反应性情况，结果发现，RSV 在裸鼠及 Balb/c 小鼠中均引起明显的炎症细胞浸润、肺组织病理损伤及气道高反应性，且至少可持续 60 天；但是裸鼠中 RSV 清除比 Balb/c 小鼠延迟；RSV 感染裸鼠及 Balb/c 小鼠后，细胞因子呈双相变化，急性期以干扰素升高为主，慢性期以 Th2 类细胞因子升高为主。这说明动物感染模型的病理变化与临床上人类感染的病理过程非常接近。

RSV 诱导的哮喘动物模型可以很好地用来研究哮喘的发病机制，其中小鼠是最为常见哮喘模型。喻晓等用呼吸道合胞病毒感染诱发哮喘大鼠模型研究发现，

大鼠的原发性 RSV 感染后，气道反应性有不同程度的升高，至 21 天恢复正常。但当大鼠 RSV 感染后再发生其他抗原致敏（如卵白蛋白）时，则气道反应增加明显。组织病理学研究发现，肺泡壁明显增厚，伴充血、水肿及炎细胞浸润；气道壁明显增厚，气道黏膜皱襞增多，管腔狭窄；血管周围及支气管周围有炎症细胞（主要为嗜酸性粒细胞）浸润，上皮细胞轻度变性，细胞排列轻度紊乱，气管腔内渗出物明显。鸡卵白蛋白/RSV 组肺泡壁明显增厚，伴充血、水肿及炎症细胞（主要为嗜酸性粒细胞）浸润；气道壁明显增厚，气道黏膜皱襞增多，管腔狭窄；血管周围及支气管周围有炎症细胞（主要为嗜酸性粒细胞）浸润，上皮细胞排列紊乱，不连续，气管腔内渗出物明显。RSV 组气道壁及皱襞轻微增厚，肺泡隔及气道平滑肌的厚度比鸡卵白蛋白组、鸡卵白蛋白/RSV 组薄，炎症细胞（主要为嗜酸性粒细胞）浸润则相似，气管腔内无明显渗出物。我国张家驹等以 RSV 感染棉鼠和小白鼠为动物模型，利用光镜、透射电镜和扫描电镜观察大鼠肺组织的病理变化，并且采用细胞分离病毒。研究发现，RSV 感染第 5 天时，肺微血管内充以大量嗜酸性粒细胞、淋巴细胞、单核细胞、柱状纤毛上皮细胞，基底细胞脱落、坏死。嗜酸性粒细胞和肥大细胞多呈活化和脱颗粒状态，释放于固有层和上皮细胞之间。RSV 感染第 8 天后，上述变化明显减轻，但未完全恢复。这些病理改变与国外用小牛感染模型做研究的发现类似。1999 年，Peebles 等发现致敏小鼠后再用鸡卵白蛋白雾化激发时，气道高反应性仅持续数天；而如果在鸡卵白蛋白雾化时感染 RSV，则气道反应性增高持续 2 周以上。可见，RSV 可与其他抗原相互作用，使气道反应性呈不同程度的升高。除了大鼠外，豚鼠也可用来做哮喘感染的模型。1997 年，Riedel 等用鸡卵白蛋白致敏激发豚鼠感染 RSV 气道反应性显著升高。总之，无论哪一种动物模型，肺泡腔内嗜酸性粒细胞聚集是哮喘的重要病理特征，RSV 可特异性地与嗜酸性粒细胞的细胞膜结合，并激活其释放白三烯、血小板激活因子等炎性介质，这些介质将诱发气道炎症、微血管渗漏、黏膜水肿及平滑肌痉挛，成为细支气管狭窄或阻塞和哮喘发作的重要机制。

犊牛是牛呼吸道合胞病毒（bovine RSV，BRSV）感染的另一种理想模型，这是由于人呼吸道合胞病毒与牛呼吸道合胞病毒引起的病理过程非常类似。而且在最近的研究中发现，不同生长发育期犊牛感染牛呼吸道合胞病毒的病理损伤过程不完全相同（Walsh et al.，2016；Taylor，2013；Spilki et al.，2006；Tjornehoj et al.，2003；Otto et al.，1996）。由于犊牛非常昂贵，限制了它的广泛应用。将来会有更多 RSV 自然感染的非灵长类动物可以作为动物感染模型。

最近，有研究建立了羔羊感染人和牛 RSV 模型（Larios Mora et al.，2015）。羔羊的气道结构与婴儿的气道结构类似，因此羔羊感染 RSV 过程与婴儿感染过程非常相似，主要的病理表现是：支气管周围轻度 T、B 淋巴细胞浸润和支气管炎表现，如上皮细胞变性、脱落和支气管腔内中性粒细胞的浸润。特别是早产的羔羊肺泡对 RSV 有良好的反应，因此羔羊成为最为理想的感染模型。其病理改变如图 2-9 所示。

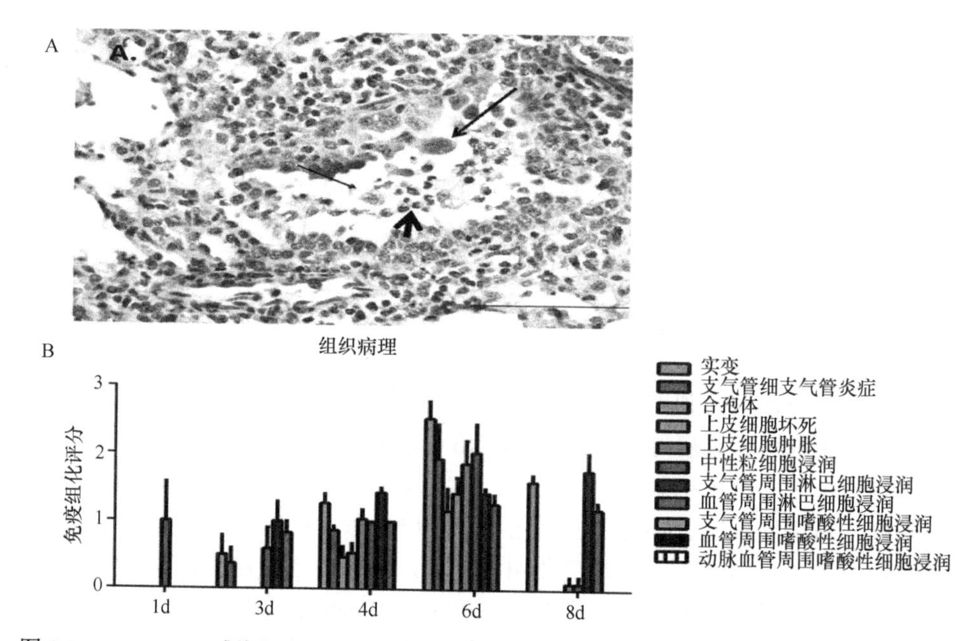

图 2-9 M37HRSV 感染新生小羔羊肺部病理改变和评分（HE 染色，200×）（Larios Mora et al., 2015）（彩图请扫封底二维码）

A. 肺部光镜病理结果，加粗长箭头为合胞体；加粗短箭头为中性粒细胞和巨噬细胞聚集；细箭头为支气管上皮细胞的变性和坏死；B. 各种病理改变评分

三、细胞感染 RSV 病理改变

RSV 可以感染多种细胞，但是总体来说，RSV 是低毒性的。以 HeLa 细胞为例，正常的 HeLa 细胞经 HE 染色后，大小匀称、界限清楚，呈多角形，细胞质为粉红色，胞核蓝紫色呈圆形或椭圆形，核仁 1～5 个清晰可见。RSV 在分裂旺盛的 HeLa 细胞上生长良好，RSV 对 HeLa 细胞有明显的致病变作用，出现病变迅速。感染 RSV 6h 后，个别病变细胞发生肿胀，变为梭状或圆形，细胞染色性增强，但还不十分明显。12h 后，病变细胞增多，细胞质内开始出现嗜酸性包涵体，包涵体为大小不等的圆形颗粒。24～48h 后，病变细胞融合，形成片状或小岛样分布，在融合细胞大片粉红色细胞质内，可见数量不等的嗜酸性红色较深的包涵体。巨大融合胞的核数可以多达数十个，大小形态不一。72h 后，除上述病理变化外，包涵体的体积增大、数目变多，多有晕圈围绕；晚期，由于病变细胞的堆集、固缩和断层，整个细胞层也随之溶解而开始脱落。

第三节 呼吸道合胞病毒的免疫学机制

流行病学研究发现，RSV 感染与婴幼儿哮喘关系非常密切。有统计数据表明，急性感染 RSV 的儿童中有 42%在 10 年内会发生哮喘。而且，RSV 可重复多次再感染，这说明感染后不具有免疫持久性。许多研究者认为免疫学机制在其中发挥了重要的作用，包括先天性免疫与后天获得性免疫，如图 2-10 所示。

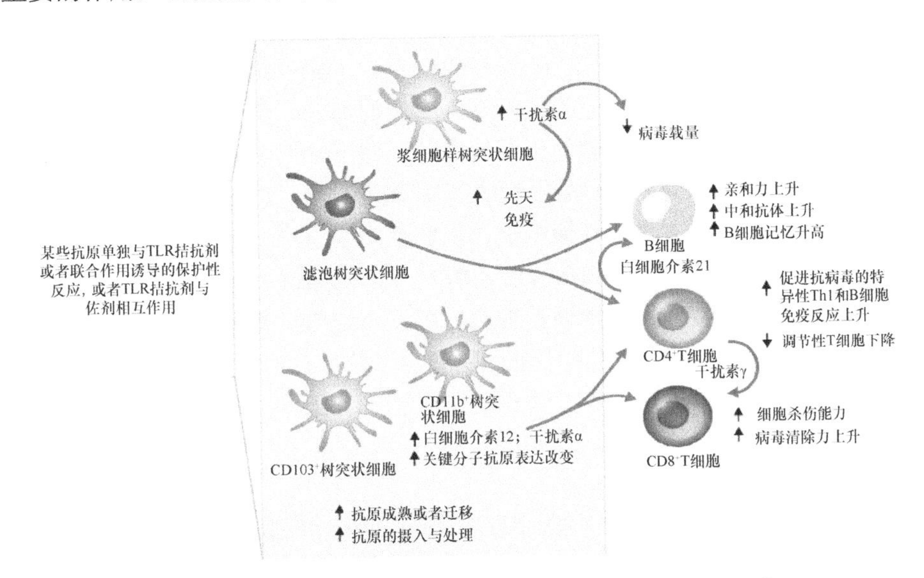

图 2-10 RSV 感染后的免疫发病机制（Ruckwardt et al.，2016）

一、先天性免疫

先天性免疫在 RSV 感染的过程中起到非常重要的作用。多种炎性细胞参与了抗 RSV 感染作用，其中以巨噬细胞最为重要。

（一）巨噬细胞

在 RSV 感染的婴儿和成人移植患者的肺泡灌洗液中发现巨噬细胞存在着 RSV 表面的糖蛋白、HLA-DR 分子、IL-1 和 TNF 共同表达，说明它起到局部免疫调节和抗原提呈作用。CD69 阳性的单核细胞在致死性感染的肺组织中可以找到。在外周血中，RSV 感染可以导致单核细胞 Toll 样受体和 TNF 的表达明显减少，但是在恢复期，这些细胞恢复到正常（Bendelja et al.，2010；Gagro et al.，2004；Midulla et al.，1993；Panuska et al.，1992）。在儿童 RSV 感染病例中，由这两种细胞产生的细胞因子和化学趋化因子如 IL-8/CXCL8、IP-10/CXCL10、MCP-1/

CCL2、MIP-1a/CCL3、MIP-1b/CCL4、RANTES/CCL5、IL-6、TNF-α、IL-1ab 和 IFN-a/b 可诱导呼吸道分泌物的大量增加。IL-8 的上调引起大量中性粒细胞向病变部位聚集，后者是严重感染肺部的主要浸润细胞（占 84%），说明 IL-8 与 RSV 感染的严重性密切相关（Yui et al., 2003）。

（二）中性粒细胞

无论是轻症 RSV 感染还是需要机械通气的重症感染，中性粒细胞始终是肺泡灌洗液中最主要的免疫反应细胞，中粒性细胞的数量与临床严重性是一致的（Halfhide et al., 2011）。在死亡 RSV 感染病例，中粒性细胞在肺组织中分布广泛浸润；但是在严重需要重症监护的病例，随着病情的好转，中粒性细胞数量逐渐恢复到正常水平。中粒性细胞的主要功能是一边清除病毒感染的细胞，一边表达 CD11b、CD18 和 CD54（ICAM-1）等相关的激活分子，同时由于大量中性粒细胞的聚集，它可以分泌大量的细胞因子、化学趋化因子及一些脱颗粒产物，进一步引起免疫病理的损伤（Russell et al., 2017; Ruckwardt et al., 2016）。严重 RSV 感染，病毒可以直接作用于中性粒细胞，可以在细胞内检测到 RSV 基因和信使 RNA，可能 RSV 在中性粒细胞中进行复制，这种带有 RSV 的中性粒细胞可以通过外周血液循环将感染进一步扩散到其他部位（Cortjens et al., 2016）。

（三）嗜酸性粒细胞

嗜酸性粒细胞通常占 RSV 感染的儿童呼吸道白细胞总数的 1%～3%，但是嗜酸性粒细胞脱颗粒的产物在 RSV 感染的儿童中呈明显上升（Okamoto et al., 2011; Kim et al., 2007; Dimova-Yaneva et al., 2004; Harrison et al., 1999; Ohnishi et al., 1993）。嗜酸性粒细胞的数量与病情的严重情况密切相关，外周血液中的 CD11b 嗜酸性粒细胞的激活意味着病情加重，可能需要进一步氧气支持治疗。与腺病毒和流感病毒相比，RSV 感染在恢复期嗜酸性粒细胞的数量明显上升。RSV 引起的细支气管炎的患者中，白三烯 C4、嗜酸性粒细胞衍生神经毒素（eosinophil derived neurotoxin, EDN）、嗜酸细胞阳离子蛋白（eosinophil cationic protein, ECP）在鼻洗液和下呼吸道的分泌物标本中明显升高。

（四）NK 自然杀伤细胞

RSV 感染可以导致自然杀伤细胞数量的减少；反之，自然杀伤细胞数量的减少会引起感染的严重性增加，以及在致死病例的肺组织中自然杀伤细胞数量明显减少。外周血中的自然杀伤细胞同时可过量表达白细胞相关的免疫球蛋白样受体，这说明自然杀伤细胞可以参加炎症反应的调控环节。另外，自然杀伤细胞在放大机体对 RSV 的免疫反应方面起重要作用，并且其受白细胞介素 IL-12 活化后能高表达 IFN-γ，并抑制肺嗜酸性粒细胞，对减轻肺部病变程度非常有价值（Larranaga et al.，2009）。

（五）树突状细胞

树突状细胞（dendritic cell，DC）在抗原提呈病毒抗原中起到非常重要的作用。临床研究发现，外周血中树突状细胞数量的减少可能容易发展为细支气管炎（Gill et al.，2008），说明维持一定数量的树突状细胞对于减少严重感染的发生是非常重要的。另一方面，树突状细胞可能在调节炎症介质方面也起到非常关键的作用，如外周血中的树突状细胞可以激活 CD83 和共刺激分子 CD40。在肺泡灌洗液中，其他的非特异性免疫分子，如 IL-6、TNF-α、IL-8、IFN、IL-13、IL-10 和 IL-2 等，与树突状细胞的数量密切相关（Russell et al.，2017）。另外还有研究发现，RSV 感染 DC 可以上调 CCR7 受体，导致 CCL19 移入细胞的效率明显降低。CCR7 受体是 DC 迁移到淋巴组织的重要受体，这样可以减少适应性免疫对 RSV 感染的反应。在儿童和小鼠中的研究报告数据显示，DC 可以在 RSV 感染康复后数周，在呼吸道上皮细胞的分泌物和黏膜中存在。最近，另一种名为人骨髓基质细胞的细胞被认为是 RSV 重要的靶细胞，它可以诱导细胞骨架蛋白的破坏，改变趋化因子和细胞因子的表达，降低 B 细胞的成熟能力。在多次传代后，骨髓基质细胞分离到的病毒与原代骨髓基质细胞分离到的病毒基因完全相同，这可引起急性感染和长期的病毒致病作用。

二、后天获得性免疫

RSV 后天获得性特异性免疫在保护呼吸道免受感染和促使感染的恢复中起着非常重要的作用。机体对 RSV 的特异性免疫分为体液免疫和细胞免疫，体液免疫通过分泌抗体保护呼吸道，细胞免疫反应则直接作用于病毒内部蛋白而终止感染。

（一）细胞免疫

特异性 T 细胞免疫在 RSV 的清除与临床的转归方面起到非常重要的作用，同时过强的细胞免疫也会带来病理损伤。RSV 表面的 F 和 G 两种病毒蛋白是诱导 T 细胞免疫的保护性抗原，也是 CTL 主要靶抗原。研究发现，$CD4^{+}T$ 细胞和 $CD8^{+}T$ 细胞在清除上、下呼吸道内的病毒过程中均能发挥有效的作用。RSV 感染后 T 细胞可以向辅助性 T 细胞（Th）1 或 2 亚群分化，从而产生免疫保护作用或免疫病理改变。CTL 可以杀伤受感染的细胞，达到清除病毒的作用。另外，调节性 T 细胞（Treg）在 RSV 肺部感染的晚期阶段起到非常重要的作用。研究小鼠 RSV 感染模型表明，RSV 感染前清除 Treg 将导致病毒清除时间延长和疾病严重性明显增加（Russell et al.，2017；Ruckwardt et al.，2016；Larranaga et al.，2009）。

Th1 和 Th2 型细胞释放的各种细胞因子及趋化因子在 RSV 感染性疾病的发病机制与机体的免疫应答中具有重要作用（Oshansky et al.，2009）。调节免疫细胞增殖和分化的 Th1 型细胞因子主要有 IFN-γ、IL-2 和 IL-12 三种，Th2 型细胞因子有 IL-1、IL-5、IL-6、IL-10 等。RSV 感染早期，机体抗病毒免疫应答过程主要由感染的气道上皮细胞和肺泡巨噬细胞分泌的细胞因子来完成。研究发现，RSV G 蛋白和 F 蛋白直接或间接诱导 T 淋巴细胞表达与释放细胞因子，但是 RSV 的 F 和 G 蛋白启动不同的 T 细胞应答，G 蛋白免疫主要促进 Th2 $CD4^{+}$T 细胞活化，而 F 蛋白主要诱导 Th1 细胞活化，因此，G 或 F 蛋白的表达可能会改变 T 细胞抗感染免疫应答，影响 Th1/Th2 型细胞因子平衡。Th1/Th2 型细胞因子失衡与 RSV 感染后机体肺功能异常有关，有些可在肺部引起迟发型超敏反应与哮喘发作。临床上观察到，在 RSV 上呼吸道感染和轻度毛细支气管炎患儿，外周血中主要的细胞因子是 IL-4。但是在重症 RSV 急性感染的住院婴儿鼻咽部 Th1 型的细胞因子 IFN-γ 水平下降，外周淋巴细胞中 IFN-γ表达水平也明显下降。另一项研究也发现，RSV 感染时外周血 Thl 型细胞因子 IFN-γ明显下降，而 Th2 型细胞因子 IL-5 和 IL-10 水平明显升高，说明 Th1 型细胞因子明显下降、Th2 型细胞因子明显上升与 RSV 的发病密切相关。在哮喘患儿体内，Th2 型细胞因子，如 IL-4、IL-5 和 IL-13 明显上升，说明这些细胞因子与呼吸道的慢性炎症密切相关。还有研究发现，IL-17 在哮喘中起到重要致病作用，在严重 RSV 感染的婴儿支气管肺泡灌洗液中，IL-17 水平明显升高。RSV 感染小鼠模型中也发现，经 IL-17 抗体治疗后，肺部的炎症水平、病毒载量、抗原依赖的 $CD8^{+}$细胞同时明显降低。这个动物的感染实验再次证实了 1967 年因 RSV 感染死亡的儿童肺部中检出大量 IL-17 阳性细胞的事实，说明 Thl/Th2 型细胞因子失衡在 RSV 感染的细胞免疫机制中发挥重要的作用。因此，病毒蛋白诱导细胞因子产生途径及相关细胞因子如何调节免疫应答机制在 RSV 研究中具有重要地位。这些研究提示我们在研制改进重组疫苗及开发 RSV 治疗性药物方面应该考虑消除或减弱一些细胞因子调节免疫应答，使机体能够达到免疫平衡，避免产生病理损伤，从而为预防 RSV 和治疗相关疾病提供新的思路及策略。

RSV 感染上皮细胞后，诱导趋化因子表达，募集白细胞向感染部位聚集。趋化因子分为 4 大类，CC 趋化因子是其中一个重要亚家族，主要吸引淋巴细胞和嗜酸性粒细胞至感染部位，通过诱导嗜酸性粒细胞、嗜碱性粒细胞及肥大细胞释放介质而激发炎症反应。RSV 感染时 CC 趋化因子过量释放可引起严重的炎症反应，这与 Th2 型细胞因子在 RSV 发病机制中具有同等重要的作用。一项对 15 月龄以内婴幼儿感染 RSV 的研究发现，高水平的 CC 趋化因子与重度炎症及支气管炎有关。与RSV发病机制有关的两种CC趋化因子是MIP-1a/CCL3和RANTES/CCL5。RSV感染性支气管炎的婴儿，其鼻咽分泌物中CCL3和CCL5有增高趋势。研究人员分别用野生型和G、SH基因缺陷型RSV感染小鼠，结果发现G蛋白和SH蛋白表达与支气管肺泡灌洗液细胞CCL2、CCL3和CCL4 mRNA表达减少相关。由于CC趋化性细胞因子与CCR1和CCR5相互作用，趋化因子受体选择性地表达于Th1型细胞，因而G或SH蛋白表达可能会削弱这些趋化因子介导的Th1型应答。趋化因子释放激活炎症反应，引起多种炎性细胞的聚集，这些炎性细胞在RSV感染时释放大量的可溶性分子（包括白细胞介素、白三烯、趋化因子），导致炎症与组织破坏，这些在RSV感染的婴儿与动物模型中都已得到证实。

（二）体液免疫

体液免疫产生的抗体包括分泌型抗体sIgA和血清型抗体（从母体获得或因感染产生），分别保护上、下呼吸道免受感染。RSV特异性抗体包括IgA、IgG和IgE。

1. 分泌型抗体sIgA

分泌型抗体sIgA在早期的抗病毒免疫中起到非常重要的作用。RSV首先在呼吸道上皮细胞内复制，此时分泌型IgA（sIgA）对早期清除呼吸道黏膜的RSV起主要作用。对棉鼠的实验研究、成年人志愿者的研究和婴儿的观察资料显示，sIgA的产生与呼吸道病毒的清除相一致，说明sIgA在RSV感染上呼吸道免疫中起重要作用。同时，sIgA可从母乳中获得，对6月龄以下婴儿RSV感染免疫也发挥重要作用。有研究表明，获得性母体抗体IgG对婴儿RSV感染并无保护作用，婴儿只有通过感染才能获得少量的呼吸道黏膜sIgA。在sIgA尚未出现之前，干扰素能抑制RSV的感染。但由于婴儿血清中往往存在小量母体抗体，因此会影响到局部干扰素的产生。故RSV感染后形成的免疫机制中，呼吸道黏膜免疫占主导地位。6月龄以下婴儿感染较为严重，是因为免疫系统尚未发育成熟而造成的，同时也与呼吸道黏膜sIgA产生缓慢和不足有关。

2. IgG抗体

在有症状或者无症状RSV感染儿童，外周血液中的IgG抗体水平在1月龄时最高，似乎这种抗体来自于母亲。IgG抗体水平自3月龄开始下降，然后到2岁又开始上升。与对照组相比，1～3个月龄的婴儿，IgG抗体亲和力明显降低（Freitas et al.，2011；Larranaga et al.，2009；Lee et al.，2004；Walsh and Falsey，2004）。同样，24月龄的婴儿，IgG总抗体亲和力在下呼吸道RSV感染者中比上呼吸道感染者明显降低。9～21月龄儿童的血清中IgG总抗体的中和活性与4～8月龄的相比明显升高。但是在婴儿血清中预存的IgG抗体水平和咽部的IgA水平呈现反向联系，说明 IgG 可能可以抑制 IgA 反应。这些研究结果表明，IgG 和 IgA 抗体水平的高低可以保护 RSV 感染和感染的进一步重症化。在再次感染的成人，血清中和抗体水平有 8 倍升高，但是持续时间短暂，大多数病例在再次感染一年后有 4 倍滴度的下降。血清中针对 RSV 表面的 G 蛋白 IgG 抗体具有型特异性，但是针对 F 蛋白的 IgG 抗体具有交叉保护的特点。RSV 糖蛋白 F 和 G 诱导的特异性抗体免疫与防止再感染能力有关。RSV 感染的婴幼儿中，F 蛋白诱导产生的抗体能保护机体免受 RSV A、B 两亚型病毒的侵袭，而 G 蛋白抗体仅对同亚型病毒提供保护。由于 RSV G 蛋白跨膜区启动密码子的存在，感染细胞可产生两种形式的 RSV G 蛋白，即可溶型或分泌型（Gs）和膜结合型或锚定型（Gr）。Gs 和 Gr 结构的抗原性相似，只是前者缺少胞浆区尾部，Gs 重组痘苗病毒免疫小鼠后再给予 RSV 刺激，产生的疾病过程比 Gr 重组痘苗病毒免疫小鼠严重得多，表现为较强的 Th2 优势应答反应，因而 Th2 优势应答可能与最初是否以 Gs 形式提呈给免疫系统有关。Gs 可能代表了 RSV 免疫调节和免疫逃逸的一种策略，是致病机制的决定因素之一。总之，血清中和抗体不能预防感染，但高滴度的 RSV 血清中和抗体能够保护下呼吸道免受 RSV 感染和重症化的产生。

3. IgE 抗体

针对 RSV 的 F 蛋白和 G 蛋白的 IgE 抗体对机体是有害的。与正常婴儿及非 RSV 感染的婴儿相比，RSV 细支气管炎的婴儿，外周血液中有相当数量的 CD23B 细胞（CD23 是成熟 B 细胞及活化 B 细胞上的 IgE 低亲和力抗体）（Russell et al.，2017；Welliver and Duffy，1993）。与其他临床感染（上呼吸道感染或肺炎）相比，RSV 细支气管炎的患者鼻咽部的 IgE、组胺和白三烯 C4 水平明显升高，三者是相互关联的（峰值水平与缺氧相关）（Welliver et al.，1981）。RSV 支气管炎和肺炎的患儿，血清中 IgE 滴度水平高、嗜酸性粒细胞的数量大，都与热程长、症状重及喘息的发作密切相关（Nishima et al.，1987）。

总之，RSV 是儿童呼吸道感染的重要病原体，感染机体后会通过各种不同的途径引起机体的特异性（细胞和体液免疫）与非特异性反应，见图 2-11。在感染的早期，先天性免疫是抗病毒的第一道防线，中性粒细胞在早期的预防中发挥重要的作用，而树突状细胞在早期主要发挥抗原提呈的作用。但是在后期，特异性细胞免疫参与抗病毒，特别是 $CD8^{+}$T 细胞在病毒清除方面起到关键的作用。针对 RSV 体液免疫的 IgG 和 IgA 抗体具有保护性，但 IgE 抗体是有害的。总之，机体对 RSV 感染的免疫反应是一把“双刃剑”，一方面清除 RSV，产生一定的免疫保护；另一方面也可造成免疫损伤，发生呼吸道炎症和哮喘等病理生理学改变。对 RSV 发病机制的了解对于进一步开发免疫调节、抗病毒治疗等治疗策略提供了新的研究思路。

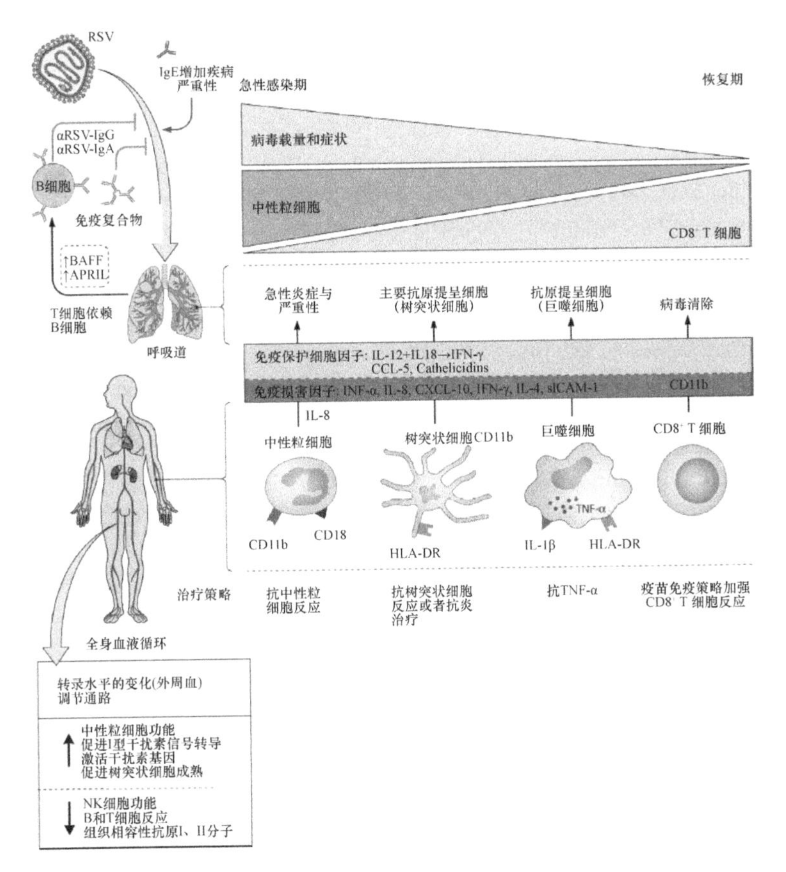

图 2-11　人类呼吸道合胞病毒主要的免疫反应细胞和关键抗体（Ressell et al.，2017）
BAFF（B cell activating factor，B 细胞活化因子）；APRIL（a proliferation inducing ligand，增殖诱导配体）

（刘社兰　余　昭　赵　娜）

主要参考文献

孟珊珊，吴艳玲，胡晓光，等. 2015. JNK/AP-1 通路在柚皮素抑制 RSV 感染引起气道黏液高分泌中的作用. 中华儿科杂志, 53(3): 182-186.

Bem RA, Domachowske JB, Rosenberg HF. 2011. Animal models of human respiratory syncytial virus disease. American journal of physiology. Lung Cellular and Molecular Physiology, 301(2): L148-156.

Bendelja K, Vojvoda V, Aberle N, et al. 2010. Decreased Toll-like receptor 8 expression and lower TNF-alpha synthesis in infants with acute RSV infection. Respiratory Research, 11: 143.

Blount RE, Jr., Morris JA, Savage RE. 1956. Recovery of cytopathogenic agent from chimpanzees with coryza. Proc Soc Exp Biol Med, 92(3): 544-549.

Bonville CA, Bennett NJ, Koehnlein M, et al. 2006. Respiratory dysfunction and proinflammatory chemokines in the pneumonia virus of mice (PVM) model of viral bronchiolitis. Virology,

349(1): 87-95.

Byrd LG, Prince GA. 1997. Animal models of respiratory syncytial virus infection. Clin Infect Dis, 25(6): 1363-1368.

Cervantes-Ortiz, Cervantes O, Natalia Z C, et al. 2016. Respiratory syncytial virus and cellular stress responses: impact on replication and physiopathology. Viruses, 8(5): pii: E124 -140.

Cortjens B, de Boer OJ, de Jong R, et al. 2016. Neutrophil extracellular traps cause airway obstruction during respiratory syncytial virus disease. The Journal of Pathology, 238(3): 401-411.

DeVincenzo JP, Wilkinson T, Vaishnaw A, et al. 2010. Viral load drives disease in humans experimentally infected with respiratory syncytial virus. American Journal of Respiratory and Critical Care Medicine, 182(10): 1305-1314.

Dimova-Yaneva D, Russell D, Main M, et al. 2004. Eosinophil activation and cysteinyl leukotriene production in infants with respiratory syncytial virus bronchiolitis. Clinical and Experimental Allergy : journal of the British Society for Allergy and Clinical Immunology, 34(4): 555-558.

Domachowske JB, Bonville CA, Rosenberg HF. 2004. Animal models for studying respiratory syncytial virus infection and its long term effects on lung function. The Pediatric Infectious Disease Journal, 23(11 Suppl): S228-234.

Freitas GR, Silva DA, Yokosawa J, et al. 2011. Antibody response and avidity of respiratory syncytial virus-specific total IgG, IgG1, and IgG3 in young children. Journal of Medical Virology, 83(10): 1826-1833.

Gabryszewski SJ, Bachar O, Dyer KD, et al. 2011. Lactobacillus-mediated priming of the respiratory mucosa protects against lethal pneumovirus infection. Journal of Immunology, 186(2): 1151-1161.

Gagro A, Tominac M, Krsulovic-Hresic V, et al. 2004. Increased Toll-like receptor 4 expression in infants with respiratory syncytial virus bronchiolitis. Clinical and Experimental Immunology, 135(2): 267-272.

Gill MA, Long K, Kwon T, et al. 2008. Differential recruitment of dendritic cells and monocytes to respiratory mucosal sites in children with influenza virus or respiratory syncytial virus infection. The Journal of Infectious Diseases, 198(11): 1667-1676.

Graham BS, Perkins MD, Wright PF, et al. 1988. Primary respiratory syncytial virus infection in mice. Journal of Medical Virology, 26(2): 153-162.

Groskreutz DJ, Monick MM, Babor EC, et al. 2009. Cigarette smoke alters respiratory syncytial virus-induced apoptosis and replication. American Journal of Respiratory Cell and Molecular Biology, 41(2): 189-198.

Halfhide CP, Flanagan BF, Brearey SP, et al. 2011. Respiratory syncytial virus binds and undergoes transcription in neutrophils from the blood and airways of infants with severe bronchiolitis. The Journal of Infectious Diseases, 204(3): 451-458.

Harrison AM, Bonville CA, Rosenberg HF, et al. 1999. Respiratory syncytical virus-induced chemokine expression in the lower airways: eosinophil recruitment and degranulation. American Journal of Respiratory and Critical Care Medicine, 159(6): 1918-1924.

Jordan WS, Jr. 1962. Growth characteristics of respiratory syncytial virus. Journal of Immunology, 88: 581-590.

Kim HH, Lee MH, Lee JS. 2007. Eosinophil cationic protein and chemokines in nasopharyngeal secretions of infants with respiratory syncytial virus (RSV) bronchiolitis and non-RSV bronchiolitis. Journal of Korean Medical Science, 22(1): 37-42.

Larios Mora A, Detalle L, Van Geelen A, et al. 2015. Kinetics of respiratory syncytial virus (RSV) memphis strain 37 (M37) infection in the respiratory tract of newborn lambs as an RSV Infection model for human infants. PloS One, 10(12): e0143580- e0143598.

Larranaga CL, Ampuero SL, Luchsinger VF, et al. 2009. Impaired immune response in severe human lower tract respiratory infection by respiratory syncytial virus. The Pediatric Infectious Disease Journal, 28(10): 867-873.

Lee FE, Walsh EE, Falsey AR, et al. 2004. Experimental infection of humans with A2 respiratory syncytial virus. Antiviral Research, 63(3): 191-196.

Limelette A, Boulagnon C, Terrade C, et al. 2013. Investigation of the sudden infant death syndrome: a multidisciplinary approach is required. Ann Biol Clin (Paris), 71(3): 299-304.

McGillivary G, Jordan ZB, Peeples ME, et al. 2013. Replication of respiratory syncytial virus is inhibited by the host defense molecule viperin. Journal of Innate Immunity, 5(1): 60-71.

Midulla F, Villani A, Panuska JR, et al. 1993. Respiratory syncytial virus lung infection in infants: immunoregulatory role of infected alveolar macrophages. The Journal of Infectious Diseases, 168(6): 1515-1519.

Nishima S, Inamitsu T, Shibata R, et al. 1987. Clinical manifestations, pulmonary function and prognosis in asthmatic children: a comparison between groups with a high and a low serum IgE level. Acta paediatrica Japonica : Overseas Edition, 29(5): 639-644.

Ohnishi T, Sur S, Collins DS, et al. 1993. Eosinophil survival activity identified as interleukin-5 is associated with eosinophil recruitment and degranulation and lung injury twenty-four hours after segmental antigen lung challenge. The Journal of Allergy and Clinical Immunology, 92(4): 607-615.

Okamoto N, Ikeda M, Okuda M, et al. 2011. Increased eosinophilic cationic protein in nasal fluid in hospitalized wheezy infants with RSV infection. Allergology International : Official Journal of the Japanese Society of Allergology, 60(4): 467-472.

Oshansky CM, Zhang W, Moore E, et al. 2009. The host response and molecular pathogenesis associated with respiratory syncytial virus infection. Future Microbiol, 4(3): 279-297.

Otto P, Elschner M, Reinhold P, et al. 1996. A model for respiratory syncytial virus (RSV) infection based on experimental aerosol exposure with bovine RSV in calves. Comparative Immunology, Microbiology and Infectious Diseases, 19(2): 85-97.

Panuska JR, Hertz MI, Taraf H, et al. 1992. Respiratory syncytial virus infection of alveolar macrophages in adult transplant patients. The American Review of Respiratory Disease, 145(4 Pt 1): 934-939.

Peebles RS, Jr., Sheller JR, Johnson JE, et al. 1999. Respiratory syncytial virus infection prolongs methacholine-induced airway hyperresponsiveness in ovalbumin-sensitized mice. Journal of Medical Virology, 57(2): 186-192.

Prince GA, Horswood RL, Berndt J, et al. 1979. Respiratory syncytial virus infection in inbred mice. Infect Immun, 26(2): 764-766.

Riedel F, Oberdieck B, Streckert HJ, et al. 1997. Persistence of airway hyperresponsiveness and viral antigen following respiratory syncytial virus bronchiolitis in young guinea-pigs. The European Respiratory Journal, 10(3): 639-645.

Ruckwardt TJ, Morabito KM, Graham BS. 2016. Determinants of early life immune responses to RSV infection. Current Opinion in Virology, 16: 151-157.

Russell CD, Unger SA, Walton M, et al. 2017. The human immune response to respiratory syncytial virus infection. Clinical Microbiology Reviews, 30(2): 481-502.

Sacco RE, Durbin RK, Durbin JE. 2015. Animal models of respiratory syncytial virus infection and disease. Current Opinion in Virology, 13: 117-122.

Spilki FR, Almeida RS, Ferreira HL, et al. 2006. Effects of experimental inoculation of bovine respiratory syncytial virus in different inbred mice lineages: establishment of a murine model for BRSV infection. Veterinary Microbiology, 118(3-4): 161-168.

Stittelaar KJ, de Waal L, van Amerongen G, et al. 2016.Ferrets as a novel animal model for studying human respiratory syncytial virus infections in immunocompetent and immunocompromised hosts. Viruses, 8(6): pii: E168-174.

Sylvia van Drunen, Littel-van den Hurk , Ellen R W. 2012.Pathogenesis of respiratory syncytial virus. Curr Opin Virol, 2(3): 300-305.

Taylor G. 2013. Bovine model of respiratory syncytial virus infection. Current Topics in Microbiology and Immunology, 372: 327-345.

Taylor G. 2017. Animal models of respiratory syncytial virus infection. Vaccine, 35(3): 469-480.

Tjornehoj K, Uttenthal A, Viuff B, et al. 2003. An experimental infection model for reproduction of calf pneumonia with bovine respiratory syncytial virus (BRSV) based on one combined exposure of calves. Research in Veterinary Science, 74(1): 55-65.

Walsh EE, Falsey AR. 2004. Humoral and mucosal immunity in protection from natural respiratory syncytial virus infection in adults. The Journal of Infectious Diseases, 190(2): 373-378.

Walsh P, Behrens N, Carvallo Chaigneau FR, et al. 2016. A randomized placebo controlled trial of ibuprofen for respiratory syncytial virus infection in a bovine model. PloS One, 11(4): e0152913.

Welliver RC, Duffy L. 1993. The relationship of RSV-specific immunoglobulin E antibody responses in infancy, recurrent wheezing, and pulmonary function at age 7-8 years. Pediatric Pulmonology, 15(1): 19-27.

Welliver RC, Wong DT, Sun M, et al. 1981. The development of respiratory syncytial virus-specific IgE and the release of histamine in nasopharyngeal secretions after infection. The New England Journal of Medicine, 305(15): 841-846.

Yui I, Hoshi A, Shigeta Y, et al. 2003. Detection of human respiratory syncytial virus sequences in peripheral blood mononuclear cells. J Med Virol, 70(3): 481-489.

第三章　呼吸道合胞病毒的流行病学

RSV 感染在世界范围内广泛分布，多数地区冬春季为流行季节。2 岁以下婴幼儿感染 RSV 所致疾病负担严重，老年人群和伴有严重基础疾病者病死率高。患者是 RSV 的主要传染源，多通过含有病毒的大颗粒液滴接触眼鼻获得感染。人群普遍易感。RSV 的流行特征受到气候和人类行为等多种因素影响。感染 RSV 的人群中，早产儿、严重基础疾病、被动吸烟等因素是导致重症的危险因素。RSV 分为 A 和 B 两个亚型，不同亚型的流行存在地域差异，特定年份中 A、B 亚型可共循环，或以一个亚型为主，不同亚型所占比例可随季节而变化。由于抗体检测方法限制，RSV 的大规模人群血清学的研究数据较少，现有研究表明，RSV 抗体阳性率随年龄增长而升高，成人中几乎都有 RSV 抗体存在。

第一节　呼吸道合胞病毒的流行病学特征

一、流行概况

RSV感染在世界范围内广泛分布，发展中国家的感染率高于欧美等发达国家，每年全球因 RSV 感染导致下呼吸道疾病住院和死亡的人数分别达到 6400 万和 16 万，我国每年约有 800 万婴幼儿和 522 万～1740 万老年人感染 RSV。RSV 感染是婴儿和低年龄儿童支气管炎最常见的原因，也是老年人和免疫低下人群严重呼吸道感染的主要病原。感染后出现重症比例最高的是 6 周至 6 个月的婴儿，其中 2～3 月龄婴儿最多。RSV 的流行在温带地区从秋季开始，冬季呈现流行高峰，春夏季逐渐消散；在热带地区的雨季也会出现流行，季节规律明显。

二、三间分布

（一）季节分布

RSV 流行有一定的季节性和周期性（Mullins et al.，2003）。多数地区每年的秋季开始出现流行，到冬季达到流行高峰，春季和夏季结束。在热带地区，RSV 的流行出现在整个雨季，在赤道以南则在干燥季节流行。不同的国家流行季节有差异，有些地区甚至常年有 RSV 的流行。

在温带地区 RSV 流行以冬、春两季为主，一般流行开始于晚秋或初冬季，在春季末结束；而在如加勒比等的热带和亚热带地区多发生于雨季。在北美洲和欧洲地区，冬春季节是流行高峰时期。欧洲地区对早产儿因 RSV 感染再住院治疗的分析表明，RSV 的流行季节开始于 10 月，于 5 月结束，高峰时间在 12 月、1 月和 3 月。而美国的流行季节大部分集中在 11 月至次年 3 月。在中国大部分地区，RSV 相关疾病流行高峰在 1 月、2 月。在我国 RSV 感染常年发生，南方地区多见于降水量较多的春夏或夏秋季，北方则以冬季和初春发病率较高。北京的一项研究结果指出，在呼吸道感染人群中通过检测 RSV 的病毒核酸，发现 RSV 每年自 10 月开始出现，11 月至次年的 4 月为高峰期，5 月开始明显下降，而在夏季几乎检测不到 RSV。

RSV 流行同时具有一定的周期性，大约每 2 年会出现一次大的暴发流行。北京某儿童医院的一项研究发现，RSV 的流行呈现明显的隔年高峰现象，在高流行年份，RSV 的阳性检出率均在 40%以上；而在低流行年份，RSV 的阳性检出率一般在 20%以下（10%～20%）。

（二）地区分布

世界各地均有 RSV 流行，是呼吸道感染的主要病原之一。2016 年发表的 RSV 流行病学综述分析了西方国家近 20 年的 RSV 流行情况，认为 RSV 与 12%～63%急性呼吸道感染（acute respiratory infection，ARI）相关，占导致儿童入院的所有病毒性 ARI 的 19%～81%，平均住院时间为 2～11 天，其中 2%～12%需要重症监护，病死率<0.5%（Piedimonte and Perez，2014）。美国每年因 RSV 导致的病例大约有 125 000 次住院（Shay et al.，1999）。在欧洲，2 岁以下的下呼吸道住院病例中由于 RSV 感染引起的占到 45%。在其他地区，由于 RSV 感染所致的住院率从澳大利亚的 8.7/1000 到日本的 60/1000 不等。澳大利亚婴儿的 RSV 感染发病率为 110.0/1000～226.5/1000。南非以医院为基础的 RSV 感染发生率为 3%～18%，住院病例病死率为 12%～43%。2015 年在《全球健康》杂志（*Journal of Global Health*）发表的我国 RSV 流行情况综述，分析了我国 489 641 例来自 135 份研究的急性呼吸道感染（ARI）患者，RSV 占 18.7%（95%CI：17.1%～20.5%），住院患者中 RSV 阳性检出率为 22%（95%CI：19.9%～24.2%），高于门诊患者中 RSV 14%（95%CI：9.6%～19.9%）的阳性检出率。

（三）人群分布

RSV 是 1 岁以下儿童呼吸道感染最重要的病原体。世界卫生组织（World Health Organization，WHO）的全球估计表明，RSV 感染总体上占儿童急性呼吸道感染的 60%以上。30%的 RSV 感染发生在出生 6 周以下的儿童。住院率最高的人群为

1个月龄左右的婴儿，2月龄以下婴儿病死率最高。在病毒流行季节，1岁以下的婴儿中80%的下呼吸道感染（lower respiratory tract infection，LRTI）病例由RSV感染所致。欧美地区的数据显示，1岁以内的RSV相关住院率为3.2/1000～42.7/1000；随着年龄增长，1～4岁儿童的住院率下降为0.6/1000～1.78/1000。5岁以下儿童每年有132 000～172 000例由于感染RSV需要接受住院治疗，RSV所致疾病的住院率与年龄呈负相关（Zambon et al.，2001）。美国每年因RSV感染致死亡平均17 358人，其中约250名婴儿死亡；78%的为65岁或以上的老年人，约10 000人（Thompson et al.，2003）。拉丁美洲0～11个月龄组中，下呼吸道感染（LRTI）患者中RSV占比为41.5%（95%CI：32.0%～51.4%）；老年人LRTI中RSV百分比为12.6%（95%CI：4.2%～24.6%）；住院新生儿感染RSV的百分比为40.9%（95%CI：28.28%～54.34%）。在巴西，对5304名1岁以下儿童的研究显示，113例（2.1%）因RSV感染所致的急性支气管炎（acute viral bronchitis，AVB）住院患儿中，2.7%入重症监护病房（intensive care unit，ICU），1.5%需要辅助通气，0.2%死亡。我国数据显示RSV患病率在婴儿中最高（26.5%，95%CI：23.7%～29.5%），年龄≥16岁者较低（2.8%，95%CI：1.3%～6.1%）。

发达国家，老年人死于RSV的人数比儿童明显升高；而在发展中国家，儿童疾病负担可能更大。老年护理机构或赡养机构中发生RSV感染引起的暴发疫情较为多见，报道疫情中的罹患率达到1%～89%，可能不同的病例定义和诊断方法对结果影响较大。多个针对老年人群的监测发现，每年社区人群的RSV感染率在5%～10%，其中10%～20%会发展为肺炎（Falsey and Walsh，2000）。RSV在社区活跃时，病死率最高的是65岁以上的老年人群。

在有严重基础疾病的人群中，特别是具有T细胞缺陷，或肺或心脏疾病、严重免疫抑制的成人，RSV的发病率和死亡率也显著增加（Falsey and Walsh，2000）。由于白血病或造血干细胞移植造成深度免疫抑制的成年人严重RSV感染相关的死亡率高达80%～100%。RSV在特殊人群的感染情况见本章第四节。

医疗机构中的院内感染已经成为RSV传播的一个主要途径，故身处医疗环境的医务人员感染RSV的机会多于一般人群，尤其是儿科、重症监护、肿瘤和移植等科室，但医护人员如果能够坚持做好接触传播和呼吸道传播的预防措施，戴医用口罩和护目镜进行工作，是能够得到有效保护的。一项对医疗机构护理婴儿的医护人员调查显示，使用面罩和护目镜的工作人员RSV发病率为5%，而不使用面罩和护目镜的患病率为61%；另外一项研究显示，为期3周的时间内，工作人员戴着护目镜工作，期间仅2名（5%）成人和1名（6%）儿童获得院内感染；而在随后的3周没有使用护目镜，34%的人员和43%的易感婴儿感染。不同人群RSV感染住院率见表3-1。

表 3-1 全球不同地区、不同人群因呼吸道合胞病毒感染住院率比较

研究地区/人群	住院率
一般儿童	
西方国家 0～1 岁/1～4 岁儿童	3.2‰～42.7‰/0.6‰～1.78‰
美国 0～1 岁婴儿	23.5‰
美国 0～1 岁萨摩亚婴儿	60‰
日本 0～1 岁婴儿	60‰
澳大利亚 0～1 岁婴儿	8.7‰
印度 0～5 月/6～23 月婴儿	8.3‰～26.8‰/3.2‰～8.7‰
泰国 1 岁以下婴儿	15‰
中国台湾 0～6 月婴儿	10.77‰
早产儿	
美国纽约 1290 名早产儿（≤32 周）	12%
胎龄 26～32 孕周的早产儿	7.6%
胎龄<26 孕周者	13.9%
9～11 月之间出生的孩子*	5.8%
12～7 月出生的孩子*	2.2%
早产婴儿（孕周 33 周 0 天～35 周 6 天）#	4.1%
早产儿（33 周 0 天～35 周 6 天）在 RSV 流行季#	6.1%

*根据美国加利福尼亚 1721 例早产儿（妊娠 23～36 周）回顾性调查（Joffe，1999）
#根据 2013～2014 年涉及 23 个国家多中心研究（Straňák，2016）

三、流行因素

（一）流行环节

1. 传染源

人类是 RSV 唯一的天然宿主，在实验条件下可感染非人灵长类动物，引起严重症状。RSV 感染者是该病毒的传染源。婴幼儿的感染多来自于家庭成员，尤其是与之亲密接触的学龄儿童。

2. 传播途径

RSV 被认为主要是通过患者咳嗽或喷嚏中的大液滴传播病毒，主要通过眼睛和鼻子而不是嘴巴发生，小颗粒气溶胶不被认为是传播的主要模式，因为病毒在雾化时不稳定。RSV 也可通过接触含 RSV 的分泌物污染的表面被感染。因此，人与人的密切接触或接触受污染的环境表面，包括皮肤、手套、衣物、被褥等均可被感染。

为了检测 RSV 是否可以通过 RSV 感染者鼻分泌物污染的环境表面实现医院内扩散，研究人员检测了不同介质采集的涂抹标本分离培养 RSV。桌子表面采集的婴儿分泌物中 RSV 可存活时间长达 6h，橡胶手套表面的 RSV 可存活 1.5h，布袍和纸巾可存活 30～45min，皮肤表面为 20min。研究表明，婴儿分泌物中的 RSV 在环境中的存活时间内足以传播给他人。

3. 易感人群

人群普遍易感。大多数人在出生的第一年即被感染；到出生的第一年末，25%～50%的婴儿将会感染 RSV；到第 5 年时，95%的婴儿将被感染，成人中感染的比例达到 100%。RSV 传染性强，人一生中 RSV 再感染频繁发生，但临床严重程度会减轻（Henderson et al.，1979）。RSV 的多次感染无须依赖病毒的变异。6 个月内的婴儿，感染 RSV 后容易发生严重的下呼吸道感染如毛细支气管炎，超过 50%的住院者是 1～3 个月的婴儿。下呼吸道疾病主要局限于 2 岁以下儿童。从性别来讲，男性儿童较女性儿童易感，男女性别比例约为 2.4∶1。研究表明，男婴的住院率为女婴的 1.3～1.4 倍。种族和民族对 RSV 感染或严重性没有影响。

4. 传染期

由于 RSV 感染导致下呼吸道疾病住院的婴儿排毒期可长达 21 天。在健康成年人自然 RSV 感染后病毒排出时间平均为 3～6 天（95%CI：1～12 天）（Falsey and Walsh，2000）。在成人研究中，志愿者的病毒排出时间为 4～5 天（95%CI：1～8 天）。病毒在老年人中的排毒规律并没有得到特别的研究，目前认为是相对较低的滴度，时间也较短。

5. 流行形式

RSV 主要在温带地区的冬季和热带地区的雨季出现年度流行高峰。社区人群以散发病例多见，在家庭成员中容易实现传播，尤其是有多个婴幼儿或老年基础疾病人群的家庭，易形成聚集性疫情。最早报道的暴发疫情出现在养老院、儿童福利院等，后来也有在其他集体单位中发现暴发的疫情，包括儿童、成人、老年人群均有；较为多见的是院内感染导致的暴发疫情，尤其是在儿科病房、重症监护病房、肿瘤病房和骨髓移植科室等（French et al.，2016）。

（二）流行的影响因素

1. 自然因素

RSV 的流行受地理位置和气象条件影响。当周围环境温度和绝对湿度都非常高时，RSV 活跃流行，在较冷气候条件下 RSV 的传播与温度呈反比。美国科学家在气候条件不同的 9 个城市开展气候与 RSV 流行程度的研究，研究的气候因素包括温度、气压、降水和地表紫外线 B（ultraviolet B，UVB）辐射。选择了温暖潮湿、温暖干燥、寒冷潮湿、寒冷干燥 4 种不同地区开展研究。研究结果显示，在具有持续温暖的温度和高湿度的场所，RSV 活性倾向于全年连续，在夏季和早秋达到峰值。在温带气候条件下，RSV 在较低温度时活跃性最大。在全年温度持续较低的地区，RSV 活动再次变得几乎连续。综合分析温度和湿度对 RSV 流行的影响，结果显示温度在 75～86ºF 和 36～43ºF 时 RSV 出现流行高峰，而湿度在 45%～65%时 RSV 最活跃。该项研究中的 3 个地区显示 RSV 的流行程度与 UVB 辐射呈负相关。UVB 辐射可以在环境中灭活病毒，或通过改变宿主抗性影响对 RSV 的易感性。因此，在靠近赤道的区域，RSV 的流行与较高的相对湿度和温度呈正相关而与 UVB 呈负相关。从赤道向南北移动到气温较低、气候干燥的地区，则 RSV 的流行与温度和湿度呈反比关系。因此，RSV 的流行很大程度上受环境温度和绝对湿度的影响，合适的气候条件允许 RSV 在气溶胶中具有更大的稳定性。RSV 在非洲主要于每年的雨季末流行，这时的月平均气温最低；中国香港地处亚热带地区，RSV 的流行与相对湿度的变化趋势一致，其每年 RSV 的检出高峰主要集中在相对湿度较高的 3～5 月及 7～8 月。

根据 RSV 从北到南的流行趋势可以推断，温度是疾病季节性现象的一个重要因素。已有的研究证明温度影响病毒与细胞膜的融合，合适的温度才允许病毒进入细胞并在细胞中复制，否则温度过低将导致病毒不能有效地融合细胞并注入遗传物质。也有研究认为，温度对疾病的季节性流行的影响是通过相关环节起作用的，较低的温度与阳光暴露时间较短呈正相关，导致人类在阳光下活动时间缩短，维生素 D 合成减少，免疫力降低，对病毒易感性增加。有关维生素 D 与传染病之间的关系近年研究颇多，强有力的临床试验证据表明，冬季维生素 D 水平高的个体可起到保护其免受流行性感冒的作用，但对于 RSV 的保护作用尚没有明确的结果。另外，维生素 D 有助于阻止疾病进展还仅仅是预防，需要进行更多的探索。还有说法认为寒冷降低了人体的免疫力导致疾病的流行，但这种说法是没有根据的，寒冷的确会导致呼吸道纤毛运动减弱，对病毒的清除能力有所下降，但不能说明寒冷与病毒感染的直接关系。

近来研究较多的是绝对湿度与病毒稳定性和传播能力的关系。在以豚鼠为动物模型的研究中显示，较低的温度和较低的相对湿度有利于病毒的传播及扩散。有研究小组通过将相对湿度转换为蒸气压（绝对湿度测量）的分析认为，绝对湿度与传播率之间存在非常强的相关性，并用数学模型证明低湿度有利于延长病毒的生存时间，但该试验不是自然条件下的研究，需要谨慎引用。有试验采用增加空气湿度来预防呼吸道疾病的流行，但这种方法目前来看对于流感可能有一定效果，但对于 RSV 的效果有待验证。

2. 社会因素

众多社会因素对呼吸道疾病的流行也存在着不可避免的影响，其中研究较多的是空气污染物、人口密度、人口流动及社会经济等因素。工业化时代，人们更关注的是空气中的污染物是否会对病毒性疾病的流行产生影响。目前空气污染研究的热度已经超过了对病原本身的研究，Ciencewicki 及其同事对该主题进行的一系列研究显示，不同地区、不同城市、不同污染物对呼吸道传染病的作用并不一致。研究最多的污染物主要包括颗粒物（particulate matter，PM）、臭氧（O_3）、二氧化氮（NO_2）及二氧化硫（SO_2）。研究结果包括了污染物对人群、动物或者细胞系的作用，结果显示高浓度臭氧会引发肺部炎症，臭氧水平与流感和肺炎住院患者之间存在关联，对小鼠的研究结果表明臭氧对感染的影响取决于暴露时间和持续时间。暴露于细小黑碳颗粒物的小鼠 RSV 的发病率有所增加；一些流行病学研究显示 NO_2 的暴露会增加人群易感性。故认为这些污染物也可能通过作用于人体免疫系统起到影响疾病发病率的作用，因为人体对病原再感染的敏感性和初次感染的易感性与免疫功能相关性较大。总之，空气污染物对呼吸道病毒传播和发病率的作用存在很多不一致的研究结论，可能受到不同地区、不同季节的多因素干扰。

人类行为经常被认为是传染病季节性流行的最为重要的原因。可能的行为包括：在冬季人们在室内的时间更长，户外活动减少；冬季学校上学给学生制造了室内较多人群聚集的机会。但实际上这些行为目前认为不是呼吸道传染病季节性特征的根本影响因素，这些因素只会在局部或较小范围的人群中产生影响，而不会涉及大的流行趋势。甚至有研究认为，成人的流行特征影响因素与儿童的影响因素是不一样的，儿童是由学校联系起来的群体，儿童之间的联系比成人更加紧密，他（她）们之间的疾病传染和流行多数是通过学校暴露传播的，通常新病原的聚集性流行都是从学校开始，或者说多从学校这样的集体单位被发现；随着越来越多的儿童感染并产生免疫后，成人成为 RSV 感染的重点人群，开始在成人中流行扩散。

经济地位较低的人群也是呼吸道传染病高发的重点人群，但很明显不是经济原因直接导致的，而是由于经济来源不足导致的居住环境拥挤、吸烟习惯、基础免疫接种未执行等所导致的。

另外，人口密度和流动情况是影响地区间流行趋势的重要因素。交通枢纽和人口密度较大的地区更有可能成为疫情中心，季节性流行的疾病在人口密度高、流动性大的城市往往会导致远远超过季节原因所致的流行强度。

总之，空气污染、气候因素（如温度、湿度）及人类行为活动都可能对 RSV 的季节性流行产生影响，或能够增加病毒存活时间，或提高了病毒传播能力，或使人群易感性发生变化。但这些因素的不同之处在于它们作用的空间范围不同，某些可能是真正的季节性驱动因素，某些可能是影响局部地区流行特征，某些甚至只是间接的因素，但在同一个空间里这些因素又是相互作用的，共同影响着病毒的流行特征。

四、RSV 感染和重症的危险因素

儿童 RSV 感染有关的危险因素研究较多，已得到公认的包括年龄<6 个月、缺少母乳喂养、有学龄期同胞、家庭成员人数多、家中有日托儿童及暴露于被动吸烟环境等。RSV 导致严重急性支气管炎的危险因素包括早产、被动吸烟、小年龄、缺乏母乳喂养、慢性肺部疾病、先天性心脏病、免疫缺陷病、男性、种族、合并其他病毒感染、低体重、怀孕期间母亲吸烟、特应性皮炎、新生儿期机械通气、母亲的遗传性过敏史和/或在怀孕期间哮喘、出生的季节、社会经济地位低下、唐氏综合征、环境污染、生活地区在海拔 2500m 以上、剖腹产（Law et al.，2004）。但有些患有严重 AVB 的孩子不存在任何这些危险因素，最近的研究已经证实遗传因素也对 AVB 的严重程度存在影响。新近的研究包括 Toll 样受体（Toll-like receptor，TLR）的基因多态性，*RANTES*、*JUN*、*IFNA5*、*NOS2*、*CX3CR1*、*IL* 和 *VDR* 基因已显示与 RSV 导致的严重 AVB 有关。

（一）早产

早产儿由于宫内营养不足，导致肺部发育不完善，呼吸道狭窄，T 淋巴细胞免疫功能缺陷，易受到病原体侵袭，加上母传抗体不充足。抵抗病毒感染的细胞免疫系统发育不完善等原因，被公认是重症 RSV 感染的危险因素。因为孕后期是胎盘表达介导母体 IgG 向胎儿转移 Fc 受体的时期，早产儿部分或完全缺失，所以早产儿出生时缺少有效的体液保护或达不到保护性浓度。这个表达的过程是由 T 细胞介导的复杂反应，而早产又会导致 T 细胞不足，因为 T 细胞成熟也主要是在怀孕的最后 3 个月。

2008～2009 年，Gouyon 等将未患有支气管肺发育不良（bronchopulmonary dysplasia，BPD）的早产儿（<33 孕周）与足月儿对比研究发现，早产儿的 RSV 感染住院率约为足月儿的 4 倍。Stevens 等对 1290 例早产儿（32 孕周）随访 1 年发现，RSV 感染再住院率约为 12%，同时研究者发现胎龄越小，RSV 感染再住院率越高：胎龄 26～32 孕周的早产儿 RSV 感染的再住院率为 7.6%，而胎龄<26 孕周者高达 13.9%，这可能是因为胎龄≥29 孕周的早产儿才具有抗 RSV F 蛋白和 G 蛋白的特异性抗体。早产儿感染 RSV 的住院率见表 3-1。

对于存在支气管肺泡发育不良的早产儿，感染 RSV 后进展为 AVB 的风险是正常婴儿的 7 倍。巴西的一项研究显示，77 例早产儿 AVB 患者与 ICU 的较高入院率相关，OR 为 24.51（95%CI：3.21～186.92）。在 230 例<24 个月婴儿中研究发现，早产（孕龄<37 周）是住院的危险因素。另一个巴西的 5301 名儿童 1 年期队列研究结果表明，产生的 113 例住院 AVB 80%归因为早产。RSV 相关 AVB 患者中早产因素增加了低氧血症和呼吸衰竭所致机械通气的风险。

（二）出生的季节

婴儿的出生时间在 RSV 流行季节的前半段是 RSV 感染发展为 LRTI 或住院的危险因素。1980～1984 年入组的 1179 名健康婴儿和儿童呼吸道感染疾病研究中，8～11 月出生的孩子 RSV 感染所致的 LRTI 发病率比 12～7 月出生的高（16.2/1000 人 vs.10.8/1000 人/月，$P<0.02$）。加利福尼亚的一项研究在 1721 例早产儿（妊娠 23～36 周）中观察需要 RSV 住院治疗的儿童，发现 RSV 流行季的前半季出生的孩子需住院治疗的风险显著增加，单因素分析结果显示，9～11 月出生的孩子与 12～7 月出生的孩子 RSV 相关住院率分别为 5.8%和 2.2%（$P<0.01$）；在多因素分析中，新生儿 ICU 病房在 9～11 月出生的 OR 为 2.7（95%CI：1.6～4.7；$P<0.001$）。可能原因分析认为，在流行季节前半季出生的婴儿，由于出生前母亲未经历这个季节的 RSV 感染，所以导致母传抗体不足；而后半季出生的孩子母亲感染本流行季节 RSV 的可能性大大提高，这些婴儿的母传抗体水平较高，可以保护婴儿度过第一个流行季（Carbonell-Estrany et al.，2001）。另外，流行季前半季出生的婴儿暴露于 RSV 的时间更长，有更多的机会感染 RSV。

（三）被动吸烟

婴儿出生后暴露于母亲吸烟或其他家庭成员吸烟是 RSV 感染所致下呼吸道感染或住院的危险因素。最早一项对 53 例病例和 106 例对照开展的研究显示，母亲吸烟是婴儿发生支气管炎症的重要危险因素（OR=2.33，95%CI：1.91～4.57），其他家庭成员吸烟同样也是危险因素（OR=3.21，95%CI：1.4～7.3）。在有哮喘家族史的家庭，被动吸烟的 OR 值达到 3.87～4.0。西班牙对于早产儿感染 RSV 后的住院率队列研究显示，烟草被动暴露的影响 RR=1.63（95%CI：1.05～2.56）。在 206 例患者的前瞻性分析中，由 RSV 导致的住院 AVB 儿童，暴露于出生后母亲吸烟的患儿血红蛋白氧饱和度水平比未暴露者低，差异有统计学意义（89.8% vs.92.2%，$P = 0.01$）。Carbonell-Estrany 等（2001）回顾法国、德国、意大利 3 个国家有关 RSV 感染的高危因素发现，父母吸烟或家庭中有吸烟者的儿童 RSV 感染住院率是对照组的 2.53 倍。孕期的烟草暴露比出生后暴露危害更大，孕母吸烟对胎儿生长发育有害，导致胎儿呼吸道发育受损，肺功能降低，增加喘息和支气管哮喘发生的概率。但也有一些其他组织的研究结果显示被动吸烟并不是 RSV 感染重症的危险因素。目前的这些研究都是仅限于烟草的暴露或非暴露，并没有对暴露剂量进行深入研究，但烟草等这些有毒物质的暴露都应该考虑剂量-反应关系，故对于烟草暴露与 RSV 感染重症的研究需细化。

（四）种族

多项研究表明西班牙裔婴儿 RSV 感染的住院率是白人婴儿的 2 倍，贝都因人（Bedouins）儿童 RSV 住院率是以色列犹太儿童的 2.2 倍（Dagan et al.，1993）；且比较不同国家因 RSV 感染的住院率惊人相似，如美国北部、斯堪的内维亚半岛、英国。另外，因 RSV 感染的住院率略低的有德国和奥地利，这些国家主要是白种人。在美洲印第安人/阿拉斯加原生和因纽特人婴儿及儿童的发病率几乎是白种人的 2～8 倍。在美国萨摩亚人和日本婴儿，住院比例更高达近 60‰。

（五）性别

男孩重症呼吸道疾病的发病率高于女孩。过去 30 年的研究发现男孩与女孩的风险比是 1.425∶1（95%CI：1.40～1.45；范围为 1.2～1.7）。2002～2006 年，邓洁等对北京一家医院门诊及住院急性呼吸道感染儿童的 10 048 份咽试子或鼻咽分泌物进行 RSV 检测分型发现，RSV 感染患儿中男童多于女童（男女比例为 2.4∶1），并提出男童是 RSV 感染危险因素。Law 等随访观察加拿大 1860 例早产儿（孕 33～35 周）后也提出，男童是早产儿 RSV 感染住院治疗的独立危险因素。有学者认为导致男女差异的原因可能是男童的呼吸道比女童短且狭窄，在 RSV 感染后易发生支气管阻塞等临床表现。

（六）母乳喂养

母乳喂养是研究者们发现的为数不多的 RSV 感染保护因素之一。在一个大样本前瞻性队列研究中，1179 例婴儿，460 例有 LRTI（2.6%住院），148 例 RSV，其中 143 例是首次发作，2 例住院。在单因素分析中，母乳喂养似乎对 RSV LRTI 具有保护作用（RR=2.5，95%CI：0.9～7.0；$P=0.04$）。然而，在多因素分析时，纳入母乳喂养的效果、母亲教育程度（作为社会经济地位的代表）、共享房间的人数和种族/民族因素后，母乳喂养却不是一个保护因素（Holberg et al.，1991）。但对于<3 个月的婴儿组，缺乏母乳喂养合并生活环境拥挤、吸烟和产妇低教育水平是 RSV 发展为 LRTI 的一个重要危险因素（RR=8.0，95%CI：2.8～22.8；$P=0.000\,01$）。此外，不同种族的人群纯母乳喂养对保护西班牙裔避免 RSV 感染的 LRTI 比白人孩子效果更明显。

母乳喂养的保护作用机制尚不清楚，可能由于母乳所含营养物质最适合婴儿需求，消化、吸收和利用率较高，同时母乳中含有大量具有免疫活性的免疫因子，如 sIgA、活性溶菌酶和乳铁蛋白等，能增强婴儿的抗疾病能力。Dixon 等认为母乳喂养能够增强机体的免疫功能，从而抵抗入侵体内的病原体；进一步收集重症毛细支气管炎患儿的鼻咽分泌物发现，母乳喂养的儿童呼吸道中 IL-8 水平明显比配方奶喂养的患儿少，认为母乳喂养可能通过下调 IL-8 水平减轻毛细支气管炎的症状。

（七）年龄

最新的研究综述显示，<6 周龄的婴儿为 10%～28%，<6 月龄的为 49%～70%，<1 岁的为 66%～100%。一项对 33 名需要机械通气的严重 RSV 感染儿童的研究显示，婴儿的孕龄多数<44 周，校正年龄<6 周。Simoes 研究发现 1 岁以内的婴儿更易感染 RSV，其认为缺乏母传抗体、呼吸道狭窄、免疫系统不成熟、Th2 优势免疫应答是低年龄儿童 RSV 易感的主要原因，而且极易发生严重感染。2004～2008 年 Rodfiguez Auad 等回顾性分析<18 岁呼吸道感染患儿后发现，RSV 感染好发于低年龄儿，其中 1 岁以内约占 63.2%。Langley 等调查 3 个地区、3 家医院的急性下呼吸道感染患儿后发现，尽管不同地区 RSV 感染的住院率有很大差异，但是 3 个地区的 RSV 感染状况均表现为年龄越小 RSV 感染住院率越高，还发现<3 个月的婴儿更易罹患严重 RSV 感染。低年龄儿感染 RSV 重症比率明显增高，最严重的疾病发生在婴儿早期，其中 1/4 的重症感染发生在生命的前 6 周。

（八）拥挤的居住环境

同胞兄妹人数和家庭成员人数多、居住环境拥挤是 RSV 感染的危险因素。Tucson 队列研究的多因素分析结果显示，同一卧室的共享人数对 RSV 感染发展为 LRTI 有影响（RR=4.0，95%CI：1.5～10.7）。这种影响在母亲受教育水平较低的家庭中更明显，RR 上升到 5.6（95%CI：2.0～15.3）；在缺乏母乳喂养的婴儿中 RR=8.0（95%CI：2.8～22.8）。亚特兰大对日间托管的婴儿开展的研究显示，同一房间睡眠的婴儿数量是下呼吸道感染所致住院的危险因素，RR=1.93。1983～1989 年开展的双胞胎和三胞胎与单胎配对研究显示，多胞胎患 RSV LRTI 的比例高于单胎儿童（53% vs. 24%，P=0.01），RSV 住院率也更高（32% vs. 18%，P=0.05）。一项阿拉斯加的病例对照研究得到 RSV 住院的影响因素有母乳喂养、喂养罐装食品、拥挤、产妇教育和家中吸烟，多因素 Logistic 回归显示，在家庭中有 4 个或更多<12 岁的儿童（OR=2.13；P=0.01）是一个独立危险因素。两项早产儿随访研究表明，680 例普通早产儿和 999 例<32 周的早产儿随访 2 年发现，家庭中有学龄儿童的婴儿更容易发生 RSV 感染引起的住院，RR 分别为 1.86（95% CI：1.01～3.4）和 1.64（95%CI：1.05～2.6）。Blanken 等研究发现，将家庭中有同胞兄妹或日间托管与母乳喂养<2 个月、直系亲属中有过敏史及出生在 RSV 流行季节等危

险因素共同来预测 RSV 感染的住院可能性时具有更高的准确性。但研究表明，勤洗手、减轻家庭拥挤等可减轻 RSV 对儿童的影响。

（九）基础性疾病

患有基础疾病的患儿，包括先天性心脏病（congenital heart disease，CHD）、免疫缺陷、神经肌肉损伤、支气管肺发育不良、胃食管反流、唐氏综合征等，因其对疾病的免疫能力差，易发生重症 RSV 感染。患有神经肌肉损伤的患儿，由于受无效咳嗽、胃食管反流、吞咽功能障碍等因素影响，易发生重症 RSV 感染；免疫缺陷的患儿对病毒高度易感，易发生持续性严重的 RSV 感染，甚至死亡。

ElKholy 等研究也发现 CHD 是严重 RSV 感染死亡的独立危险因素。Szabo 等研究发现，因重症 RSV 下呼吸道感染住院治疗的儿童的病死率其实很低；但患有 CHD 的儿童发生重症 RSV 感染时病死率可达到 5.2%，患有 BPD 的儿童 RSV 重症感染的病死率也高达 4.1%。

（十）维生素 D 水平

目前很多研究显示，呼吸道感染性疾病的发生与个体维生素 D 水平相关。对 6789 名英国成年呼吸道感染受试者的横断面出生队列研究显示，调整混杂因素后，血清 25-羟基维生素 D[25(OH)D]每增加 10nmol/L，呼吸道感染的风险减少 7%。另外在一项 195 名成人前瞻性队列研究中监测秋冬季节任何急性呼吸道感染发生，结果发现，血清 25(OH)D 浓度≥38ng/mL（95nmol/L）使发生急性呼吸道感染的风险降低 2 倍，并且使病程天数显著减少。目前个体维生素 D 状态是通过测量血清 25(OH)D 和 1，25 二羟基维生素 D 评估的，低血清 25(OH)D 与下呼吸道感染（LRTI）的风险增加相关。数个研究表明，血清 25(OH)D 水平低于 30ng/mL（75nmol/L）是儿童肺部感染的一个重要危险因素。另一研究发现，婴幼儿呼吸道感染风险与脐带血 25(OH)D 的水平相关：出生时维生素 D 水平较低可使婴儿 RSV 相关下呼吸道感染（LRTI）风险增加 6 倍，Logistic 回归分析表明出生时低维生素 D 状态（<50nmol/L）具有显著增加 RSV 感染所致 LRTI 的风险。

第二节　呼吸道合胞病毒的分子流行病学

本书在病毒学部分已述及 RSV 可分为 A 亚型和 B 亚型，两组病毒的糖蛋白 G 都是变异度最高的病毒结构蛋白。根据 HRSV G 基因 C 端的第 2 个高变异区（HVR2）的核苷酸序列，每个亚型可分为不同的基因型。已发现的 A 亚型基因型有：*GA1*、*GA2*、*GA3*、*GA4*、*GA5*、*GA6*、*GA7*（美国），*SAA1*、*SAA2*（南非独有），*ON1* 型（加拿大）；已发现的 B 亚型基因型有 *GB1*、*GB2*、*GB3*、*GB4*（美国），*SAB1*、*SAB2*、*SAB3*（南非），*SAB4*（肯尼亚），*BA*。其中，*BA* 基因型根据基因序列的不同又可分为 *BA1*、*BA2*、*BA3*、*BA4*、*BA5*、*BA6*（阿根廷布宜诺斯艾利斯）。自从 1999 年阿根廷发现 G 蛋白基因上含有 60 个重复序列的 BA 基因型后，近年来日本、中国、肯尼亚等国家都检出了该基因型。*BA* 基因型的核苷酸及氨基酸水平的同源性分别为 94.6%～98%和 90.8%～95.9%。*BA* 基因型在近年发现的 B 亚型中占较大比例。后来日本又在 2004～2006 年发现了 A 亚型新的基因型 *NA1* 和 *NA2*，在 2002～2010 年流行季节发现了 B 亚型的基因型 *BA7*、*BA8*、*BA9* 和 *BA10*。韩国 2008～2010 年在 A 亚型中发现了新的亚型 *CB-A* 型，B 亚型中则发现了 *BA11* 和 *CB-B* 型。*ON1* 亚型最早于 2010 年在加拿大安大略省发现，后来欧洲、其他美洲国家、非洲和亚洲等陆续报道。就氨基酸水平分析，*ON1* 型有 72 个核苷酸嵌入在 G 蛋白上，导致 24 个额外的氨基酸出现，其中 23 个（261～283）是重复的氨基酸。截至 2015 年，全球已经在 21 个国家确认有该型别 RSV 的感染和传播。分析全球 2013 年 12 月以来发现的 *ON1* 基因型的分布和序列变异发现，该基因型正在选择压力下迅速在全球传播开来。*BA* 型的新亚型 *BA7*～*BA11* 也逐渐在各地出现，还有一些未能分型但核酸或氨基酸位点变异较多的毒株不断出现。新的基因型不断被发现，验证了 RSV 基因不断变异和多种型别共循环流行的特征。

HRSV 亚型的流行存在地域差异，一个地区特定年份中 A、B 亚型可共循环；或以一个亚型为主，不同亚型所占比例可随季节而变化。一次 HRSV 的流行可有多个基因型共循环，存在由不同病毒株引起的传播链，其中以 1 种或 2 种基因型为优势型。RSV 流行的周期性可能与 RSV 的不同亚型有关。尽管 A、B 亚型呈现交替出现的现象，但研究显示在流行高峰年以 A 亚型为主，而 B 亚型多在流行的低峰年占主导地位。

一、全球 HRSV 分子流行病学

（一）欧洲

1980～2000 年初，欧洲的德国、比利时、瑞典、乌拉圭等国家监测数据显示以 A 亚型为主，尤其是 *GA5* 型占优势，仅丹麦、土耳其等少数国家的监测结果显示以 B 亚型为主。2011 年后，德国、克罗地亚等国家逐渐监测到 B 亚型的出现，但 A 亚型还是占主导地位，但亚型逐渐转变为以 *ON1* 型和 *NA1* 型为主，*GA* 型逐渐减少，2013 年以后 *ON1* 型占到绝对优势，B 亚型以 BA9 型为主（Pierangeli et al.，2014）。

（二）北美洲

美国 1998～2010 年的长期监测显示，当地流行型别为 *GA1*、*GA2*、*GA5*、*GA7*

亚型，其中 *GA2* 在监测的 13 年中一直存在；B 亚型相对变异度较小，均属于 *BA* 亚型。2010 年加拿大安大略省监测发现了新的 A 亚型即 *ON1* 型，从 2011 年 8 月至 2012 年 8 月，安大略省对 406 株 RSV 分析发现当地 A 亚型以 *NA1* 型为主，其次为 *NA2* 型，*ON1* 型占第三位，该地区 *ON1* 型的进化率与全球该型别的平均进化率（4.10×10^{-3} 个位点/年，95%CI：3.1×10^{-3}～5.0×10^{-3}）无统计学差异。美国首次报道 *ON1* 型，是在 2011～2012 年得克萨斯州造血细胞移植的患者中发现的，病例数较少（Avadhanula et al.，2015）。

（三）南美洲

南美洲在 20 世纪 90 年代末以 A 亚型为主。2003 年发表的文献报道，1999 年阿根廷在首都布宜诺斯艾利斯发现 B 亚型的 G 蛋白基因上含有 60 个重复序列的 *BA* 基因型，现多国研究证实 *BA* 基因型已逐渐成为全球流行的 B 亚型的主角（Baumeister et al.，2003）。布宜诺斯艾利斯 1999～2014 年的 A 亚型 G 蛋白序列分析显示 *GA2* 占 73.35%；*GA5* 一直循环流行到 2009 年，2011 年也有出现；到 2014 年 A 亚型均被 *ON1* 型占领（Viegas et al.，2016）。巴西南部 2010 年的呼吸道病例检测到的基因型 A 亚型中仅有 *NA1* 型，也是巴西首次报道该型别的流行，通过序列分析显示与日本发现的毒株同源性高；B 亚型中仅发现 *BA4* 型，说明当地 B 亚型仍然以阿根廷发现的 *BA* 型为主。

（四）非洲

1. 南非

到 1997 年为止，仅有 *GA2* 和 *GA5* 报道；1997～2000 年，南非发现了 1 个 A 亚型中新的基因型 *SAA1* 和 3 个 B 亚型中新的基因型 *SAB1*～*SAB3*；一直持续到 2006 年，*BA* 基因型的出现替代了之前所有的 B 亚型。Van Nickerk 和 Venterl 等学者发现 2006～2009 年南非 HRSV 病毒株中 B 亚型均为 *BA* 型，且进化树集中在 *BA4* 型。2009～2012 年序列分析显示，RSVA 亚型 *GA2* 型演变成 *SAA2* 型（南非独有的型别）、*NA1*、*NA2* 和 *ON1* 型；*GA5* 型逐渐形成 3 种亚型（*GA Ⅰ*～*Ⅲ*）。RSV B 亚型均为 *BA* 基因型，序列分析属于 *BA8*～*BA10* 亚型。2013 年以来塞内加尔主要以 A 亚型为新 *ON1* 型（占 32/33 株），B 亚型则主要为 *BA*（*BA7*、*BA8*、*BA9*、*BA10*）。

2. 肯尼亚

分析了西部地区 13 个流行季节（2000～2012 年）649 株 RSV 的 G 蛋白，以及肯尼亚其他地区和 28 个其他国家的 1131 株 RSV，发现 RSV 基因在同一个流行季和不同流行季之间都是变异活跃的。期间在当地发现了 4 种 A 亚型 RSV，即

ON1（11.9%）、*GA2*（75.5%）、*GA5*（12.3%）及 *GA3*（0.3%）；主要型别从 *GA5* 变成 *GA2* 再变成 *ON1*。该地区 B 型 RSV（2002～2012 年）可分为 3 种基因型：*BA* 为主，其次为 *SAB1*，少数为 *SAB4* 亚型。序列分析显示，大多数西部地区的毒株与肯尼亚本国发现的毒株在同一进化分支，少数与西欧地区的毒株相似。

（五）亚洲

1. 日本

日本对 RSV 的监测数据较详细，2004 年以前主要以 A 亚型为主，但其中 2000～2001 年和 2002～2003 年流行季节以 B 亚型为主，其他年份的流行季节均以 A 亚型为主。2001 年年底至 2004 年年中，日本 A、B 亚型均可分为 3 种基因型，分别为 *GA2*、*GA5*、*GA7* 和 *GB3*、*SAB3*、*BA*。3 个流行季节优势基因型的循环特点为 *GA5*—*BA*—*GA5*。紧接着日本又发现了 A 亚型新的基因型 *NA1* 和 *NA2*，以及 B 亚型的基因型 *BA7*、*BA8*、*BA9* 和 *BA10*。*NA1* 型是在 2004～2005 年的流行季出现的，*NA2* 型在 2005～2006 流行季出现，这两个型别的出现都造成了日本部分地区较大的流行（Dapat et al.，2010）。与 *GA5* 型相比，*NA2* 型感染者的平均年龄较大，再次感染比率较高，可能该型别的抗原与之前流行的型别发生了变化。*BA7*～*BA10* 亚型是在 2002～2010 年间的流行季节逐渐出现的毒株，但这些型别未造成社区流行，这些型别与 *BA4* 原型株相比氨基酸序列发生了一些变化：*BA7* 在 2005～2006 年流行季节发现，该毒株发生了 L223P 的氨基酸位点替换，这个特征一直持续到 2009～2010 年；*BA8* 则发生了 E226G 替换，到 2006～2007 年 *BA8* 型新增一个 *V251L* 位点变异，至 2007～2008 年又增加了 *S247Q* 和 *S249P* 突变；*BA9* 型发生了 *V271A* 突变，2006～2007 年 *BA9* 型的 247 氨基酸位点又重新回归成原型株形式，2007～2008 年又多了个 *I281T* 位点替换，2009～2010 年又发生了 *S267L*、*S269F* 和 *S297F* 突变；*BA10* 产生了 *E292G* 突变，然后是 *S269P* 突变，后续的 *BA10* 基因型则出现了 *E226D* 和 *T289I* 突变。值得注意的是，两株新病毒株（NG-008-09 和 NG-010-09）在 2009～2010 年流行季出现了，这两株毒株与 *BA2* 型较为相似，有 10 个氨基酸突变都没在之前其他的毒株出现过，其中一个突变（T312N）导致 *N*-糖基化位点的丢失，这个位点与另一个位于 296 的 *N*-糖基化位点，在之前的 BA 株报道是保守位点，这是首次报道这两个糖基化位点的缺失。

2. 韩国

韩国在 2008～2010 年的 A 亚型中发现了新的亚型 *CB-A* 型，B 亚型中则发现了 *BA11* 和 *CB-B* 型。越南 2010 年以 *NA1* 型为主，占 87.02%（*n*=275）；*GA5* 型占 1.58（*n*=5）；*BA3* 型占 0.95%（*n*=3）；*BA9* 型占 8.22%（*n*=26）；*BA10* 型占 2.21%

（*n*=7）。2010～2012 年流行毒株 A 亚型和 B 亚型共同循环，在 2012 年开始逐渐出现 *ON1* 型。巴基斯坦 2011～2012 年以 A 亚型为主，可进一步分为 *NA1/GA2* 型，B 亚型为 *BA* 型。伊朗 2007～2013 年 *GA1* 型、*GA2* 型、*GA5* 型和 *BA* 型同时流行。马来西亚 1989～2011 年 A 亚型的 *GA2* 型、*GA5* 型和 *GA7* 型逐渐被 *NA1* 型和 *NA2* 替代；2011 年出现 *ON1* 型，*BA* 基因型是 B 亚型的主要流行株；2009 年出现 *BA12* 型。

二、中国 HRSV 分子流行病学

我国近年对于 HRSV 的监测和研究也在各地纷纷开展。各地检测到的基因型别种类多样，流行特征也有各地的特色，国际新近发现的 A 亚型中的 *ON1* 基因型目前北京、上海、浙江、重庆地区均于 2011～2012 年度检出，说明该型别在我国已成为流行株。在长春地区 2015 年的监测中发现了 B 亚型中的新基因型 *BA-CCA* 型和 *BA-CCB* 型。

（一）北方地区

北京 2000 年 11 月至 2006 年 3 月的研究表明，当地以 A 亚型为主，占 73.7%，B 亚型占 26.3%。2000～2001 年、2004～2005 年冬春季以 B 亚型为主，2001～2004 年以 A 亚型为主，2005～2006 年两种型别共同流行。兰州连续 3 年流行季节的检测发现以 GA2 株占优势，其次是 BA 株。长春 2015 年 2～5 月分析了 25 株 A 亚型和 8 株 B 亚型，A 亚型经鉴定均为 *ON1* 型，B 亚型均为 *BA* 型，即有 60 个核苷酸重复序列，其中 7 株形成新的型别 *BA-CCA* 和 *BA-CCB*，另一株则通过序列比对与杭州地区的 *BA11* 型属于同一分支。长春地区的 *ON1* 型有其自身特点，存在 *E224G*、*R244K*、*L289I*、*Y297H* 和 *L298P* 氨基酸位点突变。

（二）中部地区

重庆 2009 年 6 月至 2013 年 8 月，250 株 A 亚型 G 蛋白测序，其中 237 株（94.8%）是 *NA1* 基因型，4 株（1.6%）是 *NA3* 基因型，4 株（1.6%）是 *NA4* 基因型，1 株（0.4%）是 *GA1* 基因型，还有 4 株（1.6%）确定为 *ON1* 基因型（Ren et al.，2014）。不同地区、不同时期 *BA* 基因型会有差异，重庆 BA 分离株与 2007 年北京 BA 分离株在核苷酸及氨基酸水平上均有不同。成都 2009～2014 年，对 433 份 RSV 阳性标本进行分析，前三年以 A 亚型为主占到 62.7%，而 B 亚型一直伴随流行；基因型可分为 *NA1*、*ON1*、*BA9*、*BA-C* 和 *CB1* 亚型，2010～2012 年以 *NA1* 为主，2013～2014 年以 *BA9* 型为主，2013 年出现 *ON1* 型，BA9 是在第三个流行季节替代了之前的 *BA-C* 和 *CB1* 亚型。

（三）南方地区

湖南郴州 2014 年对 64 例 RSV 阳性测序，其中 39 例（60.9%）为 *BA9* 型，13 例（20.3%）为 *ON1* 型，11 例（17.2%）为 *NA1* 型，1 例（1.6%）为 *GB2* 型。不同基因型在不同年龄的儿童分布不一致，*NA1* 和 *BA9* 型在婴儿多见，而 *ON1* 型则在各年龄组均有。*ON1* 型毒株和大多数 NA1 毒株与 *A2* 型相比在 249 和 251 位氨基酸位点均丢失了一个 *N*-糖基化位点，造成 *T251K* 到 *N249Y* 的突变。广东地区 2008～2015 年对 RSV 的分型以 *GA2* 型为主，在 2012 年监测到 *ON1* 型的出现，到 2014～2015 年成为该地区主要流行株，且出现了不同程度的变异，命名为 *ON2*～*ON4*。

（四）华东地区

杭州分析了 273 株 RSV，其中 61.1%（167 株）是 *NA1*，31.1%是 *BA*，3.6% 为 *ON1*，2.4% 为 *CB1*，1.8%是 *NA3*；新发现了韩国报道的基因型 *BA11*，在本研究中占到 *BA* 型的 98.1%，其余为 *BA10*（Yu et al.，2015）。浙南地区 2009～2014 年检出的 RSV 以 B 亚型为主（53.8%），5 个流行年度优势亚型转换模式为 B-A、A-B、B，其中 2010～2012 年以 A 亚型占优，2009～2010 年、2012～2014 年以 B 亚型占优，共检出 4 种 A 亚型基因型（*NA1*、*NA4*、*GA2*、*ON1*）和 6 种 B 亚型基因型（*BA8*～*10*、*BA-C*、*CB1* 和 *GB2*），存在多个基因型共循环的流行特征，其中 A 亚型以 *NA1* 最多（39/52 株，75.0%），是前 4 个流行年度的优势基因型；其次为 *ON1*（10/52 株，19.2%），90%在 2013～2014 年检出，是该年度检出的唯一 A 亚型基因型。B 亚型中以 *BA9* 基因型最多（44 / 60 株，73.3%），其次为 *BA8* 基因型。此外，该地区 2011～2012 年流行年度首次检出 1 株 *NA4* 和 2 株 *BA-C* 基因型，于 2010～2013 年流行年度各检出 1 株 *CB1* 基因型。上海 2009～2012 年共检出 10 种基因型，其中 A 基因型中检测到 *NA1*、*NA3*、*NA4* 和 *ON1* 型，B 基因型中检测到 *BA9*、*BA10*、*SAB4*、*CB1*、*BA-C* 和 *BA* 未知型。全球 RSV 基因型分布见表 3-2。

表 3-2　全球不同地区不同年代呼吸道合胞病毒的基因型比较

年份	国家/地区	基因型
全球		
1999	阿根廷	*BA1-BA6*
1998～2010	美国	*GA1*、*GA2*、*GA5*、*GA7*、*GB1-GB4*
1997～2000	南非	*SAA1*、*SAB1*、*SAB2*、*SAB3*
2001～2004	日本	*GA5*、*BA*
2004～2006	日本	*NA1*、*NA2*
2006～2009	南非	*BA4*

续表

年份	国家/地区	基因型
全球		
2002～2010	日本	*BA7*、*BA8*、*BA9*、*BA10*
2008～2010	韩国	*BA11*、*CB～A*、*CB-B*
2010	巴西	*BA4*、*NA1*
2010～2012	加拿大	*NA1*、*NA2*、*ON1*
2009～2012	南非	*SAA2*、*NA1*、*NA2*、*ON1*、*GA5*、*BA8～10*
2000～2012	肯尼亚	*GA5*、*GA2*、*ON1*、*BA*、*SAB1*、*SAB4*
中国		
2000～2006	北京	*B-A-B-AB*
2007～2009	甘肃兰州	*GA2*、*BA*
2015	吉林长春	*ON1*、*BA-11*
2009～2013	重庆	*NA1*、*NA3*、*NA4*、*GA1*、*ON1*
2009～2014	四川成都	*NA1*、*ON1*、*BA9*、*BA-C*、*CB1*
2014	湖南郴州	*BA9*、*ON1*、*NA1*、*GB2*
2008～2015	广东	*GA2*、*ON1*、*NA1*、*BA9*
2014	浙江杭州	*NA1*、*BA10*、*BA11*、*ON1*、*CB1*、*NA3*、*NA4*、
2009～2014	浙江南部	*NAl*、*GA2*、*ONl*、*BA8～10*、*BA-C*、*CBl*、*GB2*
2009～2012	上海	*NA1*，*NA3*，*NA4*、*ON1*、*BA9*、*BA10*、*SAB4*、*CB1*、*BA-C*

三、RSV 基因型与临床严重性

RSV 基因型与疾病严重度的关系一直是 RSV 研究领域争论的焦点。不少研究报道在调整了年龄、早产和其他危险因素后，RSV 的 A 亚型感染导致的疾病比 B 型要严重。例如，Walsh 等认为 RSV 感染引起疾病的危险因素除了早产、年龄≤3 个月、存在基础疾病等因素之外，A 亚型感染也是其中一个独立的危险因素（OR=3.26）。巴西的一项研究发现，A 亚型感染的患儿住院率较 B 亚型高；感染的平均年龄较 B 亚型小，小于 1 个月的患儿 RSV 感染均为 A 亚型。对我国浙江的一项研究比较了 39 例 *NA1* 和 44 例 *BA9* 的临床特征，通过评分方法显示 *NA1* 的临床严重程度高于 *BA9* 型，并且吸氧比例也是 *NA1* 型高于 *BA9* 型。仅有少数的研究认为 B 亚型感染比 A 亚型感染病情重，其中丹麦学者报道 B 亚型感染的患儿较 A 亚型感染者需要更多的呼吸支持，胸部 X 线片浸润更明显，住院时间更长。基因型在影响疾病的严重程度方面要比亚型来得明显，尽管研究的结果很不一致，但这些结果的不一致性可能是由于 RSV 不同型别会在同一时期、同一地区同时流行的原因。也有很多研究结果显示这两种型别的感染对于疾病的严重程度影响没有统计学差异。

一项原代上皮细胞和上皮细胞系的体外试验证明，RSV 的 A 亚型和 B 亚型的原型株在诱导核因子 κB 的活性上是有统计学差异的，RSV B 亚型的诱导能力明显低于 A 亚型，该发现支持了 A 亚型 RSV 能够导致更加严重疾病的结论。细胞和活体模型试验同样提供了很有力的证据证明 A 亚型病毒株在感染力、毒力、免疫原性上与 B 亚型相比有明显差异，这些都强有力地证明了病毒的特征与宿主易感因素的交互作用，决定了疾病的严重程度。

新近流行的 A 亚型 *ON1* 亚型与临床严重程度的研究表明，越南 2010～2012 年对医院呼吸道感染病例进行 RSV 基因型和临床关系的研究，2012 年之前当地 RSV A 亚型以 *NA1* 为主，到 2012 年以 *ON1* 型为主。研究结果显示，*ON1* 的流行导致当地医院呼吸道感染病例数明显上升，且以 *NA1* 型感染者作为对照，*ON1* 引起下呼吸道感染是 *NA1* 型流行时的 2.26 倍（95%CI：1.37～3.72），影像学确诊的肺炎是 *NA1* 型的 1.98 倍（95%CI：1.01～3.87），认为 *ON1* 引起的临床症状较之前的 *NA* 型要明显严重。但德国的研究并没有发现 *ON1* 型对临床严重性的影响。意大利的研究结论为感染 *NA1* 亚型的儿童比感染 *ON1* 型儿童的下呼吸道感染率（$P<0.0001$）和住院率（$P=0.007$）更高。塞浦路斯的研究结论认为感染 *ON1* 型的较感染 *GA2* 型和 *BA* 型的症状要轻，反而 *BA* 型需要吸氧的比例更高。综上说明，目前的研究对于判断病毒基因型与患者临床的关系证据尚不充分，结论还不成熟，不同人群、不同毒株共同的流行都可能导致研究出现相悖的结论，需要更加完善的科学设计进一步探索基因型与临床严重性的关系。

第三节　呼吸道合胞病毒的血清流行病学

RSV 感染后体液免疫产生的血清型抗体（从母体获得或因感染产生）主要保护下呼吸道免受感染。包膜表面糖蛋白 F 和 G 产生的 IgG 是最主要的也是唯一的体液免疫保护性抗体。由于人群 RSV 感染率极高，一般成年人群中普遍都能检出 RSV IgG。但 RSV 的中和抗体并不能对 RSV 的感染起到完全的保护作用。

一、RSV 感染主要应答抗体

人类感染 RSV 后，血清中能够检测到的主要抗体为 IgM、IgG 和 IgA。

RSV IgM 是能够反映 RSV 急性感染的抗体，但目前研究看来 RSV 的 IgM 反应较弱，有时甚至不出现，普遍没有成熟的试剂，该抗体仅作为临床参考。

RSV IgG 是源于 G 蛋白和 F 蛋白抗原刺激产生的中和抗体，能够对 RSV 的感染起到部分抵御作用。G 蛋白是变异度最高的病毒蛋白结构，F 蛋白位于 C 端，是次高变区，这两个蛋白质诱导机体产生保护性中和抗体。RSV 感染的婴幼儿中，F 蛋白诱导产生的抗体能保护机体免受 RSV A、B 两个亚型病毒的侵袭，而 G 蛋白抗体仅对同亚型病毒提供部分保护。

RSV 的体液免疫还包括分泌型抗体 IgA。RSV 主要在呼吸道上皮细胞内复制，呼吸道抗 RSV 分泌型抗体对早期从呼吸道清除 RSV 可能起主要作用，因为分泌型 IgA 的产生与清除呼吸道分泌物中的病毒有较高相关性（Bagga et al.，2015）。

二、RSV 感染者血清流行病学的特征

RSV 感染后有报道检测到 IgM 的时间为感染后 6～40 天，但目前检测 IgM 的试剂尚未成熟，两个独立的研究分别显示被确诊（IgG 升高 4 倍或培养阳性）RSV 感染的个体急性期 IgM 的阳性率分别为 81%和 56%。

恢复期血清中 IgG 比急性期增长 4 倍为确诊标准。高滴度的 RSV 血清中和抗体能够保护下呼吸道免受 RSV 感染，血清中和抗体滴度≥1∶300 可使婴儿免于重症 RSV 感染。在棉鼠模型的研究中，RSV 中和血清抗体 1∶390 和 1∶3500 可分别减少 99%的下呼吸道症状和上呼吸道症状。但 RSV 感染后产生的抗体不会持久，甚至不一定能检测到特异的抗体，只有高滴度的抗体水平才能够相对延长抗体在人体内的持续时间（Luchsinger et al.，2012）。RSV 自然感染产生的免疫能够产生部分保护作用，RSV 在小童时期的再次感染一般都是有临床症状的，同源的 RSV 病毒株可以在同一个患者任何年龄发生再次感染，不能建立完全具有保护性的免疫。25%的 RSV 中和抗体阳性的人仍然会发生感染，但是重复感染可以降低下呼吸道感染的风险，即使这个再次感染发生在 1 岁以内。

研究认为 F 蛋白抗体的产生受到年龄因素的限制，而 G 蛋白抗体的产生受到体内之前抗体浓度（包括母传抗体）的限制。研究观察到在小年龄儿童组感染 RSV 后产生的结构蛋白特异性抗体要比中和抗体少，尤其是 6 月龄内的。但血清中和能力与 F 抗体的水平没有相关性，0～2 岁组儿童的血清中和能力最强，但是该年龄组的 F 抗体阳性率最低。70～79 岁组血清阳性 F 抗体阳性率为 57.9%，但中和能力为 90%。中和能力包括干扰素能够抑制病毒复制的能力。验证了中和抗体对 HRSV 感染没有完全的保护作用，故目前为止尚无有效的疫苗能起到预防作用。

关于中和抗体的消长，研究报道病例数较少，有报道观察 20 个感染 RSV 患者 4 年时间，感染者感染后抗体滴度平均升高 8 倍，而下降的速度为 1 年内有 75%的病例抗体水平降至原滴度的 1/4 以下，对照 10 例未感染者抗体水平相对稳定。

血清型 IgA 存在于血清中，其含量占总 IgA 的 85%左右。血清型 IgA 虽有 IgG 和 IgM 的某些功能，但在血清中并不显示重要的免疫功能。至于分泌型抗体，在

大约 70%的急性感染患者（也包括 2 岁以下的婴幼儿）中，都会产生较高的 IgA 抗体滴度。IgA 抗体检测是对 RSV 特异性 IgG 抗体检测的一个必要补充。婴幼儿血样中 IgA 抗体的检测具有特别重要的意义，因为对于 6 个月以内的婴儿，由于血液中含有从母体带来的 IgG 抗体，此时 IgA 抗体的检测就更加重要，利用单一血样分别检测 IgG 和 IgA 抗体浓度能够增强诊断能力。20 个月以下的婴幼儿中有 80%～90%在感染后会产生相当多的 IgA 抗体，血清中的 IgA 抗体或许会持续存在几个月。

三、健康人群血清流行病学

成年人中 RSV 的血清抗体阳性率很高，如果检测试剂包含 RSV 的各种型别的话，几乎达 100%，不同地区和人群略有差异。2012 年报道一个样本量为 1811 人的 0～89 岁人群，用 HRSV 的 F 蛋白作为抗原，酶联免疫检测血清特异性抗体水平，0～2 岁血清 F 抗体阳性率最低为 63.7%；2～9 岁组有一个明显的上升（但该文献这个年龄组仅 7 例），上升到 71.4%；10～69 岁组的平均阳性率达到 94.8%；80～89 岁组出现一个小幅下降。北京 2008 年收集的 1156 份血清标本，用酶联免疫吸附测定（enzyme-linked immunosorbent assay，ELISA）方法（RSV 的 N 蛋白作为抗原）检测 IgG 抗体，结果显示 1～5 月龄婴儿 71%（30/42）为阳性，6 月龄到 1 岁婴儿 84%（49/58）为阳性，1～3 岁儿童 89%（76/85）为阳性，3～6 岁儿童 96%（89/93）为阳性，6～20 岁人群 98%（119/122）为阳性，20～80 岁人群 100%（756/756）为阳性。韩国 2013 年对平均年龄为（20.25±1.34）岁（年龄范围：18.5～28.0 岁）的 590 名年轻人用成品 ELISA 试剂盒检测 RSV IgG 抗体，结果显示 561 人（98.4%）阳性，2 人（0.4%）阴性，7 人（1.2%）处于检测值灰区，这与美国的调查结果一致。美国在 2004～2007 年对 1000 名服务行业的年轻人检测 RSV IgG 抗体，阳性率达到 97.8%。已有的研究多认为儿童成长到 5 岁基本都感染过 RSV，故成年人中几乎所有人 RSV 抗体均为阳性。以色列在 20 世纪 80 年代进行的人群 RSV 抗体水平调查显示，该国 6～12 月龄人群抗体阳性率为 27%，1～2 岁和 2～4 岁组儿童的阳性率分别上升到 37%和 54%；随着年龄的增长，阳性率逐渐上升，20 岁以上成年人包含孕妇的 RSV 抗体阳性率达到 78%。与西方国家相比，该国人群获得 RSV 感染的年龄普遍较晚。

四、重点人群血清流行病学

（一）儿童

出生时所有婴儿都能够从母体获得特异性抗体来对抗 RSV，其抗体水平起初与母体相似，但在出生后的前 6 个月逐渐下降。因此，从 7 月龄后检测的 RSV 特异性抗体多是自然感染的结果。635 例肯尼亚儿童 RSV 脐带血抗体阳性率为 97%，母传抗体半衰期为 79 天（95%CI：76～81 天）。前 6 个月感染 RSV 的婴儿母传抗体水平显著低于未感染者，母传抗体对 RSV 有一定的保护作用。

婴儿在 RSV 感染后产生的免疫反应较年龄较大的人群要弱，故儿童阶段的 RSV 感染率更高。举例来说，首次感染 RSV 的儿童中，4～8 月龄婴儿感染 RSV 后产生的血清抗体滴度仅为 9～21 月龄婴幼儿的 1/10～1/8。同时，儿童阶段产生的抗体中和能力较弱，持续时间也短，婴儿感染后产生的 IgA 和 IgG 一年后会明显衰减，原因在于一方面婴儿的免疫系统尚未成熟，另一方面受到母传抗体的抑制（Shinoff et al.，2008）。

我国兰州地区收集 2006 年 2 月至 2009 年 8 月儿童（3 个月～16 岁）血清标本，非呼吸道感染病例 637 例，采用细胞培养法检测病毒中和抗体，637 例血清中检出 RSV 52 例（16.51%）阳性；婴幼儿组的检出率较高，阳性检出率达到 23.52%。泰国对 124 例 6 个月至 5 岁的儿童用商品化 ELISA 检测试剂盒检测 RSV IgG，结果显示平均阳性率为 68.91%，阳性率随着年龄增长升高，6～11月龄婴儿的阳性率为 11.76%，12～17 月龄阳性率上升到 41.67%，18～23 月龄为 60.87%，24～29 月龄为 88.24%，30～35 月龄 78.57%，36～41 月龄 94.44%，42～60 月龄的达到 100%，不同性别没有统计学差异。不同地区和人群、不同抗原检测结果可比性有限。

（二）老年人群

在老年护理机构开展了一项不同抗 F 抗体水平（IgG）者 RSV 感染情况的前瞻性调查，结果表明感染 RSV 的老人（73%）比未感染者的基础抗体水平显著低下，仅 18%具有高滴度抗体水平的老人再次感染 RSV，同样说明抗体水平较低的人群是 RSV 感染的高危人群。在健康人群调查中，并未发现老年人与一般成年人的 RSV 抗体水平有差异，一项研究观察 11 例年轻人和 28 例 65 岁以上老人 RSV 自然感染后中和抗体产生情况，发现 65 岁以上老年人群中 79%都出现了大于或等于 4 倍的升高，而年轻人中的比例是 64%，老年人群抗体增长水平强于年轻人（Falsey et al.，1999）。当然，该研究样本量较小，结论还有待确认。

第四节　呼吸道合胞病毒的特殊人群感染

一、早产儿

早产儿在生命的前几个月内因为 RSV 感染所致的下呼吸道感染（LRTI）通

常表现为呼吸暂停和低氧血症的情况下，多次入院的风险增加。这在孕周<33 周的早产儿更常见，但最近的研究表明晚期早产儿（出生在 34～36 周）和更小的早产儿同样对 RSV 感染敏感。与严重 LRTI 相关的因素包括体液和细胞介导的免疫系统不成熟，以及 36 周之前肺发育不完善，导致呼气气流量减少和气体交换受损。晚期早产儿的发病率和死亡率与足月儿相比显著增加。

2013 年 9 月至 2014 年 6 月，进行了一项涉及 23 个国家 72 个哨点，针对当时小于 6 月龄的早产婴儿（孕周 33 周 0 天～35 周 6 天）RSV 感染情况随访调查，结果显示在调查期间由于 RSV 所致下呼吸道感染的住院率为 4.1%，RSV 流行季的住院率为 6.1%。多因素回归分析发现家庭成员吸烟、先天性心脏病、分娩时母亲年龄≤25 岁、孕产妇教育程度偏低、有 4～5 岁儿童的家属、进入流行季时年龄≤3 个月、遗传过敏体质是发生 RSV 下呼吸道感染的危险因素。

二、孕妇

在 Helen 的 2011～2014 的四年妊娠人群队列研究中，从鼻拭子样本中检测出的 RSV 阳性率为 0.4%，说明在孕妇人群中 RSV 的感染处于低水平（Chu et al.，2016）。与此同时，在 Helen 的研究中还发现所有感染 RSV 的孕妇均是在 9～11 月检出的。由于妊娠所导致的生理与免疫功能的变化，妇女在怀孕期间更易受到病毒的侵袭。Wheeler（2015）的研究表明，尽管大部分女性在幼儿时期会有呼吸道合胞病毒的暴露，但是到成年后体内不会产生持久的免疫力。对于妊娠期女性（尤其是对于有肺部基础疾病、哮喘和吸烟者），感染 RSV 可能会增加住院的风险和导致较为严重的并发症，需要进入 ICU 进行气管插管等治疗。在 Wheeler 的病例报道中，感染 RSV 的孕妇所产的婴儿均没有感染 RSV 的症状，这可能与妊娠期间母体与胎儿所建立起的胎盘屏障对 RSV 的阻隔作用有关。母体感染 RSV 后，产生的抗 RSV IgG 抗体可以对新生儿起到保护作用，但是抗 RSV IgG 抗体水平下降很快：1 个月后 73%的新生儿具有抗体，3 个月后只有 6%，6 个月后仅有 2%。目前 RSV 的疫苗仍在临床试验当中，研究表明疫苗对孕妇是安全并且有效的。

三、老年人

呼吸道合胞病毒可以对各个年龄段的人群进行侵袭，但是对于老年人感染 RSV 的具体机制尚未有较为全面的了解。对 60 岁以上的老年人，RSV 通常可以导致鼻黏膜轻度充血，引起发热、厌食、肺炎、支气管炎，甚至突然出现严重的呼吸衰竭而死亡（Walsh et al.，2007）。RSV 流行期间，老年人因呼吸系统疾病的住院率显著上升，感染 RSV 的老年人易出现肺炎、慢性阻塞性肺疾病、充血性心脏衰竭及哮喘等症状，甚至造成死亡（Han et al.，1999）。美国的一项研究发现，RSV 是造成老年人因呼吸系统疾病死亡的主要原因之一，在老年人群中产生了较大的疾病负担（Falsey et al.，2005）。在有呼吸道症状的老年人中，一般很难根据临床症状鉴别是 RSV 感染还是流感病毒感染，需要使用灵敏度较高的荧光实时定量 PCR 进行检测。针对老年人的预防措施主要是注意个人卫生，如勤洗手等。

四、免疫缺陷人群

免疫缺陷人群感染 RSV 的可能性较高，尤其是器官移植后接受免疫抑制治疗的患者，国外多个研究发现血液科和器官移植部门的患者有较高的概率感染RSV，如肺移植、肝脏移植、白血病及造血干细胞移植。一项研究甚至发现高达 16%的肺移植患者术后 1 年内会感染 RSV。除了导致急性发病和死亡，RSV 感染还会对器官移植患者的肺功能造成长期的不良影响。除了器官移植，罹患癌症的患者也是感染 RSV 的高危人群，研究表明化疗会增加 RSV 感染的严重程度。T 细胞免疫功能缺陷也会增加 RSV 感染的严重程度，如 HIV 感染者，这可能与 HIV 感染者体内 RSV 的病毒脱落延长有关。截至目前，有关 HIV 感染者感染 RSV 的研究资料依然较为缺乏。

第五节　呼吸道合胞病毒的动物流行病学

呼吸道合胞病毒属于副黏病毒科肺炎病毒亚科病毒，是可引起人和动物急性、热性呼吸道传染病的病原体（翁善钢，2013），在动物中主要感染牛，也感染绵羊、山羊、猪和马。1970 年，在患有呼吸道疾病的牛体中首次分离到了牛呼吸道合胞体病毒（bovine respiratory syncytial virus，BRSV）（翁善钢，2013）。20 世纪 70 年代初，牛呼吸道合胞体病被公认为是犊牛和青年牛呼吸道系统的主要疾病，发病率可高达 90%以上，死亡率可达 1%～20%（Stott et al.，1980），犊牛较为易感，其潜伏期可长达几个月。因此，牛群间的潜伏期感染很难控制，其高发病率和一定的死亡率对养牛业及奶制品市场都造成了严重影响。本节主要介绍牛呼吸道合胞病毒的病原学、流行病学、临床特征、致病机制及预防措施等内容。

一、牛呼吸道合胞病毒的病原学

BRSV 是一种有囊膜、不分节段的负链 RNA 病毒，是副黏病毒科（Pararnyx-oviridae）肺炎病毒亚科（Pneumovirinae）肺病毒属（Pneumovirus）的成员。BRSV 病毒粒子的脂质囊膜上包含有 3 种表面糖蛋白，包括糖蛋白（glycoprotein，G）、融合蛋白（fusion protein，F）、小的疏水蛋白（small hydrophobicprotein，SH）。囊膜包围着螺旋形的核衣壳，核衣壳由核蛋白（nucleoprotein，N）、磷蛋白（phosphoprotein，P），以及病毒依赖性的聚合酶蛋白（L）、M 蛋白等组成。病毒 RNA 基因组（约 15 000 核苷酸长度）也编码 RNA 调节蛋白 M2-2，以及两个非结构性的蛋白 NS1 和 NS2。BRSV 在 $CsCl_2$ 中的浮密度为 1.23g/mL，病毒 RNA 的沉降值为 50S，对酸、碱、乙醚、氯仿、脱氧胆酸盐和 0.25%胰胨敏感；该病毒对热不稳定，在无蛋白质的溶液中，4℃或室温放置 2～4h，其感染力可降至 10%或几乎无感染力，56℃、30min 可使病毒灭活。该病毒无黏附性和凝集性，在–80℃可存活数月。

BRSV 适于在牛源细胞（胚胎及犊牛肾和气管细胞）中培养，在呼吸系统的细胞培养物上生长最好，尤其牛鼻甲细胞系，适于作为分离和培养病毒之用。病毒形成大量合胞体，胞质内见嗜酸性包涵体。BRSV 可在 1 日龄 DDY 鼠的脑组织中繁殖，感染鼠无临床症状。免疫 Balb/C 小鼠，可以检测到病毒复制，但也没有明显的病理变化。Fernando 等通过滴鼻和点眼接种近交系 A/J 及 C57BL6 小鼠，7 天后剖检有间质性肺炎病变，提示可作为动物模型。接种豚鼠不发病，但可检测出低滴度的特异性中和抗体。

二、牛呼吸道合胞病毒的流行病学

（一）流行概况

BRSV 的感染在世界各地广泛分布，瑞士、英格兰、比利时、加拿大、美国、日本等国家已从牛体分离到该病毒。目前，欧洲、美洲和亚洲均有从牛体分离出该病毒的相关报道（翁善钢，2013）。加拿大、美国、北爱尔兰和新西兰已在绵羊体内检测到 BRSV 抗体。在山羊、猪和马，也有 BRSV 血液抗体存在的相关报道。

在北美地区，BRSV 感染的流行率差异较大。例如，在美国，一项 20 世纪 70 年代的研究表明，成年牛中 BRSV 的感染达 67%。有些牛群中具有针对 BRSV 特异性抗体的牛所占的比例达 100%，后续出版的正式报告则称具有 BRSV 特异性抗体的牛达 81%。此外，疫情暴发之后不久就出现的血清转换（sero-conversion）高达 45%。血清学阳性率与宿主的年龄密切相关，老龄牛阳性率更高。此外，美国南部地区 BRSV 的血清流行率要高于北部地区。这一差异有可能与两地不同的疫苗接种方式有关，也有可能仅仅是抽样误差引起的。因此，在某一特定地区的 BRSV 感染可能受到多种因素影响，最终影响到整个疾病的流行率。患有呼吸疾病的牛在美国的死亡率可以达到 13%。当然，因呼吸性疾病导致死亡的病原除了 BRSV 还有牛病毒性腹泻病毒和副流感病毒等，但 BRSV 仍然是一个重要的病原体。

在加拿大，BRSV 感染的总发生率将近 36%。不过，疫情暴发后，血清转换率为 22%～53%。BRSV 的感染在育肥牛中的发病率较高，可达 40%。在加拿大，

BRSV也是引起牛死亡的一个重要病原。墨西哥的两个不同地区有关于BRSV感染的报道。两个地区的BRSV感染率都较高，分别达52%和90.8%。此外，美洲的其他国家和地区也有BRSV感染的报道。

BRSV发现后不久，欧洲各地就陆续有BRSV感染的报道。瑞典的几项不同研究显示，牛奶中BRSV抗体的检出率很高，为41%～89%，检出率差异主要与地区有关。瑞典南部地区的牛奶中抗体检出率要高于北部地区，研究人员认为这与牛群密度有关，瑞典南部地区的牛群密度要高于北部地区。此外，丹麦、比利时、英国等也都有BRSV感染的报道，且发病率也都较高。

在非洲，埃塞俄比亚和南非BRSV感染的发病率也较高；其他国家，如土耳其也有较高的血清检出率，达43%。

在国内，已有部分研究人员分离到BRSV的报道，说明BRSV的感染在国内也是普遍存在的。王炜（2014）于2011年选择位于东北地区（黑龙江、吉林和辽宁）、华北地区（内蒙古、河北、山西）、中原和华中地区（河南、山东、湖北、江西）、西北地区（新疆）、华南地区（云南、广西、贵州）等14个省份的147个规模化牛场采集样品3503份。为了避免母源抗体的干扰，所有采集的牛血清均为6月龄以上健康牛，且所有的牛均未接种相关疫苗。研究结果显示，BRSV血清抗体平均阳性率为69.6%，该阳性率与其他国家具有相似性。例如，土耳其西北部为73.0%，沙特阿拉伯为75.5%，墨西哥为85.6%，叙利亚为88%，美国为92%。以上调查中，内蒙古的阳性率最高为92.8%，阳性率超过70%的省份有吉林、辽宁、山西、河南、广西，最低的河北为41.1%（表3-3）。

表3-3　我国的牛呼吸道合胞病毒血清学调查结果（Russell et al.，2017）

序号	地区	BRSV抗体阳性率/%
1	黑龙江	53.6
2	吉林	90.1
3	辽宁	71.7
4	内蒙古	92.8
5	新疆	63.9
6	河北	41.1
7	山西	82.7
8	河南	76.8
9	山东	62.5
10	湖南	51.8
11	江西	54.0
12	广西	75.0
13	云南	48.7
14	贵州	62.3
合计		69.6

此外，在病原学方面，史鸿飞等应用套式 RT-PCR 在黑龙江、辽宁及山东等地患肺炎犊牛的鼻腔拭子中检测到 BRSV，阳性率为 10.3%～61.2%，平均为 39.1%，之后有分离出 BRSV 的报道，但没有广泛和深入的后续研究。在血清学方面，冯军科等在牛血清中检出针对 BRSV G 蛋白的抗体，首次从血清学上证实了 BRSV 感染在我国的存在（王红，2009）；王红（2009）采用 N 蛋白作为抗原建立间接 ELISA 方法对黑龙江省 4 个地区不同牛场的 600 份牛血清进行检测，BRSV 的抗体阳性率为 27.33%；童钦等采用病毒中和试验对采集于新疆的 803 份牛血清进行检测，BRSV 的抗体阳性率为 54.17%；常继涛等采用 IDEXX 试剂盒对黑龙江某奶牛场的部分血清进行检测，BRSV 的抗体阳性率为 100%。以上这些调查研究结果表明，BRSV 在我国的感染和流行也是非常广泛的。

还有报道称，与传统农场相比，有机农场的发病率和抗体检出率均较低，这也说明不同的管理方式与疾病的有效传播和控制密切相关。BRSV 在某一地区能够长期存活的机制有待各国学者进一步研究。加强对某一地区 BRSV 感染流行的监测工作将有助于对 BRSV 流行病学机制有更好的理解。

（二）流行特征

1. 传染源

病牛和带毒牛是主要传染源，其他家畜也可能成为传染源。目前有研究认为，最具权威的传染源来自亚临床感染动物本身，它们携带的病毒可能引起疫情在牛群中暴发。BRSV 可以从无临床症状的牛中分离到，且能够存在数月。因此，有一个可能性是存在持续性感染的犊牛，能够在特定条件下向外排毒。牛群中隐性感染的存在可能是疫情会突然暴发的一个原因。但也有报道称肉牛群存在的亚临床感染机制并不是奶牛群中 BRSV 持续存在的机制，有临床症状的牛才是重要的传染源。牛群中疫情的再次发生与再次有病毒被引进牛群有关。因此，BRSV 长期存在的机制有待进一步研究。

2. 传播途径

该病主要通过呼吸道或直接接触传播。BRSV 在牛群内部的传播方式主要是气溶胶，病毒通过呼吸道侵入易感牛。牛暴露于 BRSV 气雾中 2 天后病毒开始从体内排出，直到 11 天。不过，BRSV 在不同牛群之间通过空气传播的情况不常见。也就是说，BRSV 主要通过不同牛群之间直接接触来传播。因此，从外面引进感染 BRSV 的牛是引起牛群感染 BRSV 的重要风险因素。目前，BRSV 是否能先天性传播尚不清楚，但是已在屠宰场获得的牛胚胎血清中检出 BRSV 抗体。BRSV 传入的其他风险因素还包括随意让外来人员进入牛场参观，或者未对进场人员做好预防性的消毒工作等。昆虫并不在 BRSV 的传播中起作用。

3. 易感动物

目前研究认为，牛是 BRSV 的自然宿主。BRSV 引起的呼吸道疾病通常零星发生，但在日本、匈牙利、挪威、荷兰、比利时和摩洛哥等国也报道了牛群中 BRSV 的暴发流行。Hagglund 等报道 BRSV 感染在瑞典呈隔年暴发的流行趋势。BRSV 在动物中主要感染牛，犊牛易感，也感染绵羊、山羊、猪和马，集约化养殖的刚断奶犊牛或青年牛多发。BRSV 引起的急性呼吸道疾病通常发生在 6 月龄内的牛，但成年牛也有发生。BRSV 抗体阴性牛感染病毒后会造成严重的上呼吸道感染，发病率可高达 90%以上，死亡率为 1%～20%。早期断奶、长途运输和恶劣养殖环境等应激促进该病的发生，继发细菌感染后死亡率大大提高（Klem et al.，2014；Ellis，2009）。BRSV 的发病率与种群密度和年龄结构密切相关，其发病率占乳牛呼吸道疾病的 60%。

据国外资料报道，奶牛场 BRSV 的感染率可达 60%以上；而在肉牛场，BRSV 的感染率可达 70%以上。牛对 BRSV 的易感性因品种、年龄和性别有所差异，如比利时黑白花牛和红色牛比其他品种牛更易感。在英国，9 月龄的肉牛发病率可达 70%以上，但成年牛也有发生。对荷兰 21 个农场的流行病学研究发现，该病主要发生在 1～3 月龄的犊牛，但 2 周龄以内的哺乳犊牛一般不发病。

此外，BRSV 的发病率还与牛群的饲养密度有关。BRSV 能够感染各种年龄的牛。在疫情暴发时候，牛群的发病率很高。不过，如果某个牛群曾经发生过 BRSV 的感染，再次发生 BRSV 感染时发病的往往只局限于较为易感的幼牛。尽管加强日常的饲养管理能够明显影响 BRSV 的感染率，但是在自然状态下，BRSV 既能够感染肉牛，也能够感染奶牛。

4. 流行季节

BRSV 的感染和传播在一年四季均可以发生，但是，该病的暴发主要发生在秋冬季，因此，临床上对于该病的诊断通常出现在秋季和冬季，不过春夏季也会暴发。一方面，BRSV 感染的季节分布可能与秋冬季节的气候变化有关；另一方面，BRSV 的季节分布因地区而异，可能与牛群移动或者牛只的运输有关。

三、牛呼吸道合胞病毒的临床特征

该病的潜伏期为 2～5 天，感染可能表现为无症状，或者只局限在上呼吸道，也可能上、下呼吸道均感染。上呼吸道感染以咳嗽、鼻及眼分泌物为特征。在较严重的感染中，病畜表现为厌食、精神不振、体温升高、呼吸急迫、咳嗽、流鼻液、流泪及流涎等。体温升高到 39.5～41.5℃，至少稽留 5～6 天。一般为湿性咳嗽，10 天左右才消失，但也有的持续一个月以上。咳嗽时往往排出黏稠脓性黏液。病畜可能发展成严重的呼吸性窘迫，表现为呼噜音、张口呼吸、头颈伸长、头部下垂、口舌流涎等。在这些动物当中，常可检测到肺气肿或肺水肿，听诊可有湿啰音和喘鸣声。在一些病例中，还可能出现皮下肺气肿。剖检可见间质性肺炎。病牛鼻液大量流出，最初呈水样，以后变为黏稠脓样，有时混有血液。流涎是该病的必发症状，为泡沫性，无论在口角周围还是在牛舍里都可看到，好像喷了许多水一样。病重的牛卧地不起。大部分牛出现白细胞减少症，但是，病程长的牛因继发细菌感染而出现白细胞增多症。该病可导致乳牛泌乳量显著下降或停止、怀孕母牛容易发生流产等。试验感染犊牛其症状不尽相同，呈中度呼吸道的临床症状至无症状。

四、牛呼吸道合胞病毒的致病机制

对因呼吸道合胞病毒感染而死亡的病死牛剖检，可见肺脏坚实，支气管和小支气管有黏液脓性液体渗出（王凤珍，2011）。气管、支气管和纵隔淋巴结肿大、水肿，有时会有出血。如果同时伴有细菌感染，肺实质更为坚实，有纤维性蛋白渗出，同时能观察到化脓性支气管肺炎。自然病例尸检呈典型的组织间质性肺炎，特征是亚胸膜的出现及间质性气肿和肺炎。亦可见渗出性间质性肺炎、肺泡壁变厚、细支气管上皮及肺泡上皮增生，肺结合部位肿胀不全，也可能有严重的肺气肿和肺水肿。在心胞囊、肾等处组织可见到气肿，也可发现小范围黏合、广泛性小叶粘连、气肿性大泡，以及小支气管和细支气管分泌物增多。试验感染牛有变性鼻炎和卡他性细支气管炎的病灶，也可见上皮损伤、细支气管上皮的增生和组织变形、肺中膈增厚及肺渗出物增多。少数病牛有皮下肺气肿，肺腹侧粘连，背侧部肿胀。

电镜检查发现肺组织中Ⅱ型肺细胞增多及支气管和细支气管上皮细胞的坏死。在细支气管上皮和肺实质可发现巨细胞或者合胞体。在支气管、细支气管的纤毛和无纤毛上皮细胞及肺细胞中含有许多聚集的病毒核蛋白和成熟的病毒粒子。各种动物感染牛呼吸道合胞病毒后的病理变化见图 3-1。

五、牛呼吸道合胞病毒的诊断

对牛呼吸道合胞体病的诊断可根据流行病学、临床症状及病理变化上的特征进行初步诊断，但确诊需要进行实验室诊断。目前国内对牛呼吸道合胞体病诊断的研究较少，主要集中在人呼吸道合胞体病的研究上。而国外报道的牛呼吸道合胞体病的诊断方法有多种，其中包括病毒的分离与鉴定、抗原检测、抗体检测及

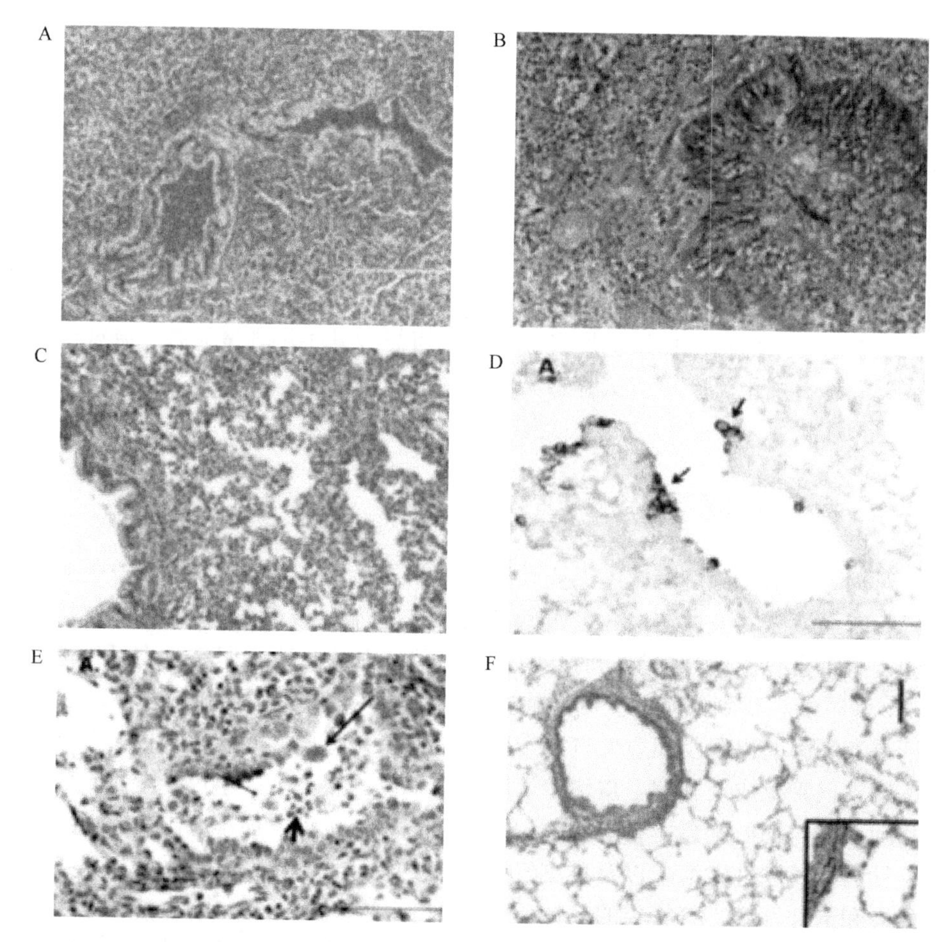

图 3-1　各种动物感染 RSV 后的肺部病理改变（200×）（彩图请扫封底二维码）

A、C、E、F 为 HE 染色，D 为 DAB 染色，B 为黑白照片

A. 通过鼻内和支气管接种 BRSV 6 天的小牛肺部切片，该切片可见支气管管腔内有大量细胞碎片和炎症细胞；图片来源于 Clarke 等（1994）。B. 自然感染 HRSV 的黑猩猩肺部切片，切片显示其患有肺泡炎、间质性肺炎和支气管炎；图片来源于 Clarke 等（1994）。C. 通过气溶胶感染 HRSV 7 天的小猕猴肺部切片，切片显示在邻近的肺泡间隔、肺泡腔及终末气道的气道壁和管腔伴有淋巴及组织等炎性细胞的浸润；图片来源于 Vaughan 等（2005）。D. 通过气溶胶感染 HRSV 8 天的羔羊肺部切片，切片显示病毒抗原在支气管上皮细胞内被染成棕色；图片来源于 Olivier 等（2009）。E. 通过气溶胶感染 HRSV 8 天的羔羊肺部切片，显示伴有个别上皮细胞退化/坏死的支气管炎（细箭头）、偶发的合胞体细胞（长箭头）、退化的中性粒细胞聚集（短箭头）和偶发的巨噬细胞；图片来源于 Olivier 等（2009）。F. 感染 HRSV 5 天的棉鼠肺部切片，表现出轻微的细支气管周围炎；图片来源于 Lemon 等（2015）。

分子生物学检测等。目前，应用最多的是针对 BRSV 血清抗体进行检测的一些方法，如血清中和试验（serum neutralization test，SNT）、间接免疫荧光法（indirect immunofluorescence assay，IFA）、血凝抑制试验（hemagglutination inhibition test，HI）、血细胞吸附抑制试验、补体结合试验（complement fixation test，CFT）及多种酶联免疫吸附试验（ELISA），其中以 ELISA 最为常用。有人利用间接 ELISA

和夹心 ELISA 检测奶牛中抗呼吸道合胞体病毒的抗体，血清阳性率分别为 46.1% 和 65.3%（王凤珍，2011），说明夹心 ELISA 比间接 ELISA 更敏感。近年来，还有研究针对病毒的特异性基因建立诊断方法，应用巢式反转录聚合酶链反应（RT-PCR）检测了巴西牛呼吸道合胞体病毒，主要针对 G 基因和 F 基因，灵敏度很高，说明巢式 RT-PCR 在诊断和流行病学调查中有较强的应用前景。这些方法虽然比传统的检测方法敏感，但是不能快速、定量地检测。2005 年，还有人利用实时 RT-PCR 定量检测 BRSV，结果显示该方法比传统的 RT-PCR 灵敏 100 倍。实时 RT-PCR 以其高灵敏度、快速、重复性好的特点，正逐步应用于诊断和对新疫苗效力的评价中。

六、牛呼吸道合胞病毒的防治

（一）治疗

目前该病没有特效疗法，只有采取对症治疗。例如，用抗生素或磺胺类药物防止细菌继发感染，用皮质类固醇药物控制过敏反应，用地塞米松、顺丁烯二酸吡钠明等可提高自身免疫力。还可使用干扰素，特别是外源性干扰素，雾化吸入和滴鼻法较肌注对缓解临床症状效果更优。因此，建立快速的检测方法，及时淘汰阳性牛，对降低该病造成的损失尤为重要。

（二）免疫预防

经过几十年的研究，BRSV 疫苗的研究已取得了显著的进展，但目前仍无有效的 BRSV 疫苗上市。成功的 BRSV 疫苗必须在免疫系统不健全和母源抗体存在时能诱导有效的免疫反应，以及对各亚型的抵抗力，产生具有中和活性的血清抗体和黏膜抗体。

在国外虽有数种灭活苗及减毒活疫苗存在，但其产生的抗体能否抵抗母源抗体的免疫抑制效应及其能持续多久，尚不清楚。目前研制了用牛疱疹病毒作为载体表达 BRSV 的 G 蛋白的重组疫苗，可诱导黏膜免疫使牛得到保护。DNA 疫苗的研制在预防 BRSV 感染方面前景广阔。尽管目前 BRSV 灭活疫苗和减毒活疫苗均存在一定的问题，但接种后可在一定程度上降低发病率，从而减少牛场经济损失，所以 BRSV 疫苗在欧洲一些国家仍然被批准应用。目前使用的疫苗主要包括 3 种：一是减毒活疫苗 RispovalRS（RB-94 致弱株），是目前最常用的 BRSV 疫苗，于 1978 年在比利时和荷兰批准生产、1983 年在法国批准生产；二是减毒活疫苗 BayovacBRSV（Lehmkuhl375 致弱株），分别于 1994 年、1996 年和 1997 年在荷兰、法国和比利时批准生产；三是灭活疫苗 Vacores（220/69 株），分别于 1996 年和 1999 年在法国和比利时批准生产。在美国，BRSV 疫苗主要与牛传染性鼻气管炎病毒、牛病毒性腹泻病毒和牛副流感病毒3型组成四联减毒活疫苗进行应用。

（三）综合预防措施

对牛舍地面及运动场的粪便每日及时清理，同时对地面、用具、工作服等严格消毒。经常观察牛群，发现病牛应立即隔离或淘汰。对从场外引进的牛只，一律进行严格的隔离、检疫，确诊无病后才能入群。对于受威胁的牛，应全面接种疫苗，以预防该病发生。

（鲍倡俊　许　可　陈　建　王　瑞　姚学军　刘艳霞　王承民）

主要参考文献

王凤珍. 2011. 牛呼吸道合胞体病毒引起牛呼吸道疾病的诊治. 养殖技术顾问, (11): 130.

王红. 2009. 牛呼吸道合胞体病毒分离鉴定及重组N蛋白间接ELISA诊断方法的建立. 大庆: 黑龙江八一农垦大学.

王炜. 2014.牛主要呼吸道病毒病血清学调查、牛病毒性腹泻病毒分离株鉴定及疫苗研究. 北京: 中国农业科学院.

翁善钢. 2013. 牛呼吸道合胞体病毒的流行与诊断. 中国奶牛, (8): 45-47.

Avadhanula V, Chemaly RF, Shah DP, et al. 2015. Infection with novel respiratory syncytial virus genotype Ontario(ON1)in adult hematopoietic cell transplant recipients, Texas, 2011-2013. J Infect Dis, 211(4): 582-589.

Bagga B, Cehelsky JE, Vaishnaw A, et al. 2015. Effect of Preexisting Serum and Mucosal Antibody on Experimental Respiratory Syncytial Virus(RSV)Challenge and Infection of Adults. J Infect Dis, 212(11): 1719-1725.

Baumeister EG, Hunicken DS, Savy VL. 2003. RSV molecular characterization and specific antibody response in young children with acute lower respiratory infection. J Clin Virol, 27(1): 44-51.

Carbonell-Estrany X, Quero J, Group IS. 2001. Hospitalization rates for respiratory syncytial virus infection in premature infants born during two consecutive seasons. Pediatr Infect Dis J, 20(9): 874-879.

Chu HY, Katz J, Tielsch J, et al. 2016. Clinical presentation and birth outcomes associated with respiratory syncytial virus infection in pregnancy. PLoS One, 11(3): e0152015.

Clarke CJ, Watt NJ, Meredith A, et al. 1994. Respiratory syncytial virus-associated bronchopneumonia in a young chimpanzee. J Comp Pathol, 110(2): 207-212.

Dagan R, Landau D, Haikin H, et al. 1993. Hospitalization of Jewish and Bedouin infants in southern Israel for bronchiolitis caused by respiratory syncytial virus. Pediatr Infect Dis J, 12(5): 381-386.

Dapat IC, Shobugawa Y, Sano Y, et al. 2010. New genotypes within respiratory syncytial virus group B genotype BA in Niigata, Japan, J Clin Microbiol. 48(9): 3423-3427.

Ellis JA. 2009. Update on viral pathogenesis in BRD. Anim Health Res Rev, 10(2): 149-153.

Falsey AR, Hennessey PA, Formica MA, et al. 2005. Respiratory syncytial virus infection in elderly and high-risk adults. N Engl J Med, 352(17): 1749-1759.

Falsey AR, Walsh EE, Looney RJ, et al. 1999. Comparison of respiratory syncytial virus humoral immunity and response to infection in young and elderly adults. J Med Virol, 59(2): 221-226.

Falsey AR, Walsh EE. 2000. Respiratory syncytial virus infection in adults. Clin Microbiol Rev, 13(3): 371-384.

French CE, McKenzie BC, Coope C, et al. 2016. Risk of nosocomial respiratory syncytial virus infection and effectiveness of control measures to prevent transmission events: a systematic review. Influenza Other Respir Viruses, 10(4): 268-290.

Han LL, Alexander JP, Anderson LJ. 1999. Respiratory syncytial virus pneumonia among the elderly: an assessment of disease burden. J Infect Dis, 179(1): 25-30.

Henderson FW, Collier AM, Clyde WA, Jr., et al. 1979. Respiratory-syncytial-virus infections, reinfections and immunity. A prospective, longitudinal study in young children. N Engl J Med, 300(10): 530-534.

Holberg CJ, Wright AL, Martinez FD, et al. 1991. Risk factors for respiratory syncytial virus-associated lower respiratory illnesses in the first year of life. Am J Epidemiol, 133(11): 1135-1151.

Joffe S, Escobar GJ, Black SB, et al. 1999. Rehospitalization for respiratory syncytial virus among premature infants. Pediatrics, 104: 894-899.

Klem TB, Rimstad E, Stokstad M. 2014. Occurrence and phylogenetic analysis of bovine respiratory syncytial virus in outbreaks of respiratory disease in Norway. BMC Vet Res, 10: 15.

Law BJ, Langley JM, Allen U, et al. 2004. The pediatric investigators collaborative network on infections in Canada study of predictors of hospitalization for respiratory syncytial virus infection for infants born at 33 through 35 completed weeks of gestation. Pediatr Infect Dis J, 23(9): 806-814.

Lemon K, Nguyen DT, Ludlow M, et al. 2015. Recombinant subgroup B human respiratory syncytial virus expressing enhanced green fluorescent protein efficiently replicates in primary human cells and is virulent in cotton rats. J Virol, 89(5): 2849-2856.

Luchsinger V, Piedra PA, Ruiz M, et al. 2012. Role of neutralizing antibodies in adults with community-acquired pneumonia by respiratory syncytial virus. Clin Infect Dis, 54(7): 905-912.

Mullins JA, Lamonte AC, Bresee JS, et al. 2003. Substantial variability in community respiratory syncytial virus season timing. Pediatr Infect Dis J, 22(10): 857-862.

Olivier A, Gallup J, de Macedo MM, et al. 2009. Human respiratory syncytial virus A2 strain replicates and induces innate immune responses by respiratory epithelia of neonatal lambs. Int J Exp Pathol, 90(4): 431-438.

Piedimonte G, Perez MK. 2014. Respiratory syncytial virus infection and bronchiolitis. Pediatr Rev, 35(12): 519-530.

Pierangeli A, Trotta D, Scagnolari C, et al. 2014. Rapid spread of the novel respiratory syncytial virus A ON1 genotype, central Italy, 2011 to 2013. Euro Surveill, 19(26): 11-20.

Ren L, Xia Q, Xiao Q, et al. 2014. The genetic variability of glycoproteins among respiratory syncytial virus subtype A in China between 2009 and 2013. Infect Genet Evol, 27: 339-347.

Russell CD, Unger SA, Walton M, et al. 2017. The human immune response to respiratory syncytial virus infection. Clinical Microbiology Reviews, 30(2): 481-502.

Shay DK, Holman RC, Newman RD, et al. 1999. Bronchiolitis-associated hospitalizations among US children, 1980-1996. JAMA, 282(15): 1440-1446.

Straňák Z, Saliba E, Kosma P, et al. 2016. Predictors of RSV LRTI hospitalization in infants born at 33 to 35 weeks gestational age: a large multinational study (PONI).Plos One, 16; 11(6): e0157446.

Shinoff JJ, O'Brien KL, Thumar B, et al. 2008. Young infants can develop protective levels of neutralizing antibody after infection with respiratory syncytial virus. J Infect Dis, 198(7):

1007-1015.

Stott EJ, Thomas LH, Collins AP, et al. 1980. A survey of virus infections of the respiratory tract of cattle and their association with disease. J Hyg(Lond), 85(2): 257-270.

Thompson WW, Shay DK, Weintraub E, et al. 2003. Mortality associated with influenza and respiratory syncytial virus in the United States. JAMA, 289(2): 179-186.

Vaughan K, Rhodes GH, Gershwin LJ. 2005. DNA immunization against respiratory syncytial virus (RSV) in infant rhesus monkeys. Vaccine, 23(22): 2928-2942.

Viegas M, Goya S, Mistchenko AS. 2016. Sixteen years of evolution of human respiratory syncytial virus subgroup A in Buenos Aires, Argentina: GA2 the prevalent genotype through the years. Infect Genet Evol, 43: 213-221.

Walsh EE, Peterson DR, Falsey AR. 2007. Is clinical recognition of respiratory syncytial virus infection in hospitalized elderly and high-risk adults possible? J Infect Dis, 195(7): 1046-1051.

Wheeler SM, Dotters-Katz S, Heine RP, et al. 2015. Maternal effects of respiratory syncytial virus infection during pregnancy. Emerg Infect Dis, 21(11): 1951-1955.

Yu X, Kou Y, Xia D, et al. 2015. Human respiratory syncytial virus in children with lower respiratory tract infections or influenza-like illness and its co-infection characteristics with viruses and atypical bacteria in Hangzhou, China. J Clin Virol, 69: 1-6.

Zambon MC, Stockton JD, Clewley JP, et al. 2001. Contribution of influenza and respiratory syncytial virus to community cases of influenza-like illness: an observational study. Lancet, 358(9291): 1410-1416.

第四章　呼吸道合胞病毒的实验室检测

开展快速而准确的实验室检测对于发现呼吸道合胞病毒感染、防控呼吸道合胞病毒蔓延与传播有重大的公共卫生意义。目前常用的检测技术包括病毒分离与培养、形态学鉴定、免疫学检测抗原与抗体以及 RT-PCR 核酸检测、测序分型和二代测序等。传统实验室检测方法在病例诊断、人群免疫水平监测及疫苗开发等方面有重要的作用，但是随着生物技术的发展，RT-PCR、荧光定量 RT-PCR 等核酸扩增方法具有灵敏度高、特异性好的特点，在快速诊断、病毒分型与感染溯源方面有不可代替的作用。本章主要介绍呼吸道合胞病毒的检测技术，包括病原检测、抗体检测、核酸检测及病毒基因分型等。

呼吸道合胞病毒是婴幼儿呼吸道感染最常见的病原体，特别是 2～6 个月小婴儿 RSV 感染后常发生严重毛细支气管炎和肺炎。RSV 所导致的呼吸道感染通常在冬、春季节流行。在世界不同地区，每年因 RSV 感染而需住院治疗的患儿为 1‰～5‰，住院患者病死率为 1‰～3‰。呼吸道合胞病毒常在幼托机构、养老院、学校等群人密集的场所暴发流行。根据临床和流行病学特征可以对 RSV 感染进行初步诊断，但 RSV 感染仍需通过实验室检测来确诊，快速、准确地诊断 RSV 对于呼吸道合胞病毒感染防控有重要的意义：①可以早期诊断和发现暴发疫情，及时采取防控措施，防止疫情进一步蔓延；②早期诊断与发现病例，在临床治疗上可以避免抗生素滥用，降低细菌耐药株的形成与传播；③通过实验室检测可以对呼吸道合胞病毒进行测序与分型，对于明确感染来源具有重要的公共卫生意义。

第一节　呼吸道合胞病毒的病毒分离与鉴定

一、基本原理

病毒分离可以用原代细胞、传代细胞，也可以直接用动物接种或者鸡胚接种。不同的病毒分离采用不同的敏感细胞或鸡胚、动物，这取决于目的病毒的特性。在病毒分离中，能够适应在体外培养条件下持续传代培养的传代细胞使用更为方便，目前应用较多。

利用呼吸道标本进行病毒分离是目前国内外诊断呼吸道合胞病毒感染的“金标准”，病毒分离特异性较强，反映病毒的传染性，但一般需要 3～6 天才能得到结果，因此不适合用于早期、快速诊断。病毒分离培养敏感度较低，只有活病毒量较大时才易得到阳性结果。虽然这一技术存在明显局限性，同时其他快速检测方式得到迅猛发展，但是通过病毒分离培养可以获取活毒株，进行实验动物验证、耐药性分析，用于后续研究，因此病毒分离培养依然具有不可替代的作用。

RSV 不能在鸡胚中生长增殖，但是能在一些人上皮传代细胞中生长，如 HEp-2（人喉癌上皮细胞）、HeLa（人宫颈癌细胞）、A549（人非小细胞肺癌细胞）及 LLC-MK2（恒河猴肾细胞）等（陈敬贤，2008），其中以 HEp-2 细胞中形成的病变效应最为典型，阳性标本可以使细胞出现融合而成为大的合胞体。分离病毒时采用生长活跃的细胞。

二、方法

具体以 HEp-2 细胞进行 RSV 的分离为例说明。

（一）样本采集、保存及运送

RSV 分离的阳性率与采样时间、标本运输与保存有密切关系。RSV 临床样本主要包括鼻拭子、咽拭子、鼻咽拭子、下呼吸道抽吸物等，实际应用中采集患者咽拭子较多。最佳采集时间是发病后 1～3 天。由于 RSV 对环境中各种因素的耐受力很差，较高的温度、低 pH、有机溶剂、去污剂等都能使它很快灭活。采集后最好将拭子置于病毒采样管中，如无法立即接种到敏感细胞上，则必须 4℃冷藏保存，并尽快送实验室；如需长期保存，则应置于–70℃冰箱中。

（二）细胞培养

1. 细胞接种前准备

HEp-2 细胞复苏后接种于含 10%胎牛血清的 MEM 培养液中，置于培养温度为 37℃、相对湿度为 95%～98%的培养箱中，在 5% CO_2 条件下进行培养。将生长良好的 HEp-2 细胞用 0.25%胰酶消化后制成细胞悬液，以适当的密度接种于培养管、细胞瓶或培养板，置于培养箱中培养。待次日细胞贴壁铺满孔底即可用于样本接种。

2. 样本处理

咽拭子等标本接种前需进行处理，首先剧烈振荡约 30s，使细胞和病毒释放到采样液中。取适量标本液放入含双抗的无菌管内处理约 2h。用 PBS 清洗培养细胞 3 次，吸尽剩余 PBS 液。

3. 病毒接种

接种适量样本处理液，培养箱中感染 1～2h 后吸尽剩余液体，加入维持液（含

2%胎牛血清的 MEM 培养液），置于培养温度为 35℃、含 5% CO_2、相对湿度为 95%～98%的培养箱中继续培养。

4. 病变判定与病毒收获

每天观察是否出现细胞病变效应（cytopathic effect，CPE），RSV 的 CPE 表现为大而形态不规则的细胞融合，出现多核的巨细胞，胞质内出现嗜酸性包涵体。RSV 感染 HEp-2 细胞示意图见图 4-1。96 h 后如未见 CPE，可盲传 1 次；如仍无 CPE，则为阴性。

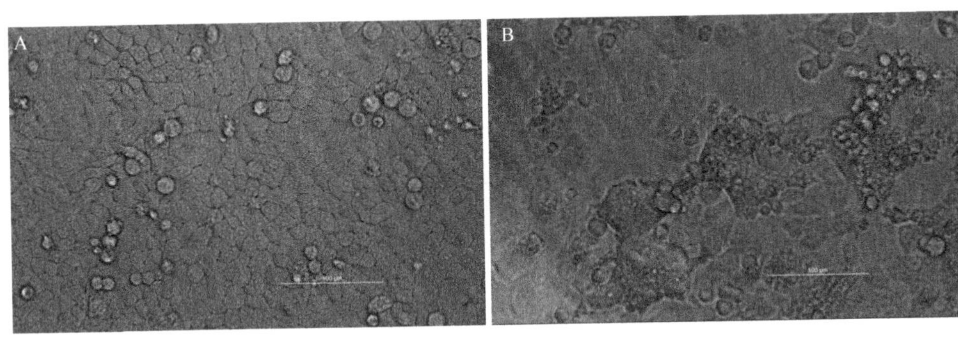

图 4-1　RSV 感染 HEp-2 细胞示意图

A. 正常培养的 HEp-2 细胞（96h）；B. RSV Long 株（购自 ATCC）感染的 HEp-2 细胞（96h）

当 75%～100%细胞出现病变时进行收获，收获之前可以将细胞放于−70℃冰箱冻融 1～2 次，以提高收获标本的病毒滴度。收获病毒液时，先温和摇动细胞瓶数次。收获的病毒液可以立即进行后续试验或置于−70℃冰箱保存。

除了观察细胞的 CPE 之外，还可以通过免疫荧光检测或者病毒核酸检测等方法辅助判断病毒在细胞中的增殖情况。

注意事项：由于 RSV 的稳定性较差，而病毒分离成功需要一定量的活病毒，因此如果标本运输、储存等过程不当，也会造成分离结果的假阴性，此时可以通过免疫荧光或者核酸检测等方法对标本进行确认。

（三）临床意义

患者呼吸道临床标本 RSV 分离阳性说明标本中含有 RSV 活病毒，可诊断为 RSV 感染。由于病毒分离培养的环节较多，同时其敏感性通常低于基于扩增的分子检测方法，所以即使培养阴性，也不能排除 RSV 感染，需结合临床症状、流行病学情况和其他检测方法的结果进行综合判断（陈敬贤，2008）。分离培养产物包含大量 RSV 病毒粒子，可进一步用于病毒生物学特征和分子特征研究。

除了细胞培养之外，RSV 还可以感染包括棉鼠、小鼠、雪貂、豚鼠、仓鼠、猕猴和非人灵长动物等在内的许多实验动物，并在呼吸道感染增殖（Byrd and Prince，1997）。

第二节 呼吸道合胞病毒的免疫学检测方法

RSV 感染的免疫学检测包括免疫荧光法、酶联免疫法、胶体金快速法、补体结合试验法、病毒中和试验等。通过免疫学方法可直接检测抗原，也可以检测 RSV 感染产生的抗体。

一、免疫学方法检测 RSV 抗原

（一）免疫荧光检测技术

免疫荧光法是检测 RSV 感染常用的方法之一，分为直接免疫荧光分析（direct immunofluorescence assay, DFA）和间接免疫荧光分析（IFA），检测可在 2 h 内完成。DFA 是将 FITC 荧光素标记到病毒特异性单克隆抗体上，直接与鼻咽分泌物等标本中的病毒反应，再借助荧光显微镜观察得出结果，检测可在 20～30 min 内完成。IFA 需要一抗和荧光素标记的二抗参与，其敏感度比 DFA 高，但容易出现非特异性染色，并且操作也相对复杂，所需检测时间较 DFA 略长。免疫荧光法操作简单，具有快速简便的优点，准确性高，但是需要荧光显微镜，结果判断易受到检测者主观因素的影响。免疫荧光法受标本质量影响较大，敏感性低于基于 PCR 扩增的核酸检测。

在 RSV 感染的直接免疫荧光法检测中，其操作步骤主要包括：鼻咽拭子等标本中脱落细胞和其他碎片通过离心进行浓缩后制备细胞涂片；经丙酮固定后用荧光标记的抗 RSV 单克隆抗体进行免疫染色；清洗掉未结合的荧光抗体；荧光显微镜下观察结果。阳性反应为在脱落的呼吸道上皮细胞的胞质中出现明亮的荧光。

由于这种直接涂片法不需要活病毒的存在，因此有时其敏感性比培养法还高。不具备冷藏保存运送标本的条件时，可用直接免疫荧光法检查 RSV 感染。

（二）酶联免疫法

酶联免疫操作更简便、快速，结果判断也更为客观。其将特异性的抗原抗体反应与酶的高效催化作用相结合，以酶作为抗体的标记物，与样本中抗原作用后，通过催化底物显色进行抗原的定量。

在 RSV 感染的酶联免疫法检测中，操作步骤主要包括：向包被有抗 RSV 抗体的固相载体上加入鼻咽拭子等标本液；待其结合后洗涤去除未结合的标本液；加酶标抗体使固相免疫复合物上的抗原与酶标抗体结合；洗涤去除未结合的酶标抗体；加入底物使酶催化底物成为有色产物，反应一定时间后加终止液；读取反应孔的吸光值，根据颜色反应的程度进行 RSV 抗原的定性或定量。

酶联免疫法 RSV 抗原检测试剂盒操作简便，特异性强，能快速得出结果，可应用于临床检测中，但酶联免疫法检测的灵敏度通常不及核酸扩增法。

（三）胶体金快速法

胶体金是一种常用的标记技术，是以胶体金作为示踪标志物应用于抗原抗体检测的一种免疫标记技术。用胶体金试纸条检测 RSV 抗原，操作方便、快速，便于基层和现场使用，反应能在 15min 内完成并可通过目测判定结果，且不需特殊仪器设备。

在 RSV 感染的胶体金快速法检测中，其操作步骤主要包括：取样本加入细胞裂解液中；将裂解样本加在试纸条的加样孔中，10～15min 后判读结果。如含有 RSV 抗原，则与试纸条上胶体金标记的 RSV 抗体形成相应的复合物，形成红色线条，即在“T”处形成红色条带。无论是否含有 RSV 抗原，质控线处应形成红色沉淀线，即在“C”处形成红色条带。如质控线未出现，说明检测无效。

胶体金法检测虽然快速简便，但其敏感性较免疫荧光、核酸扩增等方法低，对其阴性结果的解读需慎重，最好采用其他方法进行复检，以防止由于胶体金检测假阴性而造成的诊断错误。

此外，在 RSV 感染检测中，对于抗原的免疫学检测方法需要注意，由于成年人感染 RSV 后病毒脱落的水平较低，因此，相对于儿童患者，其抗原检测的敏感性有所下降。

二、免疫学方法检测抗体

RSV 感染的血清学检测方法较少使用，分别有免疫荧光法和 ELISA 法检测血清中呼吸道合胞病毒 IgM 抗体的市售试剂盒，患者 IgM 抗体的结果对于早期诊断有一定价值。呼吸道合胞病毒的 IgA 抗体检测在婴幼儿 RSV 感染的早期检测中亦有应用。IgG 抗体的升高需要经过一段时间，检测血清中 IgG 的 4 倍增高对于疾病的诊断与治疗意义不大，但 IgG 的检测可用于大规模的流行病学调查（Knipe，2013）。

第三节 呼吸道合胞病毒的核酸检测方法

与其他副黏病毒科病毒一样，RSV 的基因组由单股负链非分节段 RNA 构成。RSV 的基因组长度约为 15.2 kb（介于 15 191bp 与 15 226bp 之间）（Knipe，2013），编码 9 个结构蛋白和 2 个非结构蛋白。核酸检测就是通过检测 RSV 的特异性基因序列来对病原进行确认的方法。

病原核酸检测是诊断技术中常用的方法之一，也是快速诊断患者感染情况的重要手段。核酸检测包含核酸杂交检测、基于扩增的 PCR 检测、NASBA 检测、LAMP 检测等，其中 PCR 扩增的应用最为广泛。目前针对 RSV 的 PCR 核酸检测方法有 RT-PCR 扩增与实时荧光定量 RT-PCR 扩增。

一、基本原理

RT-PCR（reverse transcription-PCR）首先以 RNA 为模板，RNA 链被反转录成为互补 DNA（complementary DNA，cDNA），再以此为模板通过 PCR 进行 DNA 扩增。实时荧光定量 PCR 是 1996 年由美国 Applied Biosystems 公司推出的一种新定量试验技术，它是通过荧光染料或荧光标记的特异性探针，对 PCR 扩增产物进行实时监控，结合相应的软件对产物进行分析，计算待测样品模板的初始浓度。当使用 SYBR 等荧光染料时，染料可以结合到双链 DNA 上面，当体系中的模板被扩增时，SYBR 可以有效结合到新合成的双链上面，随着 PCR 的进行，结合的 SYBR 染料越来越多，被仪器检测到的荧光信号越来越强，从而达到定量的目的。应用基于 TaqMan 水解探针的实时荧光定量 PCR 时，在加入一对引物的同时加入一个特异性的荧光探针，该探针为一寡核苷酸，两端分别标记一个报告荧光基团和一个淬灭荧光基团。探针完整时，报告基团发射的荧光信号被淬灭基团吸收。反应开始时，探针结合在 DNA 单链上，扩增时，同时利用 *Taq* 酶的 5′端→3′端外切酶活性将探针酶切降解，使报告荧光基团和淬灭荧光基团分离，荧光监测系统可接收到荧光信号，即每扩增一条 DNA 链，就有相应的荧光信号的累积，与 PCR 产物的累积同步。

基于 TaqMan 探针的实时荧光定量 PCR 特异性好，同时使用引物和特异性探针对基因序列进行识别，具有很高的准确性，假阳性低。实时荧光定量 PCR 综合了 PCR 技术、荧光标记技术、激光技术，因此其检测灵敏度很高。此外，扩增和检测可以在同一管内进行，不需要开盖，避免了普通 PCR 实验经常遇到的污染问题。

二、RT-PCR 扩增和荧光定量 RT-PCR 扩增

RT-PCR 扩增在本章第四节“呼吸道合胞病毒的基因测序与分型”中进行介绍。RSV 的荧光定量 RT-PCR 有较多品牌的商品化检测试剂盒可供选择，也可以通过合成以下引物探针，结合扩增试剂进行检测，引物和探针见表 4-1（Fry et al.，2010；Gunson et al.，2005）。

表 4-1　人呼吸道合胞病毒的扩增引物和探针

引物名称	上游引物	下游引物	探针	目标基因
通用引物（同时检测 A 型和 B 型 RSV）	RSV-F：GGCAAATATGGAAACATACGTGAA	RSV-R：TCTTTTTCTAGGACATTGTAYTGAACAG	RSV-Pb：6FAM-CTGTGTATGTGGAGCCTTCGTGAAGCT-BHQ1	M 基因
A 型特异性引物	RSVA-F：AGATCAACTTCTGTCATCCAGCAA	RSVA-R：TTCTGCACATCATAATTAGGAG	RSVA-Pb：6FAM-CACCATCCAACGGAGCACAGGAGAT-BHQ1	N 基因
B 型特异性引物	RSVB-F：AAGATGCAAATCATAAATTCACAGGA	RSVB-R：TGATATCCAGCATCTTTAAGTA	RSVB-Pb：6FAM-TTTCCCTTCCTAACCTGGACATA-BHQ1	N 基因

数据来源：Fry 等（2010）；Gunson 等（2005）。

三、方法

RSV 的荧光定量 RT-PCR 检测的主要步骤如下。

（一）样本处理与核酸提取

样本解冻后进行剧烈振荡 1min，按照核酸提取试剂盒说明进行核酸提取操作，将提取的核酸溶于 DEPC 处理水中。由于 RSV 核酸为 RNA，容易降解而导致其敏感性受到影响，所以提取过程中应小心操作，耗材等应尽量使用无核糖核酸酶（ribonuclease，RNase）的一次性材料或经焦碳酸二乙酯（diethy pyrocarbonate，DEPC）处理。

提取的核酸应置于冰上，使用完毕须置于–70℃保存。

（二）扩增体系配制

如采取两步法进行检测，则需选择试剂盒将病毒 RNA 反转录为 cDNA，然后取 cDNA 进行荧光定量 PCR 反应。也可直接采用一步法荧光定量 RT-PCR，操作更为简便，防止过多的操作带来样品间相互污染的风险。一步法荧光定量 RT-PCR 扩增体系配制通常包括：反应 Buffer、引物探针、反转录酶、*Taq* DNA 聚合酶等，取上述提取的核酸溶液加入至荧光定量 RT-PCR 反应液中，混匀后离心将液体收集至管底，进行荧光定量 RT-PCR 的上机操作。

（三）荧光定量 RT-PCR 扩增反应

一步法荧光定量 RT-PCR 扩增反应的程序设置通常为：45℃，30 min；94℃，1 min；94℃，10 s，55℃，45 s，采集荧光，进行 40 个循环。选择荧光定量 PCR 仪上 FAM 荧光进行信号检测（如果探针标记为其他荧光，则需选择相应的通道或波长）。

（四）结果判定

在反应成立，即阴、阳性对照反应结果均正常的前提下，进行结果判断；如果阴、阳性对照反应不成立，则本次实验结果无效。

根据扩增曲线设置基线（baseline）及阈值（threshold）。若扩增曲线呈 S 形，且 *Ct* 值小于 38，待检样本判为 RSV 核酸阳性；若 *Ct* 值大于 38，则为可疑样本，需重复实验或者重新采样进行确认；若复检结果仍为 S 形扩增曲线且 *Ct* 值大于 38，则待检样本判为 RSV 核酸阳性；若无 S 形扩增曲线呈则判为 RSV 核酸阴性。

荧光定量 RT-PCR 检测 RSV 核酸仅依赖于病毒基因序列的存在，并不受病毒活力的影响，是目前最灵敏、最特异的检测 RSV 的技术之一，可进行大批量样品检测，但需要荧光定量 PCR 仪这一价格昂贵的精密仪器和专业的技术人员操作，在普通实验室较难开展检测。

在 RSV 的核酸检测中，不同的等温扩增技术的运用亦有报道，如依赖核酸序列的扩增法（nucleic acid sequence-based amplification，NASBA）（Lau et al.，2010；Deiman et al.，2007）和环介导等温扩增法（loop-mediated isothermal amplification，LAMP）（Mahony et al.，2013；Ushio et al.，2005）。NASBA 是新型的 RNA 扩增方法，其主要特点就是不需要模板的热变性等过程，扩增效率非常高。也可将分子信标与 NASBA 技术结合，实现对 A、B 亚型的 RSV 快速检测。LAMP 也是一种在约 60℃恒温条件下，利用具有链置换活性的 Bst DNA 聚合酶高速扩增靶核酸序列的方法，在反应体系中反转录酶将病毒 RNA 反转录为 cDNA 后，可对 RSV 进行 LAMP 等温扩增检测，反应结果可以通过肉眼观察、琼脂糖凝胶电泳或实时浊度仪判断，也可以通过在反应液中添加荧光物质来进行相应的结果判断。

第四节　呼吸道合胞病毒的基因测序与分型

在 RSV 的编码蛋白中，G 蛋白、F 蛋白是激发机体产生保护性抗体最主要的病毒抗原，是逃避宿主免疫攻击、引起反复感染的原因。根据 RSV 的 G 蛋白抗原性和基因差异，RSV 可分为 A、B 亚型。在 RSV A、B 亚型之间，基因差异度最大的是 G、M2-2 和 SH，氨基酸变异度分别是 53%、45%和 35%。RSV 亚型随着时间和地域的变化发生变异及进化，其流行开始和持续时间、严重程度及活动高峰在不同地区和不同年份会有所变化。根据 G 蛋白第二个高变区，可以进一步将 RSV 分为多个基因型，迄今为止已发现 13 种 A 亚型基因型和 22 种 B 亚型基因型。对 RSV 的分子流行病学研究有助于了解其基因型分布特征，从而更全面地阐明病毒的流行特点。由于 G 蛋白面临着较大的免疫选择压力，因此对 RSV 的 G 蛋白基因的分子流行病学特征和进化模式进行研究，具有重要的临床意义。

PCR 是一种用于放大扩增特定 DNA 片段的分子生物学技术，它可看成是生物体外的特殊 DNA 复制，能将微量的 DNA 大幅扩增。PCR 反应利用 DNA 在 94℃高温时变性成单链，在 50～60℃低温时引物与单链按碱基互补配对的原则结合，再升温至 DNA 聚合酶最适反应温度 72℃左右，DNA 聚合酶沿着 5'→3'的方向合成互补链。PCR 仪能在变性温度、复性温度、延伸温度之间自动循环，使得目标序列得以指数式扩增。呼吸道合胞病毒的 RT-PCR 首先需将病毒 RNA 反转录成为 cDNA，再以此为模板通过 PCR 进行 DNA 扩增。

一、RSV 基因检测、分型和测序方法

利用 RT-PCR 进行呼吸道合胞病毒的检测，对 RSV 的亚型区分或者进一步的基因型区分也可通过 RT-PCR 扩增 G 基因或其高变区，再通过测序来对病毒的型别进行准确的定型。可使用如下 RT-PCR 引物进行扩增及其分型（Zlateva et al.，2005；Gottschalk et al.，1996）。

RSV A 型扩增引物：

AGF（正向引物）：ATGCAACAAGCCAGATCAAG（G 基因第 248～267 位）；

AGR（反向引物）：GGGTACAAAGTTAAACACTTC（G 基因第 248～267 位）；

RSV B 型扩增引物：

BGF（正向引物）：GCAGCCATAATATTCATCATCTCT（G 基因第 169～192 位）；

BGR（反向引物）：TGCCCCAGRTTTAATTTCGTTC（G 基因第 5637～5658 位）。

RSV 的 RT-PCR 扩增的主要步骤如下。

1. 样本处理与核酸提取

操作及注意事项与第三节中“荧光定量 RT-PCR”部分所述相同。

2. 扩增体系配制

可采用先将病毒 RNA 反转录为 cDNA，然后取 cDNA 进行 PCR 反应。也可直接采用一步法 RT-PCR，操作更为简便。一步法 RT-PCR 扩增体系配制通常包括反应缓冲液、引物、反转录酶、*Taq* DNA 聚合酶等，取上述提取的核酸溶液加入至 RT-PCR 反应液中，混匀后离心将液体收集至管底，进行 RT-PCR 扩增。

3. RT-PCR 扩增反应

一步法 RT-PCR 扩增反应的程序设置为：45℃，30 min；94℃，1 min；94℃，30 s，58℃，30 s，72℃，1min，进行 40 个循环；72℃，10min。

4. 扩增结果分析

将扩增产物进行琼脂糖凝胶电泳，电泳 30～40min 后，将琼脂糖凝胶放入凝

胶成像系统查看有无条带大小正确的特异性扩增并记录结果。出现特异性条带，判为阳性结果；未出现条带或出现非特异性条带，均判为阴性结果。RSV A 亚型的扩增片段长度为 283 bp，RSV B 亚型的扩增片段长度为 800 bp。扩增结果见图 4-2。

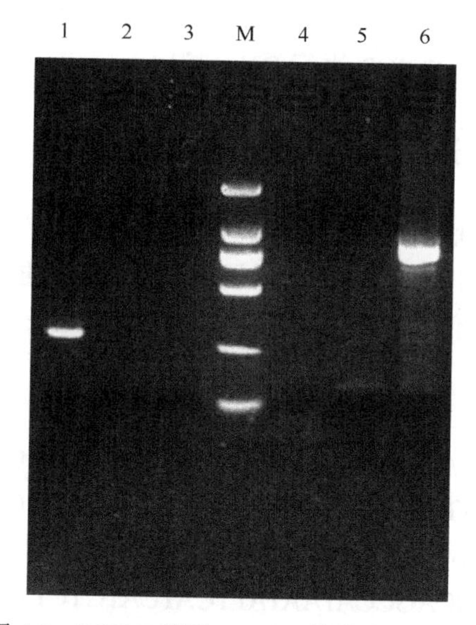

图 4-2 RSV G 基因 RT-PCR 扩增结果示意图

泳道 1、2、3 为 A 亚型特异引物扩增结果，其中模板分别为 A 亚型 RSV RNA、B 亚型 RSV RNA 和 NTC 阴性对照；泳道 4、5、6 为 B 亚型特异引物扩增结果，其中模板分别为 NTC 阴性对照、A 亚型 RSV RNA、B 亚型 RSV RNA。M，DL2000 DNA Marker（从大至小依次为 2000 bp、1000 bp、750 bp、500 bp、250 bp、100 bp）。

5. 基因测序

将具有良好特异性条带的扩增产物进行割胶纯化或 PCR 纯化，纯化产物可采用 Applied Biosystems 测序仪及其 BigDye 测序反应试剂盒进行 Sanger 法测序。所得到的序列可使用 DNAstar 软件中的 SeqMan 进行序列确认或拼接。

6. 同源性及基因进化分析

测序结果所得序列可以通过 BLAST 比对寻找相似度高的序列。下载 GenBank 中已有的 RSV 代表株序列，利用 MegAlign、ClustalW、MEGA 等软件与测序所得的序列一起进行 G 蛋白的核苷酸和氨基酸序列同源性比较，用 Neighbor-Joining（邻接法）等算法绘制基因进化树并分析毒株之间的亲缘性。

RT-PCR 检测及其分型的敏感性通常高于病毒培养分离和免疫荧光检测方法。除了上述亚型和基因型分型之外，通过基因序列的获取还能进行毒株的重组情况、糖基化位点的改变等进一步的研究。但 RT-PCR 检测操作过程中反复移液易造成污染，而且 PCR 扩增后产物需要进行凝胶电泳，开管操作会导致后续实验的污染概率增加，因此在实验中应始终保持防污染意识，小心操作，以减少污染发生的可能性。

二、RSV 的二代测序

二代测序技术也称下一代测序（next generation sequencing，NGS）技术，能一次并行对几十万至几百万条 DNA 分子进行序列测定，是一种高通量、低成本的并行测序。二代测序技术包含文库制备、DNA 捕获和富集、测序反应等基本步骤，与传统的 Sanger 测序相比，具有通量大、速度快、单位碱基相对成本低等优势。高通量测序首先得到应用的是 2005 年的 Roche 454 基因组测序技术平台，其使用的是一种类似焦磷酸测序的测序方法，虽然具有测序片段比较长的优势，但现在应用较少。Life Technologies 的 Ion Torrent 和 Ion Proton 测序仪是基于半导体测序的技术，该技术通过检测反应过程中释放的氢离子使溶液的 pH 发生变化，离子传感器将其转变为电子信号。虽然操作简单、快速，但该平台存在着测序数据量较小的缺点。Illumina 测序技术采用的原理为边合成边测序，具有高通量、数据量大、单位低成本等优点，在二代测序中应用较多。

随着二代测序技术的迅猛发展及测序成本的不断降低，利用二代测序技术对 RSV 进行序列分析也有报道。由于二代测序产生数据量大，非常适于较多毒株的基因组测序，可以实现 RSV 毒株甚至部分临床样本的深度序列分析（Bose et al., 2015）。Bose 等对 1998～2010 年来源于多国的 34 株 A 亚型和 23 株 B 亚型 RSV 进行了 Sanger 测序及 NGS 测序，在二代测序中运用了 Illumina 测序和 454 测序技术，对得到的 57 株 RSV 基因组序列进行了进化树构建、进化速率、重组等分析，对全面了解病毒的变异途径、进化方向等具有重要意义。

以上几种 RSV 检测方法总结如下。

（1）RSV 分离是目前国内外诊断的“金标准”，常用 HEp-2 细胞进行分离培养，但培养周期较长，CPE 不够明显，不适于大量检测及快速诊断。

（2）免疫学检测：采用免疫荧光技术对患者鼻咽部脱落细胞标本的呼吸道合胞病毒抗原的检测灵敏度好，但主要缺点是需要使用荧光显微镜，不适合基层广泛应用；ELISA 方法对 RSV 抗原检测操作简便，RSV 感染的 IgA、IgM 和 IgG 抗体检测应用相对较少。

（3）核酸检测：RT-PCR 检测 RSV RNA 的敏感性和特异性好，RT-PCR 扩增产物还可以用于基因测序，实现对 RSV 的准确分型。结合标记探针的荧光定量 RT-PCR 方法可以实时观察核酸扩增的动态过程，敏感性和特异性均好，可在 3 h 内得到结果，不需要打开反应管盖进行后续电泳等操作，因此大大避免了核酸检测中经常发生的污染和假阳性问题，并且能同时分析大批量样本，在RSV的快速检测中的应用逐渐增多。在核酸检测中，目前也有应用等温扩增技术检测RSV的报道。

第五节 呼吸道合胞病毒相关操作的生物安全

标本采集时应做好个人防护。在标本采集过程中，采样人员应采取适当防护，如使用一次性隔离服、手套、口罩等防护措施。

呼吸道合胞病毒属于《人间传染的病原微生物名录》危害程度分类中的第三类病原体，病毒分离培养和未经培养的临床样本的操作需在BSL-2中进行，灭活材料或无感染性材料的操作可在BSL-1中进行。如果进行呼吸道合胞病毒的动物实验，需在ABSL-2中进行。移液等操作应在生物安全柜中进行，过程中需小心仔细。

呼吸道合胞病毒临床标本或分离培养物的包装需参照《危险物品航空安全运输技术细则》中的B类感染性物质生物安全运输包装（符合UN3373标准要求），采用三层包装系统。第一层为主容器，用于储存患者的咽拭子等呼吸道标本、血液标本或病毒分离物。主容器需防水、防泄露，外面包裹足够多的吸水材料，以便在发生泄露时能够快速吸收。第二层为辅助包装，需防水、防泄露，辅助包装中可装入数个主容器，但每个主容器均需分别包裹或隔离以防止彼此接触。第三层为刚性外包装，用于保护内层包装。外包装与辅助容器之间需使用适当的衬垫材料，使辅助包装安全固定在外包装中。外包装上需张贴UN3373等标识并具有描述运输者、接受者和样本性质等信息的标签。

（陈 寅）

主要参考文献

陈敬贤. 2008. 诊断病毒学. 北京: 人民卫生出版社.

Bose ME, He J, Shrivastava S, et al. 2015. Sequencing and analysis of globally obtained human respiratory syncytial virus A and B genomes. PLoS One, 10(3): e0120098.

Byrd LG, Prince GA. 1997. Animal models of respiratory syncytial virus infection. Clin Infect Dis, 25(6): 1363-1368.

Deiman B, Schrover C, Moore C, et al. 2007. Rapid and highly sensitive qualitative real-time assay for detection of respiratory syncytial virus A and B using NASBA and molecular beacon technology. J Virol Methods, 146(1-2): 29-35.

Fry AM, Chittaganpitch M, Baggett HC, et al. 2010. The burden of hospitalized lower respiratory tract infection due to respiratory syncytial virus in rural Thailand. PLoS One, 5(11): e15098.

Gottschalk J, Zbinden R, Kaempf L, et al. 1996. Discrimination of respiratory syncytial virus subgroups A and B by reverse transcription-PCR. J Clin Microbiol, 34(1): 41-43.

Gunson RN, Collins TC, Carman WF. 2005. Real-time RT-PCR detection of 12 respiratory viral infections in four triplex reactions. J Clin Virol, 33(4): 341-344.

Knipe D. 2013.Fields Virology .6th Edition. Holland: Wolters Kluwer.

Lau LT, Feng XY, Lam TY, et al. 2010. Development of multiplex nucleic acid sequence-based amplification for detection of human respiratory tract viruses. J Virol Methods, 168(1-2): 251-254.

Mahony J, Chong S, Bulir D, et al. 2013. Development of a sensitive loop-mediated isothermal amplification assay that provides specimen-to-result diagnosis of respiratory syncytial virus infection in 30 minutes. J Clin Microbiol, 51(8): 2696-2701.

Ushio M, Yui I, Yoshida N, et al. 2005. Detection of respiratory syncytial virus genome by subgroups-A, B specific reverse transcription loop-mediated isothermal amplification (RT-LAMP). J Med Virol, 77(1): 121-127.

Zlateva KT, Lemey P, Moes E, et al. 2005. Genetic variability and molecular evolution of the human respiratory syncytial virus subgroup B attachment G protein. J Virol, 79(14): 9157-9167.

第五章　呼吸道合胞病毒感染的临床诊断与治疗

人呼吸道合胞病毒（RSV）是全球范围儿童呼吸道感染最常见的病原体之一，常引起 5 岁以下儿童上呼吸道感染、毛细支气管炎、肺炎和喘息发作。该病潜伏期短、易反复感染、传播快、病情进展迅速，10%～25%患儿需要住院治疗。目前临床上既没有特异性强、安全性高的抗 RSV 药物，也无有效的 RSV 疫苗。本章在查阅大量国内外文献的基础上，重点参考美国疾病预防控制中心（Centers for Disease Control and Prevention，CDC）相关的 RSV 技术指南，就 RSV 感染的临床表现、实验室检测、影像学检查、诊断、鉴别诊断、治疗与预后等内容进行介绍，旨在为 RSV 呼吸道感染的早发现、早诊断与早治疗提供全面的科学依据。

第一节　概　　述

呼吸道合胞病毒是 5 岁以下儿童，特别是婴幼儿呼吸系统感染的重要病原体，通常侵犯人体上、下呼吸道，导致急性感染性疾病。RSV 引起的上呼吸道感染，主要包括鼻咽炎、中耳炎、鼻窦炎、喉炎等，多见于成人和较大儿童。下呼吸道感染最常见的是细支气管炎（bronchiolitis）与肺炎，多见于 2 岁以下儿童，特别是 2～6 个月婴儿。由于 RSV 感染后并不能形成长期持久的免疫力，RSV 反复感染非常常见，特别是 2 岁以下儿童（Ralston et al.，2015）。

国内外一些学者研究表明，RSV 感染是毛细支气管炎后哮喘发生的独立而重要的高危因素，这可能与感染后气道高反应性相关。RSV 感染后，气道高反应会持续存在 3～4 周时间，而且气道炎症持续存在，使气道易于产生痉挛，甚至导致呼吸道上皮炎症浸润和基底膜增厚等反应（Fauroux et al.，2017）。因此，RSV 感染的毛细支气管炎患儿在儿童期易患哮喘。

RSV 所致的呼吸道感染多呈自限性，预后良好，但是极少数患儿出现严重感染，呼吸、循环等多器官功能衰竭，全身水、电解质紊乱，甚至死亡。RSV 严重感染患儿多存在相关的危险因素，包括早产、低出生体重、年龄小于 12 周龄、支气管肺发育不良、囊性纤维化、先天性气道畸形、咽喉功能不协调、左向右分流型先天性心脏病、神经肌肉疾病、免疫功能缺陷和唐氏综合征等（《中华儿科杂志》编辑委员会中华医学会儿科学分会呼吸学组，2015）。

目前，RSV 感染尚无特殊治疗方法，RSV 疫苗也正在研制过程中。因此，目前 RSV 呼吸道感染以预防、支持与对症处理为主。

第二节　呼吸道合胞病毒感染的临床表现

一、潜伏期

呼吸道合胞病毒感染潜伏期通常为 2～8 天，平均 4～5 天。

二、呼吸系统感染表现

成人和年长儿童 RSV 感染后，主要表现为上呼吸道感染，症状轻。婴幼儿症状较重，可有高热、鼻炎、咽炎及喉炎，以后表现为细支气管炎及肺炎。

（一）上呼吸道感染

RSV 感染好发于 2 岁以下儿童，多见于 2～6 个月婴儿。据统计，2 岁以下婴幼儿中，90%以上感染过 RSV 感染，其中 50%的患者表现为上呼吸道感染。RSV 感染潜伏期一般在 3～5 天，最初表现为各种上呼吸道症状，包括鼻塞和流涕等，常表现为鼻塞伴大量的鼻涕，鼻涕色清；一些患者可出现打喷嚏和低热，体温很少超过 39℃；少数病儿可并发中耳炎、胸膜炎及心肌炎等。

成人感染 RSV 也不少见，尤其是医务工作者和婴幼儿的护理人员，多为普通上呼吸道感染表现：流涕、咽痛、咳嗽，可伴有发热、乏力和头痛等，症状较轻，体温很少超过 38.5℃。症状持续一般不会超过一周。

多数患者局限于上呼吸道，亦有 25%～40%的患者可出现下呼吸道受累表现。

（二）下呼吸道感染

RSV 是全球范围内婴幼儿病毒性下呼吸道感染最重要的病毒病原，主要表现为严重毛细支气管炎和肺炎，且与婴幼儿哮喘关系密切。细支气管炎和肺炎往往重叠。每年 45%～50%住院婴幼儿毛细支气管炎是由 RSV 直接感染所致。RSV 引起的毛细支气管炎多发生在 2～6 个月的婴儿，3 岁以上儿童感染已较少见。RSV 引起的肺炎多见于 6～12 个月婴儿。

1. 临床症状

RSV 感染后侵犯至下呼吸道，引起急性毛细支气管炎，特征性的临床表现为咳嗽、喘息（wheezing）和呼吸困难，呼吸可达 60～80 次/min，有吸气性三凹征。咳嗽常表现为阵发性咳嗽，少数患者亦可表现为痉挛性咳嗽，类似百日咳样症状；喘息是 RSV 侵犯下呼吸道的突出表现，多在咳嗽后不久出现；RSV 轻症感染者多无气促，严重者可有气急表现，甚至出现呼吸暂停（apnea）。呼吸暂停是 RSV 感染又一个重要的表现，可同时伴有或者不伴有其他呼吸道症状。容易发生呼吸暂停的婴儿包括早产儿、低龄儿（通常<6 周）、有神经肌肉病变者及有过早产呼吸暂停史的婴儿。但是年龄＞1 月龄、校正胎龄＞48 周的早产儿 RSV 感染后再发生呼吸暂停的风险极低（Ralston et al.，2015）。

RSV 病毒性肺炎临床表现一般较轻，与肺炎支原体肺炎的症状相似，起病缓慢，有头痛、乏力、发热、咳嗽，并咳少量黏痰。但是在体质虚弱的年长者或免疫功能缺陷者，RSV 病毒性肺炎往往比较严重，有持续性高热、心悸、气急、发绀、极度衰竭，可伴休克、心力衰竭和氮质血症。由于肺泡间质和肺泡内水肿，严重者可发生呼吸窘迫综合征。

2. 体征

儿童感染 RSV 后引发急性毛细支气管炎，肺部听诊可闻及呼气相为主的哮鸣音，少数呈吸气、呼气双相的喘鸣音；肺部还可闻及弥漫的干、湿啰音，可与哮鸣音同时存在；但听诊时呼气延长为其基本表现。严重 RSV 感染患者可出现呼吸急促，呼吸频率＞60 次/min 以上；少数患者出现呼吸困难表现，即鼻翼扇动、三凹征和呼吸呻吟，极重症患者会出现口唇发绀、拒食、脱水表现，甚至呼吸暂停和精神改变。

RSV 引起间质性肺炎常发生在上呼吸道感染之后，体征往往缺如，但是在严重感染者，胸部听诊可闻及爆裂音（crackles）（Falsey and Walsh，2000）。

三、其他系统受累表现

RSV 感染可引起一些肺外器官如中枢神经系统（脑膜炎、脊髓炎、运动失调、偏瘫）、心脏（心肌炎、传导阻滞）、皮肤（分布在躯干和面部的皮疹）受损表现。近年来还发现尚未被人们普遍认识的非典型的肺外表现，包括低温、窒息和败血症样综合征，这些表现与年龄有关，多发生在 1 岁以下的小婴儿，尤其是早产儿。

四、我国 RSV 感染者的常见临床症状

根据我国 2015 年对来自 135 篇研究文献的 489 641 名感染者的临床表现综述分析发现：RSV 感染患者以咳嗽、咳痰和喘息等症状为主，其中咳嗽的发生率最高（93.9%，95%CI=91.0%～96.0%），其次为咳痰（66.3%，95%CI=43.8%～83.2%）和喘息（65.7%，95%CI=56.5%～73.8%）。除此以外，RSV 患者还有不同程度的发热、流涕、脸色苍白、呼吸急促、腹泻和呼吸困难等临床症状（表 5-1）。

表 5-1　我国 RSV 感染者的常见临床症状

临床表现	纳入文章数	出现症状人数	RSV 感染人数	百分比（95%CI）/%
咳嗽	24	9 880	11 194	93.9（91.0～96.0）
咳痰	6	1 578	2 316	66.3（43.8～83.2）
喘息	13	1 768	2 778	65.7（56.5～73.8）
发热	22	3 738	10 018	43.0（37.5～48.7）
流涕	8	1 621	5 669	42.7（31.6～54.6）
发绀	9	1 346	4 318	38.9（15.8～68.2）
呼吸急促	11	2 024	7 737	32.2（15.7～54.9）
腹泻	7	838	5 272	18.8（11.4～29.5）
呼吸困难	8	1 707	7 918	12.8（5.0～28.9）

数据来源于：Zhang 等（2015）。

五、并发症

（一）呼吸暂停

呼吸暂停是 RSV 感染的严重并发症，表现为自主呼吸停止，发生率为 1.2%～23.8%，好发人群为早产儿、<3 个月的小年龄婴儿和具有先天性慢性疾病如神经肌肉疾病病人（Ralston and Hill，2009）。在美国的一项多中心的前瞻性研究中发现，2207 名住院毛细支气管炎儿童患者中，呼吸暂停的发生率为 5%，发生的危险因素包括小年龄（<2 周）、低出生体重（<2.3kg）、住院前呼吸频率异常（呼吸<30 次/min，或>70 次/min）和入院前血氧饱和度低（SpO_2<90%）（Schroeder et al.，2013）。

（二）呼吸功能不全或呼吸衰竭

根据动脉血气结果进行判断：①呼吸功能衰竭：PaO_2<50mmHg 或/和 $PaCO_2$>50mmHg；②呼吸功能不全，PaO_2<80mmHg 或/和 $PaCO_2$>45mmHg。呼吸功能不全或衰竭多发生在病情高峰期，多在喘息 3～5 天后出现，主要是由于细支气管广泛受累，影响通气和换气功能所致，严重者需机械通气治疗。

（三）心力衰竭

过去认为心力衰竭是常见并发症，现多认为无先天性心脏病或心肌损伤的患儿应谨慎诊断，特别应注意医源性因素所致，如短时间内大量输液。诊断标准如下：①心率加快，>180 次/min；②呼吸加快，呼吸频率>60 次/min；③突然烦躁不安、发绀加重（以上 3 项不能用发热、肺炎及其他合并症解释）；④心音低钝、奔马律；⑤肝脏迅速增大；⑥尿少或无尿、浮肿。具备前 5 项即可诊断为合并心力衰竭。

（四）胃肠功能不全或衰竭

肠黏膜是最先遭受缺血缺氧损害的部位，因此有学者认为胃肠道是多器官功能衰竭（multiple organ failure，MOF）的始动器官。临床表现包括中毒性肠麻痹、应激性溃疡和新生儿坏死性小肠结肠炎（necrotizing enterocolitis of newborn，NEC）。发病早、症状轻，一般治疗能缓解者称为胃肠功能障碍；反之，称为胃肠功能衰竭。胃肠功能不全在儿童 RSV 感染中非常常见，60%～80%患者可出现相关表现，但多能自行恢复。一旦出现胃肠功能衰竭，一方面提示病情严重，另一方面可使一些正常菌群转化成条件致病菌引起内源性感染而使病情加重，要高度重视。

（五）病毒性心肌炎

RSV 心肌炎是 RSV 肺炎的少见并发症，常常发生在肺炎的极期，有时与肺炎心力衰竭同时并存，且两者表现不易区分。心肌炎发生后，临床上可出现精神萎靡、面色苍白、心率快速且持续不降、心音低钝、心律失常，少数发生周围循环衰竭等表现。外周血心肌酶一过性升高，少数可有心电图和心脏 B 超异常，提示可能并发严重的心力衰竭或心肌炎。

第三节　呼吸道合胞病毒感染的辅助检查

一、血常规检查

白细胞总数一般为（5～15）×10^9 个/L，多数为 10×10^9 个/L（10 000 个/mm^3）以下。中性粒细胞比例正常或降低。继发细菌感染时，白细胞计数及中性粒细胞比例可增高。

二、外周血生化检查

多数患者外周血 C 反应蛋白（C-reactive protein，CRP）、前降钙素（procalcitonin，PCT）和血沉（erythrocyte sedimentation rate，ESR）在正常范围，合并细菌感染时可升高。如果合并心肌炎与心力衰竭时可能出现心肌酶的增高，如乳酸脱氢酶、谷草转氨酶、肌酸激酶、肌酸激酶同工酶等。

三、血清学检查

见第四章第二节“实验室检测”部分。

四、病原学检查

见第四章第二节和第三节“实验室检测”部分。

五、影像学检查

(一) X线表现

轻症患儿胸部X线表现可正常，重症感染者有如下几种表现。

1. 细支气管炎型

以两肺弥漫性阻塞性肺气肿为主要征象，透亮度增高，肺容积增大，后肋变平，肋间隙增宽，横隔压低变平，严重者可产生间质性肺气肿（图5-1）。

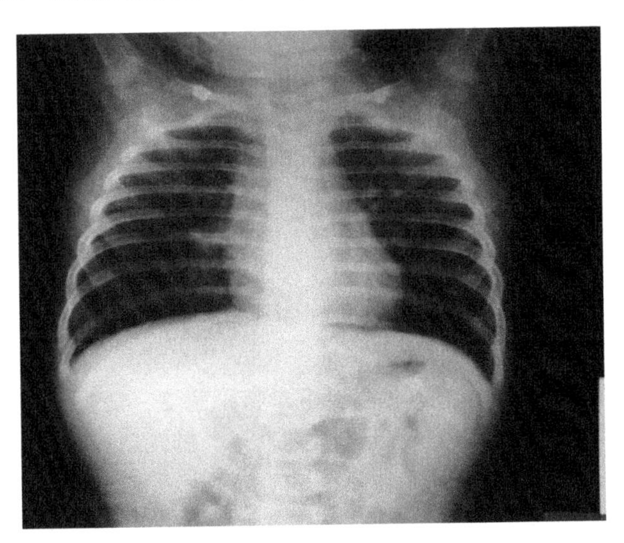

图5-1 RSV毛细支气管炎伴肺气肿（胸片正位片）

2月龄男孩，“咳嗽5天，加剧伴喘息2天”收住入院。入院后证实RSV感染，胸片表现为双肺容积增大（胸廓横径增大，后肋骨角度趋于水平，肋间隙增宽，肺部达到第10后肋水平），透亮度明显升高，纵隔变窄

2. 间质性肺炎型

肺间质纹理增多，可见纤细、边缘光整的线状密度增高影。

3. 其他

少数可表现为支气管周围浸润或斑片状阴影，可融合成较大斑片状，但其范围常不超过一个亚肺段。约 1/3 患儿有不同程度的肺气肿。

（二）CT 表现

肺部 CT 表现包括小叶中心结节样影、多灶性实变、毛玻璃样变、支气管壁增厚及小气道充气不均等，多数呈两侧非对称性分布。

六、肺功能检查

由于 RSV 感染主要发生在 2 岁以下的婴幼儿，故无法进行常规的肺通气功能检查，只能使用婴儿潮气肺功能监测。一次潮气呼吸过程中，呼吸流速仪感受呼吸过程中压力、流速变化，从而以流速为纵轴、容量为横轴，描绘出潮气流速-容量曲线，称为潮气呼吸-容量环（TBFV）。通过潮气肺功能检查，主要可以获取以下参数：呼吸频率（RR）、潮气量（VT）、吸气时间（Ti）、呼气时间（Te）、吸呼时间比（Ti/Te）、达峰时间（tPTEF）、达峰时间比（tPTEF/Te）、达峰容积（VPTEF）和达峰容积比（VPTEF/VE）等。由于 RSV 主要侵犯小气道，气道阻力增加，在潮气肺功能检查中可见吸气时间/呼气时间比值明显下降，达峰时间比和达峰容积比降低。

第四节　呼吸道合胞病毒感染的诊断

一、RSV 感染的诊断

诊断主要依靠流行病学史、发病危险因素、临床特征、影像学与相关的实验室检测，诊断要点包括：①发病前有与 RSV 感染者接触史或者该病在当地流行；②秋冬季节；③易感患儿（2 岁以下，特别是 2～6 个月）病毒性上呼吸道感染后，出现咳嗽、喘息和下呼吸道感染表现，肺部听诊闻及哮鸣音，病情严重的出现气促、吸气性三凹征和鼻翼煽动等表现；④咽拭子或鼻咽洗液脱落细胞免疫荧光阳性、病毒核酸阳性、病毒分离阳性或双份血清 RSV-中和抗体升高超过 4 倍等。

二、严重度分级

根据患儿典型的临床表现和特异体征即可诊断毛细支气管炎，其严重程度分级如表 5-2 所示。

表 5-2　毛细支气管炎严重度分级

项目	轻度	中度	重度
喂养量	正常	下降至正常值一半	下降至正常值一半以下或拒食
呼吸频率	正常或稍快	＞60 次/min	＞70 次/min
吸气性三凹征	轻度或无	中度	重度
鼻翼煽动或呻吟	无	无	有
血氧饱和度	＞92%	88%～92%	＜88%
精神状况	正常	轻微或间歇烦躁、易激惹	极度烦躁不安、嗜睡、昏迷

数据来源：《中华儿科杂志》编辑委员会中华医学会儿科学分会呼吸学组（2015）。

三、发病的危险因素

在毛细支气管炎诊疗过程中，除需要明确严重度分级外，临床上更为重要的是评估患儿有无严重毛细支气管炎发病的高危因素，这些因素包括：年龄＜12 周龄、早产儿（孕周＜37 周）、低出生体重、慢性肺部疾病、囊性纤维化、先天性气道畸形、咽喉功能不协调、左向右分流型先天性心脏病、神经肌肉疾病、免疫缺陷和唐氏综合征等。

第五节　呼吸道合胞病毒感染的鉴别诊断

近十年来，呼吸道合胞病毒肺炎及毛细支气管炎占我国婴幼儿病毒性肺炎首位，其临床表现与其他病原体引起的间质性肺炎非常类似，鉴别诊断应结合病史、临床特征、实验室检测和病原学检测等综合判定。

一、其他病毒性肺炎

（一）腺病毒肺炎

腺病毒肺炎是由腺病毒感染引起的肺炎，是我国儿童较为常见的疾病之一，是婴幼儿肺炎中最严重类型之一。腺病毒肺炎与 RSV 病毒性肺炎的好发年龄相似，均多见于 6 个月至 2 岁的婴幼儿，但两者的临床特征有所不同：①腺病毒肺炎患儿多呈稽留高热，热程较长，通常＞1 周；②腺病毒肺炎患儿中毒症状明显，多有神经系统症状，如嗜睡、易激惹；③腺病毒肺炎早期肺部体征不明显；④腺病毒肺炎患者的肺部影像学改变明显，肺部常见大小不等的片状病灶或特征性的融合病灶，以两肺下野及右上肺多见；随病情进展，肺部病灶密度增高，并呈现不断融合表现。但是在＜6 个月小婴儿，腺病毒肺炎临床症状较轻，也可表现为毛细支气管炎，神经系统症状轻微，临床上与 RSV 肺炎很难区分，需要借助病毒学检测以鉴别（Shen et al.，2017）。

（二）流感病毒肺炎

流感病毒肺炎好发于寒冷的冬春季节，多见于 2 岁以下婴幼儿，临床上以间质性肺炎为主要表现。临床表现有如下特点：①起病急，高热持续不退；②呼吸系统受累表现也以喘息为主；③常并发消化系统症状，如恶心、呕吐及腹泻等；④外周血白细胞计数减少多见，以淋巴细胞为主；⑤肺部 X 线多表现为肺门旁絮状阴影，亦有少数患者表现为大片阴影甚至“白肺”样改变（Peteranderl et al.，2016）。

（三）副流感病毒肺炎

副流感病毒分为 4 种亚型，临床表现各不相同。Ⅰ型和Ⅱ型的最典型临床特征是造成儿童喉气管支气管炎，Ⅰ型是儿童喉气管支气管炎的主要原因，而Ⅱ型次之。Ⅰ型和Ⅱ型均能造成其他的上呼吸道和下呼吸道疾病。Ⅲ型经常导致肺炎和细支气管炎。Ⅳ型很少检出，可能是因为它很少导致严重的疾病。临床上最需鉴别的是副流感病毒Ⅲ型所致的毛细支气管炎。其临床多表现为中等程度的发热，临床喘憋症状和X线表现多较 RSV 所致者轻（Branche and Falsey，2016）。

（四）巨细胞病毒肺炎

巨细胞病毒（cytomegalovirus，CMV）亦称细胞包涵体病毒，由于感染的细胞肿大，并具有巨大的核内包涵体，故名。它是一种疱疹病毒组 DNA 病毒。CMV 病毒感染，无论是先天性还是后天性，多会累及全身多个脏器，肺炎症状常被其他症状所掩盖。巨细胞病毒肺炎临床表现常缺乏特异性改变，咳嗽和呼吸困难都可出现，影像学多呈间质性肺炎改变。诊断 CMV 肺炎常由于全身其他脏器损害被发现，除血清学检查（IgM 和 PP65）提示 CMV 感染外，肺泡灌洗液（bronchoalceolar lavage fluid，BALF）中找到高拷贝数 CMV-DNA 对诊断 CMV 肺炎有协助作用。

二、其他病原体肺炎

（一）细菌性肺炎

1. 肺炎链球菌肺炎

肺炎链球菌肺炎好发于各种年龄儿童，在大年龄儿童主要引起大叶性肺炎，与 RSV 感染人群、临床表现截然不同，不难鉴别；但在婴幼儿也主要表现为支气管肺炎，临床上需要注意鉴别：多数肺炎链球菌肺炎病例临床感染指标会体现出细菌感染的特点，如中等程度以上的发热、外周血白细胞和 CRP 明显升高、敏感抗生素治疗有效等特点（Andrade et al.，2017）。

2. 金黄色葡萄球菌肺炎

金黄色葡萄球菌肺炎可发生在任何年龄，起病急，病情进展极迅速，多有高热，影像学表现为肺部脓肿、肺大泡和脓气胸等典型表现，全身状况较差，精神不佳，临床感染指标多表现为外周血白细胞和 CRP 明显升高，部分患者有上呼吸道感染、皮肤小疖肿或乳母乳腺炎的病史。

3. 流感嗜血杆菌肺炎

部分流感嗜血杆菌感染可表现为毛细支气管炎，临床上应注意与 RSV 感染鉴别，多易并发于流感病毒或葡萄球菌感染的患者。流感嗜血杆菌肺炎起病较缓，病程多为亚急性。临床和 X 线表现颇似肺炎链球菌性肺炎，但还有以下突出特点：①多有痉挛性咳嗽，有时类似百日咳表现；②全身中毒症状明显；③外周血白细胞升高明显，有时伴淋巴细胞升高；④小婴儿可并发全身化脓性病变；⑤易引起支气管扩张（Forstner et al.，2016）。

（二）非典型病原体肺炎

1. 肺炎支原体肺炎

肺炎支原体肺炎好发于＞5 岁年长儿，典型临床表现为：早期刺激性干咳，有时呈痉挛性咳嗽，类似百日咳；持续高热；早期肺部体征不明显；X 线表现以大叶性肺炎最为常见，也可表现为间质性肺炎改变；肺外并发症常见。近几年来，婴幼儿肺炎支原体肺炎报道日渐增多，临床表现不如年长儿童典型，可表现为低热、咳嗽，X 线提示支气管肺炎改变，与 RSV 肺炎很难鉴别，需借助病原学检查鉴别（Wu et al.，2013）。

2. 沙眼衣原体肺炎

沙眼衣原体肺炎主要见于 2～12 周新生儿及婴儿，发病年龄较 RSV 感染小，多见于自然分娩婴儿，大多数无发热，起始症状通常是鼻炎，伴鼻腔黏液性分泌物和鼻塞，随后发展为断续的咳嗽，呼吸急促，可闻及肺部啰音，可伴有心肌炎和胸腔积液，半数患儿可伴有急性包涵体性结膜炎，胸部 X 线显示为间质浸润，亦可见支气管肺炎或网状、结节样阴影（Naafs and Kleinhout，2016）。

三、呼吸系统其他疾病

（一）支气管哮喘

支气管哮喘是一种以慢性气道炎症和气道高反应性为特征的异质性疾病，以反复发作的喘息、咳嗽、气促、胸闷为主要临床表现。从理论上分析，哮喘患者除具有喘息表现外，同时还具有以下特点：①常有过敏性疾病史，如湿疹、鼻炎和食物过敏等；②常有哮喘或过敏性疾病家族史；③抗哮喘治疗效果良好；④喘息诱因的多样性，既往曾有喘息，且诱因多样，如运动、情绪激动、气候变化等。但实际情况下，哮喘的第一次发作与RSV诱导的毛细支气管炎很难鉴别，可能需要通过对患者一定时间的观察才能确定。因此，对于婴幼儿的第一次喘息发作，多不会诊断哮喘。

（二）哮喘性支气管炎

哮喘性支气管炎也称喘息性支气管炎，是一种有喘息表现的婴幼儿支气管感染。其病理基础是由婴幼儿支气管解剖学特点决定的：气管和支气管的管径均相对狭小，软骨柔软，缺乏弹力组织，黏膜柔弱纤细且高于血管，黏液腺分泌不足而较干燥，纤毛运动差等。临床上常用于描述反复病毒感染诱发的喘息，但缺乏哮喘诊断的完整依据，为介于毛细支气管炎和支气管哮喘的中间类型。该病也可由RSV感染诱发，但多指婴幼儿非首次的喘息发作，临床与典型RSV毛细支气管炎的鉴别要点在于喘息的次数和发病年龄。

（三）喉炎和喉气管支气管炎

喉炎是一类主要累及喉部的感染类型，临床特点主要是声音嘶哑、犬吠样咳嗽和喉梗阻表现。由于病变累及喉部，临床表现为声带受累表现，喘鸣多为吸气相或双相，RSV感染亦可累及喉部，但与呼气性呼吸困难临床上不难鉴别。

（四）先天性喉喘鸣

婴儿喉部发生的吸气性喘鸣，多由于喉部或声带部位先天发育异常引起。喘鸣多发生于吸气相，部分患儿伴有吸气性三凹征。最常见病因是先天性喉软骨软化。该病多随年龄增大减轻，多数于2岁前自愈。其与RSV的鉴别点在于，生后即有症状，无呼吸道感染表现，肺部听诊主要是吸气相或双相喘鸣音。

（五）先天性气道发育异常

先天性气道发育异常患儿出生后就表现出轻重不等的阻塞性呼吸困难。临床上主要包括先天性食道气管瘘、先天性气管狭窄、支气管桥和单侧支气管不发育等。由于生后就有症状，胸部影像学检查或纤维支气管镜检查就能明确诊断，鉴别不难。

（六）乳汁吸入性肺炎

婴幼儿由于乳汁吸入所致的肺炎，根据吸入量的多少、吸入次数和时间的长短，病情轻重不等。乳汁吸入性肺炎的发病病因主要是婴幼儿吞咽功能和食道抗反流功能发育不完善。鉴别点在于：常有乳汁吸入的明确病史，胸部影像学检查常见上叶后段和下叶背段的局限性炎症，少数反复吸入患儿可有间质性肺炎表现。

四、全身其他系统疾病

（一）心源性哮喘

心源性哮喘是由于左心衰竭和急性肺水肿等引起的发作性气喘，其发作时的临床表现可与支气管哮喘相似。心源性哮喘患者多有先天性心脏病病史，发作时，伴有频繁咳嗽、咳泡沫样特别是血沫样痰，心脏扩大、心律失常和心音异常等。根据患儿既往病史、心脏体格检查和影像学检查不难鉴别。

（二）纵隔肿瘤

儿童纵隔肿瘤发病率较成人低，但由于儿童胸腔容量较小，常表现为咳嗽、低热和呼吸困难等呼吸道症状，临床易于忽视。鉴别要点在于临床症状持续存在或进展，内科治疗效果不佳，胸部 CT 检查多能发现异常。浙江大学附属儿童医院 2016 年有 1 例 3 个月大患者主诉喘息住院，但内科治疗疗效不佳，且喘息表现日益加重，经胸部 CT 检查，发现上纵隔占位，经增强 CT 检查确诊为“上纵隔血管瘤”，经“心得安”（普萘洛尔）治疗临床症状迅速缓解，提示我们对于常规治疗效果不佳的喘息患者，需行影像学检查排除其他问题。

（三）胃食道反流或咽喉反流

胃食道反流或咽喉反流是指由于婴儿食道括约肌功能障碍，导致食物或胃酸反流至食管上端、咽喉部甚至吸入气道所致的呼吸系统疾病。婴幼儿咽喉反流以呼吸暂停、喉鸣、间歇性发绀为主要临床表现，发生率高达 88%；进食困难、生长受限、频繁呕吐为次要表现，发生率达 80%。与 RSV 感染的鉴别点主要在于有无呼吸道感染病史，明确诊断需借助一系列辅助检查，包括：食道 X 线钡剂造影，食道 24h pH 监测，纤维喉镜观察，支气管镜，支气管肺泡灌洗等。

第六节 呼吸道合胞病毒感染的治疗

RSV 所致的上呼吸道感染病情轻，病程呈自限性，不需要特殊治疗，一般 3～5 天症状就能缓解。RSV 所致的下呼吸道感染即毛细支气管炎和肺炎，目前尚无特殊抗病毒药物，以隔离、卧床休息、支持对症处理为主。基本原则包括 4 个方面：评估和监测病情，维持血氧饱和度稳定，维持机体水电解质平衡，药物治疗。

一、评估和监测病情

对于初诊的患儿需要根据临床症状、体征和辅助检查，对患儿病情进行全面评估，区分患儿疾病的严重程度（见本章第三节）；同时，根据患儿是否具有严重毛细支气管炎的危险因素（见本章第三节）进行相应的监测和处理。根据不同的感染严重程度进行相应的处理，流程见图 5-2。评估和监测包括：一般情况（包括神志、胃口、有无脱水、大小便情况和精神状态等），生命体征（呼吸、心率、血压和 SpO_2），肺部听诊情况，有无呼吸困难（三凹征、鼻翼煽动、呻吟等），动脉血气情况，水电解质水平等。

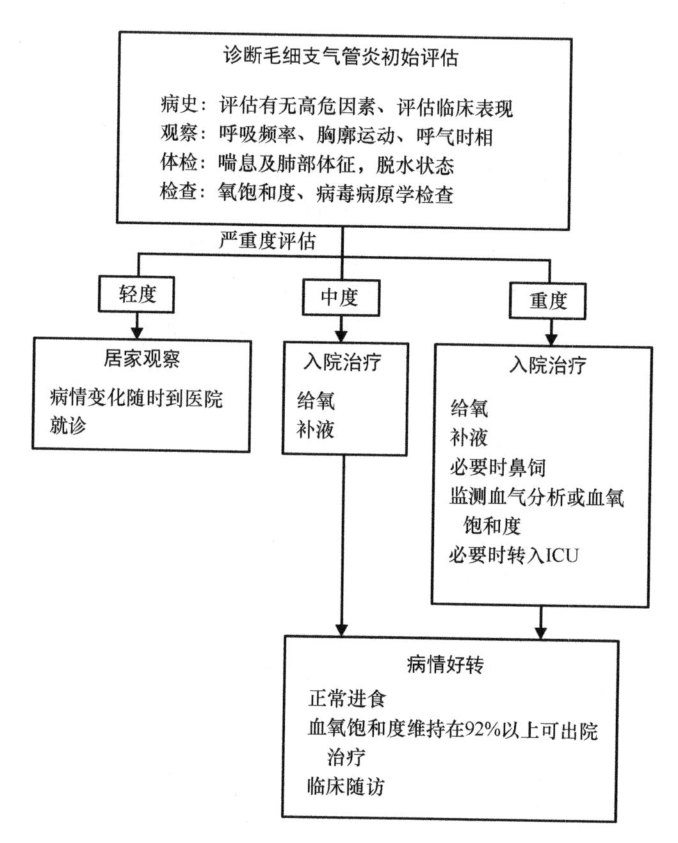

图 5-2 RSV 感染相关的毛细支气管炎的临床处理流程图（《中华儿科杂志》编辑委员会中华医学会儿科学分会呼吸学组，2015）

二、维持血氧饱和度稳定

（一）保持气道通畅

（1）保持合适的体位，抬高头部和胸部，维持气道通畅。
（2）叩背，促进痰液排出。
（3）吸痰：婴幼儿咳痰能力弱，痰液黏稠时无法咳出，需借助外力吸痰。

（二）供氧

1. 吸氧指征

正常海平面，大气吸入条件下，清醒状态下血氧饱和度持续低于90%，睡眠状态下血氧饱和度持续低于88%。

2. 吸氧方式

（1）鼻导管吸氧：能提供氧浓度一般可达25%，但很难达到30%以上，同时局部有一定刺激症状，故目前临床上多采用改良鼻导管吸氧，以减少局部的刺激症状。
（2）面罩吸氧：供氧浓度可达35%～45%。
（3）头罩吸氧：供氧浓度可达35%～45%以上。
（4）正压给氧：包括经鼻持续气道正压通气（nasal continuous positive airway pressure，NCPAP）和气管插管后行机械通气。

（三）注意事项

选择供氧方式，主要根据患儿的病情和动脉血气结果来进行选择。单纯的低氧血症，可根据缺氧程度的不同，选择以上任一方式；同时存在高碳酸血症的，需考虑给予低浓度持续给氧。面罩和头罩的给氧方式可能引起高碳酸血症的进一步加重，需谨慎选择。

三、维持机体水电解质平衡

（一）补液和保证足够的碳水化合物供应

毛细支气管炎患者呼吸频率加快，伴有喘息，不显性失水增加；同时，胃纳减退，进食减少，水分摄入减少，易造成痰液黏稠，严重者出现脱水症状，因此需要给予适量补液。补液尽量选择口服给予。患儿若能进食母乳，鼓励继续母乳喂养。若患儿呼吸困难或明显呛咳，可选择放置胃管补液。脱水严重者可给予静脉补液和静脉营养。

（二）补充电解质维持酸碱平衡

当血液电解质和酸碱水平出现紊乱时，可以给予相应补充或纠正。值得注意的是，当出现低钠血症时，须警惕抗利尿激素分泌异常综合征（syndrome of inappropriate antidiuretic hormone secretion，SIADH）的可能，不能盲目补钠。

四、药物治疗

（一）支气管舒张剂

支气管舒张剂主要是速效β2受体激动剂（short-acting beta2 agonist，SABA），可以和M受体阻滞剂联合雾化吸入，特别是有过敏性家族史者，效果更佳。虽然根据文献报道，SABA的使用并不能改变临床结局，如住院率和住院时间，但应用后临床表现大多能得到改善。部分婴幼儿使用SABA后出现显著的心动过速和肌肉颤动，需考虑减量或停用。SABA药物可选择沙丁胺醇雾化剂或特布他林雾化剂，2.5mg/次、2～3次/日，雾化吸入；M受体阻滞剂可选择异丙托溴铵雾化剂，250μg/次、2～3次/日，雾化吸入。

（二）糖皮质激素

目前不建议使用全身性糖皮质激素，可选用吸入性糖皮质激素短期应用。一般选用布地奈德雾化剂吸入，0.5～1mg/次、2～3 次/日。可以与支气管舒张剂合用，疗程一般3～7天不等。

（三）肾上腺素

肾上腺素兼有激动β和α受体的双重作用，但最近的研究表明，其对疾病的临床结局并没有明显的改善作用。

（四）3%高渗盐水雾化吸入

目前不建议在院外使用高渗盐水雾化吸入治疗；对于住院患者，可以选择使用。高渗盐水可以增加气道黏液的分泌，有利于痰液的稀释和清除；但部分患者对高渗盐水反应强烈，会出现强烈的咳嗽和喘息。因此，住院患儿在严密监测下，可以使用高渗盐水雾化治疗，使用前可以给予支气管舒张剂使用；一旦出现咳嗽喘息症状加重，应立即停用，并注意吸痰，保证气道通畅。

（五）抗病毒治疗

目前尚无有效的抗病毒药物。利巴韦林（Ribavirin）是已经被美国 FDA（Food and Drug Administration）批准可以用于治疗 RSV 感染的一种药物，但是抗病毒效果不理想，还有较大的副作用。轻症 RSV 感染使用抗病毒意义不大，但是专家建议对患严重 RSV 感染或具有高危因素的 RSV 感染患儿考虑使用该药。利巴韦林气溶胶每天吸入 12h，连用 3 天，能减轻症状和缩短排毒期。但是动物实验表明利巴韦林能致畸形，孕妇禁用。

（六）干扰素（IFN）

干扰素可有一定抗病毒治疗作用。50 万～100 万 U/d、连用 3～5 天，可停止病毒排出。用干扰素雾化吸入或滴鼻，可抵制入侵病毒扩散。

（七）抗生素

一般情况下不用，但是在 RSV 感染后并发细菌感染时需要使用抗生素。抗生素的应用需要根据细菌培养和耐药的结果进行选择。

五、胸部理疗

越来越多的研究表明，胸部理疗并不能改善毛细支气管炎的临床结局，不推荐使用。

六、并发症的处理

（一）呼吸暂停

咖啡因被认为是治疗呼吸暂停的最主要药物，有系统综述认为其可以减少呼吸暂停的次数并减少机械通气的比率（Henderson-Smart and De Paoli，2010）。其他的治疗包括氧疗，以及无创及有创的机械通气。

（二）呼吸功能不全或衰竭

根据呼吸衰竭的类型，进行对应性治疗：Ⅱ型呼衰，以保持气道通畅为主要处理方式；Ⅰ型呼衰，以提高氧合为主，包括吸氧等主要治疗手段。

（三）心力衰竭

多数患儿通过对症治疗或控制液体入量，病情能迅速好转；有严重先天性心脏病者，需及时治疗原发病。

（四）病毒性心肌炎的治疗

呼吸道合胞病毒性感染患儿存在不同程度的心肌损害，因此，在治疗呼吸道合胞病毒性肺炎的同时，应加强对心肌的保护性治疗和动态观察；对心肌酶异常明显者，应对心脏进行全面检查和定期复查，及时进行心肌保护、监护和治疗。

（五）消化功能衰竭

应减少胃肠道的负担，包括控制摄入量；若病情较重者，建议胃管，甚至禁食、放置空肠引流管，直至病情恢复后撤除。

第七节　呼吸道合胞病毒感染的预防和预后

一、预防

（一）帕利珠单抗

帕利珠单抗（Palivizumab）是 MedImmune 和雅培公司联合开发的唯一用于抗 RSV 的被动免疫药物，1998 年获得 FDA 批准用于预防不足 35 周早产儿的先天性心脏病或肺部疾病。帕利珠单抗是一种人源化的鼠单克隆抗体，能交叉特异性识别 RSV F 蛋白的抗原决定簇 A。因此，该单克隆抗体对所有亚型的 RSV 均有抑制作用，其作用机制是抑制病毒的复制、直接中和病毒，且其用药安全性高（非血液制品），无须反复注射，可与荨麻疹和水痘等其他疫苗同时使用，因此适用范围广泛；但其价格仍然相对昂贵，且功效仅限于高危人群预防呼吸道合胞病毒（RSV）感染。

1. 适应证

（1）健康的胎龄＜29 周的早产儿（没有慢性肺部疾病和先天性心脏病）。
（2）胎龄＜32 周同时合并慢性肺部疾病的早产儿。
（3）具有明显血流动力学异常的先天性心脏病婴儿。
（4）先天性气道发育异常或神经肌肉疾病的婴儿。
（5）囊性纤维化的婴儿。
（6）先天性免疫缺陷的婴儿。
（7）唐氏综合征婴儿。

2. 使用方法

预防高危儿童呼吸道合胞病毒感染常在病毒流行季节（一般是每年的 11 月至

次年的 3 月）给药，第一次给药多在流行开始之前（通常为 11 月初），一次给药 15mg/kg 体重，肌肉注射，1 个月 1 次，最多可给药 5 次。多数适应证人群只需在出生后第一年 RSV 流行季节注射，少数患者需要在生后第一、第二年 RSV 流行季节使用。

（二）坚持母乳喂养

母乳喂养可以减少婴幼儿呼吸道感染的概率，美国儿科协会（American Academy of Pediatrics，AAP）建议至少 6 个月以上的纯母乳喂养。另有研究表明，额外延长 4 个月的母乳喂养，可以减少 72%以上的婴儿呼吸道感染。与人工喂养相比，母乳喂养的婴幼儿罹患 RSV 感染后疾病的严重程度、患儿吸氧比率和住院率明显下降。

（三）手卫生

清洁方法主要通过酒精棉球擦拭；如果没有酒精棉球，可通过肥皂和清水清洗。以下情况需要重新清洁双手：①接触 RSV 毛细支气管炎患儿前后；②接触患儿周围的任何物品后；③接触患儿后，如摘除手套后。

（四）避免烟草暴露

多项研究表明，烟草暴露可以增加婴幼儿毛细支气管炎的严重性和住院率。

（五）家庭教育

儿科医生和护士应对易感人群的父母及照看者进行关于毛细支气管炎的诊断、治疗和预防的教育。研究表明，对患者家属的教育，可以减少疾病的传播、抗生素的滥用和医疗资源的浪费。

二、预后

绝大多数毛细支气管炎患儿能够完全康复，不遗留任何后遗症。在美国，足月儿毛细支气管炎的住院比例在 10%以下，但是，早产儿毛细支气管炎的住院比例高达 25%。3%～7%住院患者需要进行机械通气。毛细支气管炎引起的死亡大多数发生在小于 6 月龄、合并有心肺疾病的患儿。34%～50%毛细支气管炎患儿日后会继发气道高反应性疾病引起喘息发作。

（王颖硕　陈志敏）

主要参考文献

《中华儿科杂志》编辑委员会中华医学会儿科学分会呼吸学组. 2015. 毛细支气管炎诊断、治疗与预防专家共识(2014 年版). 中华儿科杂志, 53(3): 168-171.

Andrade DC, Borges IC, Vilas-Boas AL, et al. 2017. Infection by *Streptococcus pneumoniae* in children with or without radiologically confirmed pneumonia. Jornal Pediatria, 94(1): 23-30.

Branche AR, Falsey AR. 2016. Parainfluenza virus infection. Seminars inRespiratory and Critical care Medicine, 37(4): 538-554.

Falsey AR, Walsh EE. 2000. Respiratory syncytial virus infection in adults. Clinical Microbiology Reviews, 13(3): 371-384.

Fauroux B, Simoes EAF, Checchia PA, et al. 2017. The burden and long-term respiratory morbidity associated with respiratory syncytial virus infection in early childhood. Infectious Diseases and Therapy, 6(2): 173-197.

Forstner C, Rohde G, Rupp J, et al. 2016. Community-acquired Haemophilus influenzae pneumonia--New insights from the CAPNETZ study. The Journal of Infection, 72(5): 554-563.

Henderson-Smart DJ, De Paoli AG. 2010. Methylxanthine treatment for apnoea in preterm infants. Cochrane Database Syst Rev, (12): CD000140.

Naafs JC, Kleinhout MY. 2016. Chlamydia trachomatis infection in mother and child；the importance of a complete history and efficient interdisciplinary communication. Nederlands Tijdschr Geneeskd, 160: A9727.

Peteranderl C, Herold S, Schmoldt C. 2016. Human influenza virus infections. Seminars in Respiratory and Critical Care Medicine, 37(4): 487-500.

Ralston S, Hill V. 2009. Incidence of apnea in infants hospitalized with respiratory syncytial virus bronchiolitis: a systematic review. J Pediatr, 155(5): 728-733.

Ralston SL, Lieberthal AS, Meissner HC. et al. 2015. Clinical Practice Guideline: The Diagnosis, Management, and Prevention of Bronchiolitis. Pediatrics, 134(5): e1474-e1502.

Schroeder AR, Mansbach JM, Stevenson M, et al. 2013. Apnea in children hospitalized with bronchiolitis. Pediatrics, 132(5): e1194-1201.

Shen CF, Wang SM, Ho TS, et al. 2017. Clinical features of community acquired adenovirus pneumonia during the 2011 community outbreak in Southern Taiwan: role of host immune response. BMC Infectious Diseases, 17(1): 196.

Wu PS, Chang LY, Lin HC, et al. 2013. Epidemiology and clinical manifestations of children with macrolide-resistant Mycoplasma pneumoniae pneumonia in Taiwan. Pediatric Pulmonology, 48(9): 904-911.

第六章　呼吸道合胞病毒的监测和预警

建立RSV监测系统，对发现RSV时空和人群分布特征、预警预测RSV的流行具有非常重要的作用。目前，欧美有些国家已建立RSV监测系统，有些国家基于流感监测系统开展RSV监测，但是全球并没有建立与流感监测系统类似的RSV监测体系。2015年开始，世界卫生组织就建立RSV全球监测系统召开专题会议，就监测病例定义、实验室检测方法、数据收集与报告等方面进行讨论，拟定于未来2～3年在部分国家先开展RSV监测试点。本章主要介绍目前已开展RSV监测国家的监测体系、监测方法、监测结果及预测预警方法，这对于建立RSV监测系统、预测预警RSV的流行有非常重要的参考价值。

第一节　概　　述

一、监测和预警的定义

监测是连续地、系统地收集疾病或其他卫生事件的资料，经过分析、解释后及时将信息反馈给所有应该知道的人（如决策者、卫生部门工作者和公众等），并且利用监测信息的过程。系统的疾病监测工作最早开始于美国。随后，世界各国根据各自的需要建立了相应的监测系统，目前监测工作由以传染病为主的监测逐步增加非传染病内容的监测工作。RSV监测最早见于美国，随后在欧洲发达国家也开展了相应的监测工作。但目前世界上对RSV的监测并没有统一的方案，建立全球标准化的RSV监测是今后各国努力的方向。

预警则是根据长期监测得到的基础资料，就一系列疫情指标或某一可能发生的疫情事件，提前对疫情达到某一危险水平或疫情事件发生概率进行预测，并及时将疫情发展趋势在时空水平上进行预报，以最大限度地降低因疫情蔓延或发生造成的危害。近年来随着计算机技术的发展，再加上全球传染病蔓延增多和全球交通、气候变化等因素的影响，传染病的预警技术取得了较快的发展，表现在信息采集方法、数据统计分析、疾病预测模型、风险报告系统、媒体信息甄别等方面的研发与更新。例如，在数据统计分析上，近年来常用时间序列数据分析方法来达到预警目的，包括迂回法、控制图法、时间序列模型、时空聚集性探测等。疾病预测模型分为定性预测和定量预测。定性预测方法有Delphi法、主观概率法、模糊聚类预测法等；定量预测主要是指数理模型中的微分方程模型、余弦模型、灰色预测模型、Markov 模型、贝叶斯模型、通径分析模型等，均是近年来发展较快的用于传染病预测的模型（周晓农，2009；马芬等，2008）。

二、监测和预警的作用

对 RSV 流行特征如季节性变化、重点人群分布等内容更深入的认识，可以更好地把握住预防性干预措施的时机。RSV 流行不一定与流感的流行季节性重叠。建立快速而有效的 RSV 监测与预警机制，可以描述 RSV 的时间、地区、人群分布特征，确定与 RSV 相关的优先需要解决的公共卫生问题，检测与识别 RSV 的流行趋势和发展规律，及时分析与反馈有效信息，并尽快做出响应与处置，将疫情控制在最低水平，从而有效地避免或控制 RSV 的传播与暴发，为评价和制定 RSV 预防控制对策及措施提供科学依据。尽管 RSV 在全球范围内造成严重的疾病负担，但政府卫生决策者对此认识却不足。根据未来社会经济发展趋势和卫生服务发展的需求，通过国家和其他大规模的 RSV 监测系统收集的数据，制定出可行的全球性或地区性 RSV 防治规划与实施方案，是最终达到预防或控制 RSV 暴发或流行的重要手段（周晓农，2009）。

第二节　呼吸道合胞病毒的全球监测体系

现有的监测数据表明，不同型别、亚型的 RSV 在全球共同流行，RSV 活动强度在不同季节或不同时期、同一时期的不同地区不尽相同。RSV 在不同的地理、气候区域的流行特点和季节性规律不同，与纬度及气象等因素有关。但目前 RSV 并未像流感一样建立全球的监测体系，且现有的 RSV 监测数据仍然只是来源于少数国家，对 RSV 的认识远远不能满足当前防控的需要。世界卫生组织目前也未发布 RSV 监测指南，即便是已开展或正在开展 RSV 监测的国家，在病例定义、标本采集、实验室检测、数据报告和分析等方面也不尽一致，造成地区之间的比较存在困难。由于全球 RSV 监测没有统一的方案，本节重点就全球 RSV 监测的现状、RSV 监测需要考虑的问题，以及基于流感监测系统建立 RSV 监测的探讨进行论述，为将来建立标准的、完善的 RSV 监测系统提供参考。

一、RSV 监测现状

CDC 于 2004 年建立全球疾病监测（global disease detection，GDD）项目，为 CDC 国际合作项目提供支持。GDD 项目的主要目标是建立识别和响应新发传染病的能力，开展公共卫生应用性研究。至 2012 年，GDD 已在 10 个国家或地区开展传染病监测和公共卫生相关的应用性研究（Breiman et al.，2013）（图 6-1）。RSV 的监测也是 GDD 项目的重要内容之一，以下就 GDD 项目中一些国家，以及美国、欧盟各自开展 RSV 监测的情况进行论述。

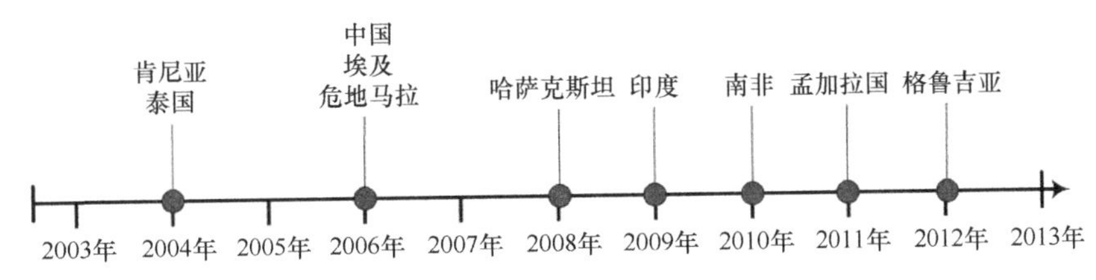

图 6-1　全球疾病监测项目地区中心分布及建立时间（Breiman et al.，2013）

（一）亚洲

1. 中国

我国尚未建立国家级 RSV 监测系统。GDD 项目在中国开展的 RSV 监测是在湖北省荆州市实施的。

1）监测人群

2010 年荆州市监测点所在的 2 个区域内的人口为 1 154 086 人，其中 11%为 15 岁以下儿童，3%为 5 岁以下儿童。本次监测所选的人群为 5 岁以下儿童。

2）监测病例定义

RSV 的监测是结合在住院严重急性呼吸道感染（severe acute respiratory illness，SARI）监测中的。SARI 病例定义为发热（≥38℃）伴以下症状或体征之一：咳嗽、喉咙痛、气促（<2 个月的婴儿：呼吸频率大于 60 次/min；2～11 个月婴儿：呼吸频率大于 50 次/min；1～5 岁儿童：呼吸频率大于 40 次/min）、异常呼吸音（包括干或湿啰音、咳喘）、呼吸困难、咳血、胸痛或胸部 X 片检查异常。

3）监测点

湖北省荆州市 2 个地区的 4 家医院。在这 4 家医院就诊的 SARI 病例，84%为监测地区的居民。

4）数据收集

对于符合 SARI 病例定义的 5 岁以下儿童，在获得其监护人知情同意后，监测点的医生对其父母询问儿童的医疗史、暴露史和目前的患病信息。

5）标本采集与检测

由医院的护士在病例入院 24h 后采集鼻咽和口咽拭子标本，对于插管患者，从气管内插管吸出 5mL 呼吸道分泌物。所有的 SARI 病例均进行流感病毒核酸检测，但不是所有的标本都进行 RSV 检测。检测 RSV 标本的数量主要依据是每月 5 岁以下儿童 SARI 病例数占全年所有 SARI 病例数的比例。标本收集后储存在 4℃环境中，并在 48h 内送至荆州市疾病预防控制中心实验室。在实验室将每个病例的标本等分成 3 份并分装在 3 个试管中：两个试管在–70℃冷冻，第三份在 48h 进行流感病毒核酸检测。再从每个患者剩余的两份冷冻标本中拿出一份转运至湖北省疾病预防控制中心（中国武汉）进行总核酸提取和非流感病毒的其他呼吸道病毒（包括 RSV）反转录聚合酶链反应检测。检测 RSV 的试剂购自美国。

6）数据收集

病例所有流行病学的和临床的信息均由所在监测点的医生按月报至中国疾病预防控制中心办公室所建立的一个电子数据库（Huo et al.，2013）。

2. 泰国

1）监测点

自 2002 年以来，泰国公共卫生部与 GDD 项目泰国区域中心合作在泰国 2 个农村省份（SaKaeo 省和 NakhonPhanom 省）的 20 家医院开展了以人群为基础的监测。

2）监测人群

2010 年这两个省份约有 130 万人。

3）监测病例定义

对住院急性下呼吸道感染病例（acute lower respiratory tract infection，ALRTI）进行主动监测。ALRTI 的定义为住院病例同时出现活动性感染（至少出现以下情况之一：发热，寒战，体温>38.2℃或<35℃，白细胞计数异常）和下呼吸道疾病（至少出现以下情况之一：异常呼吸音，呼吸急促，咳嗽，咳痰，呼吸困难）。ALRTI 患者按照系统抽样的原则进行采样，具体为根据每个病房（如男性病房、女性病房和儿科病房）病例的入院时间，按照时间顺序系统选择病例。如果能够获得病例胸部 X 线片，将由 3 名放射科医师进行读片。如果 3 名放射科医生中有 2 名医生诊断为可能的或确诊的肺炎，则患者即被诊断为肺炎。

4）标本采集与检测

向所有成人参与者或 18 岁以下儿童的监护人提供知情同意。收集参与者的鼻咽拭子标本，2002 年至 2010 年 6 月使用聚酯拭子（Puritan，Guilford，ME），2010 年 7 月之后使用植绒拭子（FLOQSwabs，Copan，Murrieta，CA）。鼻咽标本接种在病毒转运培养基中，4～8℃储存 24h 后，在–70℃下冷冻。每周采用干冰运输到泰国国家卫生研究所，再采用 RT-PCR 检测 RSV（Naorat et al.，2013）。

（二）美洲

1. 美国

美国 CDC 通过国家呼吸道和肠道病毒监测系统（national respiratory and

enteric virus surveillance system，NREVSS）收集 RSV 病例和暴发的信息。NREVSS 建立于 1989 年，是一个自愿的、基于实验室的监测系统，用于监测数种病毒（包括 RSV）的流行趋势。报告数据至 NREVSS 的实验室中 85%～90%是由以医院为基础的实验室构成的，剩下的由公共卫生机构实验室和商用实验室构成（Panozzo et al.，2010）。NREVSS 可提供所有实验室 RSV 检测数量，以及按照标本类型、地区 RSV 的阳性检测情况，但是 NREVSS 没有收集血清型、人口统计学和临床方面的数据。即便如此，NREVSS 的监测数据仍可以向公共卫生官员和医疗保健人员提供 RSV 在社区中的流行特征。CDC 会定期对收集到的数据进行分析，结果以 3 种实验室检测的方法展示，即抗原检测、病毒分离和 PCR 检测，结果定期发布在 CDC 网站上，或发表在《发病与死亡周刊》（*Morbidity and Mortality Weekly Report*，MMWR）上。RSV 监测的结果按地区分析的展示尤为丰富：在 CDC 网站上可以看到 RSV 在全国的流行趋势；按照地区一致性趋势分析，即 RSV 在美国东部、东北部、中西部、西部、佛罗里达州的流行趋势；RSV 在 10 个美国卫生和公众服务部区域分中心的流行趋势；RSV 在各个州的流行趋势等。与美国其他地区相比，佛罗里达州由于 RSV 流行较早且流行的持续时间长，通常单独作为一个部分来报告（Boron et al.，2008）。

2. 危地马拉

1）监测点

选择 3 家公立医院和诊所对急性呼吸道疾病（acute respiratory illness，ARI）开展前瞻性监测。

2）监测病例定义

监测医院护士每天在急诊室、住院病房和诊所的候诊室搜索符合病例定义的患者，主要是入院诊断或主诉为 ARI 的患者。住院病例的纳入标准为：①至少一种急性感染表现（体温≥38℃或者<35.5℃）：白细胞计数异常（年龄<5 年岁，白细胞计数<5550 个细胞/μL 或>15 000 个细胞/μL；年龄≥5 岁，白细胞计数<3000 个细胞/μL 或>11 000 个细胞/μL；或异常差异）；②至少有以下一种呼吸道症状：呼吸急促、咳嗽、咳痰、胸膜胸痛、咯血、呼吸困难、喉咙痛，或者在<2 岁的儿童出现无法进食，呼吸音异常或鼻涕。自 2011 年 2 月，监测的对象还包括所有<5 岁儿童满足广泛的世界卫生组织肺炎定义：咳嗽伴呼吸急促，胸部凹陷，喘鸣或危险症状（无力进食、意识丧失、嗜睡和抽搐）。在诊所，监测对象的纳入标准为：发热>38℃；咳嗽或喉咙痛。重复就诊的患者可多次被纳入监测。

3）收据收集

由所在医院的监测护士收集病例医疗就诊信息表，并对病例或其监护人进行标准化访谈。胸部 X 线片由专家小组根据 WHO 指南进行解读，该专家小组由经过培训的 3 名放射科医师组成。监测护士负责记录住院期间或出院后 2 周内（通过电话联系确定）发生死亡的病例。

4）标本采集与检测

护士收集病例的鼻咽拭子和口咽拭子，并将它们保存在一个病毒管置于病毒转运介质中。所采集的标本按照 CDC 提供的方案和试剂，采用 RT-PCR 测定 RSV（McCracken et al.，2013）。

（三）非洲

1. 肯尼亚

1）监测点

肯尼亚医学研究所和 CDC 设立了两个监测点：Nairobi 的 Kibera 贫民窟和西部农村的 Lwak。在每个监测点分别选择一家医院开展 RSV 监测，收集就诊病例的人口学信息和临床信息。

2）监测人群

2007年3月至2011年2月（研究期间），Kibera地区12个村中的2个村25 000～29 000 人，Lwak 地区 33 个村人口数为 24 000～26 000 人。

3）数据收集

病例数据的收集方式分为家访获得和医院就诊者调查。家访是由监测地区的医务人员每周或每两周对研究的参与者进行家访，询问自上次家访以来出现的所有疾病，并记录在标准化的电子问卷中。家访期间可以发现研究参与者的呼吸道症状。对于在家访期间发现生病的研究参与者，将进行腋温和呼吸频率（计数家访对象 1min 的呼吸次数）的测量。对于病例，也将收集其医疗就诊信息。如果家访期间，研究参与者不在，或参与研究的对象是儿童，其相关的信息将从合适的“代理人”处获得。

4）监测病例定义

家访和医院监测的病例定义为改编自 WHO 的流感样病例（influenza-like illness，ILI）和 SARI（表 6-1）。

5）标本采集与检测

对于符合 ILI、SARI 病例定义的患者，收集鼻咽拭子或血标本。一些符合病例定义标准的患者却未能采集标本，因为他们拒绝被采样；或因为他们在周末就诊，标本无法转运；或因为他们在医院忙碌期间就诊，医务人员无暇顾及。发热病例需采集血样进行疟疾的血涂片检测。符合 SARI 病例定义标准的患者还同时进行血培养。检测 RSV 的试剂来自于美国，采用 RT-PCR 的方法进行 RSV 核酸检测（Bigogo et al.，2013）。

表 6-1　肯尼亚 GDD 项目家访和医疗机构内住院流感样病例及严重急性呼吸道感染定义（Bigogo et al., 2013）

症状，年龄	医疗机构	家访
流感样病例，所有年龄段	发热（测量体温≥38℃）伴咳嗽和/或喉咙痛	主观感觉发热或测量体温≥38℃，伴咳嗽和/或喉咙痛
严重急性呼吸道感染，<5 岁年龄段	咳嗽或呼吸困难，伴以下症状之一：气促（<2 个月的婴儿：呼吸频率≥60 次/min；2～11 月龄婴儿：呼吸频率≥50 次/min；1～5 岁儿童：呼吸频率≥40 次/min）、危险症状（体检时拒食或呛奶、严重呕吐、抽搐、嗜睡或昏迷）、胸壁凹陷、喘鸣或氧饱和度<90%	咳嗽或呼吸困难，伴以下症状之一：气促（同医疗机构定义标准），或体检时胸壁凹陷
严重急性呼吸道感染，≥5 岁年龄段	咳嗽、呼吸困难或胸痛，伴以下症状之一：发热（体温≥38℃）或氧饱和度<90%	咳嗽、呼吸困难或胸痛，伴发热（体温≥38℃）

2. 南非

1）监测点

南非 SARI 监测项目是一个主动的、前瞻性的、以医院为基础的哨点监测项目。于 2009 年 2 月开始，最初在南非 3 个监测地区选定了 4 家哨点监测医院。2010 年 6 月，又设立了第 4 个监测地区，包含 2 家哨点医院。

2）监测人群

南非的 Gauteng 省、KwaZulu-Natal 省、Mpumalanga 省和 Northwest 省 5 岁以下儿童。

3）监测病例定义

5 岁以下儿童 ALRTI 病例的定义在不同年龄段的标准不同，但所有的病例发病时间都必须是住院 7 天内。2 周至 3 个月的婴儿纳入标准为：新生儿败血症或由其主治医师在婴儿出生后诊断为 ALRTI。在 3～59 个月年龄段的儿童，由其主治医师诊断为 ALRTI。主治医生诊断病例为新生儿败血症或诊断为 ALRTI，没有使用任何标准化的依据。年龄小于 2 周的婴儿不作为 RSV 的监测对象，因为这些婴儿在围产期可能就在医院感染 RSV。

4）数据收集

监测医院的护士查阅儿科住院病房周一至周五所有住院病例，找出那些符合监测病例定义的患者。护士记录住院儿童，满足监测病例定义但没有纳入监测的患者，以及满足病例定义已被纳入监测患者的总数。对符合病例定义的监测对象进行结构化访谈并记录其医疗就诊史（包括一些危险因素和人口统计学的数据）。通过对住院儿童进行随访或其在病房的医疗记录了解其结局情况（出院或死亡）。

5）标本采集与检测

在病例入院 24h 内收集鼻咽吸出物，并于 72h 内在病毒转运培养基中将其运至国家呼吸道疾病和脑膜炎中心。用 RT-PCR 的方法检测包括 RSV 在内的 10 种呼吸道病毒（Moyes et al.，2013）。

3. 埃及

1）监测点

2009 年 5 月埃及卫生人口部与 CDC、美国海军医学研究单位 3 号（Naval Medical Research Unit No.3，NAMRU-3）在埃及 Damanhour 地区建立了基于人群的国家新发传染病项目。依据 2008 年埃及国家医疗资源利用率（healthcare utilization survey，HUS）的调查数据，选定 3 家政府所属医院为监测医院。

2）监测人群

上述监测点的选择可以保证在 Damanhour 地区超过 90%的急性呼吸道感染住院患者会就诊于这 3 家医院。

3）监测病例定义

医生每天检查入院日志以确定是否有疑似 ARI 的患者。任何年龄的患者如果他们表现出≥1 种急性感染的迹象（发热≥38℃或主观发热并伴急性疾病，白细胞计数异常或低体温<35℃）和≥1 种呼吸道症状则符合纳入标准。5 岁以下儿童满足儿童疾病综合管理（integrated management of childhood illness，IMCI）定义中的中度或重度肺炎也被纳入研究（Bont et al.，2016）。由于医生很难采集出生后 31 天内婴儿的鼻咽拭子，故这一年龄段人群不在监测范围内。2011 年 3 月开始，在这 3 家医院的门诊监测 ILI。ILI 的病例定义是发热（发病温度≥38℃）和咳嗽。所有门诊患者均接受 ILI 筛查，每隔 10 个的 ILI 纳入监测。Damanhour 地区以外的患者或之前在其他医院已经注册就诊过的患者也被排除。

4）数据收集

在获得患者或其法定监护人的知情同意后，监测医生进行患者访谈和病例审查以完成其详细疾病史及目前疾病的问卷调查。在病例出院或转诊后，未再收集其后续的随访信息。

5）标本采集与检测

收集所有入选患者的鼻咽和口咽标本，将标本放入 2mL 液体病毒转运培养基，检测前在 4℃保存≤2 天。Damanhour 地区的微生物检测人员采用 RT-PCR 的方法检测 RSV、A 型和 B 型流感病毒、腺病毒、人副流感病毒 1～3 型和人类偏肺病毒，检测的试剂均来自于 CDC。由于实验室资源有限，从门诊患者收集的标本，每三份标本检测一份，且保证各个年龄组病例的比例。将每个样品的等分试样储存在液氮中并每周运送至开罗的 NAMRU-3 参考实验室进行确认（Rowlinson et al.，2013）。

（四）欧洲

2003 年欧洲流感监测项目组（European Influenza Surveillance Scheme，EISS）

成立了一个以探索在 EISS 内建立 RSV 监测的工作小组。自 2008 年以来，欧盟疾病预防控制中心开展欧洲流感监测，包含了 27 个成员国和挪威。哨点监测医生报告每周新发流感样病例和/或急性呼吸道感染的数量，采集患者的呼吸道标本进行实验室测试，在欧洲的一些国家进行流感病毒检测的同时也进行 RSV 检测。在荷兰、斯洛文尼亚和英国，报告以 ILI 的数据为基础；在法国和德国，则是以 ARI 的数据为基础。捷克共和国在 2001 年 2 月至 2004 年 5 月报告 ARI 的病例数，从 2005 年 6 月起，他们的报告除了 ARI 病例数外，还报告了 ILI 的病例数。ARI 和 ILI 的病例定义在各个国家略有不同。各国收集的样本类型（鼻拭子和/或咽喉拭子）及运输条件相似，通常在发病后 5 天内采集标本，系统地检测了流感病毒和 RSV。早在 2006 年 EISS 根据先前开展 RSV 监测的情况，以英国、法国、荷兰和苏格兰在流感监测系统中开展 RSV 监测所收集的数据为基础，对 RSV 监测的及时性、哨点医院的选择、标本的采集、实验室的检测方法等内容进行讨论，最后得出如下建议：

（1）以流感监测为目的采集的标本，也应做 RSV 检测；

（2）以鼻/咽拭子和鼻咽抽吸物作为对 RSV 检测和诊断的标本是可以接受的；

（3）分子生物学技术，如 RT-PCR 在呼吸系统疾病的诊断作用已被证明很有价值，提倡使用这种技术检测 RSV；

（4）鼓励进一步发展和使用标准化的方法与实验室技术；

（5）应考虑选择更有代表性的哨点监测医院；

（6）新加入 EISS 的国家鼓励整合 RSV 监测至流感监测（Meerhoff et al.，2006）。2009 年再次就 RSV 在 EISS 中开展监测所取得的进展进行讨论，所得出的结论与之前一样，认为现有的流感监测系统仍然是开展 RSV 监测最实用的平台（Meerhoff et al.，2009）。

二、WHO 基于全球流感监测系统建立 RSV 监测体系的介绍

世界卫生组织已于 2015 年 3 月、2016 年 2 月和 6 月共 3 次召开专题会议，研究 RSV 的全球监测问题，认为建立标准化的 RSV 监测系统是可能的，且认为现有的全球流感监测和应对系统（global influenza surveillance and response system，GISRS）是最实用的平台，这与欧盟先前发布的公告一致（WHO，2015）。建立以流感监测系统为基础的 RSV 监测体系具有以下优点：①监测所需的临床基础设施、专家网络、实验室和其他资源已经比较完善，因此，在已有资源的情况下，可以及时发现 RSV 和流感疫情，并确定高危人群；②流感实验室中 RSV 和流感病毒检测方法都已经过彻底验证；③将 RSV 监测与流感监测相结合可以节省成本。

（一）RSV 监测病例定义

因为大约有一半以上的儿童感染病例呈现出无发热的特点，流感监测中的流感样病例（包含发热的要素）可能会丢失很多。最严重的 RSV 感染病例，包括 RSV 相关死亡，发生在出生以后的一个月内，在这一时期往往无发热的症状，表现出呼吸暂停，甚至是唯一的症状。因此，病例定义中如果没有发热这个条件，将可以监测到更多的病例。越来越多参与 GISRS 的国家正在扩大流感监测至 SARI 病例。RSV 严重感染经常出现在年龄很小的时候，监测应包括有发热的 SARI 病例和无发热 SARI 病例。ARI 的定义并不需要发热，涵盖了所有呼吸道病原体。因此，急性呼吸道感染可能是 RSV 最合适的监测病例定义。

（二）标本采集与检测

临床上收集到的流感病例监测标本也可以用来检测 RSV。从幼龄儿童获得的鼻咽分泌物和鼻洗液标本可能是最理想的标本。许多 GISRS 实验室使用实时聚合酶链反应技术来检测流感病毒，并且这种检测方案也可用于 RSV。对于从幼儿采集的标本，免疫荧光技术提供了令人满意的灵敏度。然而，对于年龄较大的儿童，如青少年和成人，这种技术显然不如 PCR。RSV 诊断和监测方面已经具有丰富经验的机构可作为 RSV 的参比实验室，可评估和制定标准化的采样和检测方案，并提供给参与 RSV 监测的实验室或机构。

（三）监测点的选择

RSV 监测点的选定至关重要。在呼吸道合胞病毒监测网络中，应能覆盖到所有的年龄组和高危人群。儿童感染出现最严重的结果，往往也是那些最难获得医疗服务的人群。高危人群指的是营养不良或免疫功能低下者、孕妇、囚犯、艾滋病病毒抗体阳性或暴露于 HIV 的人，以及患有唐氏综合征、慢性阻塞性肺疾病或其他慢性疾病、长期护理的患者和老年人。未来这些群体最有可能会受益于疫苗接种，因此应该通过监测系统覆盖这些人群可获得更多信息，这对于未来 RSV 疫苗接种后的效果评估是至关重要的。

（四）数据收集和报告

流感监测国家联络点向 FluID 数据库报告数据。该系统能够接受汇总和基于案例的数据，可以由国家实验室或流行病学协调中心直接输入或直接上传，或通过区域数据库间接输入。RSV 信息报告系统，可以基于全球流感网络平台（FluNet），报告 RSV 的流行病学和病毒学数据。目前 FluNet 正在升级，以便能够报告其他病毒（包括 RSV）的监测信息。将实验室数据与流行病学资料联系起来需要进一步优化，以提高报告效率。

（五）其他

目前尚不完全清楚现有的 GISRS 系统如何才能最好地适应 RSV 监测，但这至少需要建立单独的病例定义和 RSV 特异性标准操作程序。要将 RSV 监测整合到流感监测的关键问题在于，与流感相比，RSV 的季节性流行特征可能不同，RSV 疾病具有不同的年龄模式（主要发生在 2 岁以前的儿童）和不同临床表现的病例（高达 80%的儿童病例无发热情况存在）（Campbell et al.，2015）。如果要在全球流感监测系统内建立一个平行的 RSV 监测系统，这些都是要面临的挑战。这将需要具体的研究和新的计划，需要在广泛应用前进行验证。但是基于流感监测系统开展 RSV 监测，必须确保这一改变不降低流感的监测数据的质量，包括数据报告的完整性、准确性或及时性。因此，在大规模开展 RSV 监测方式前，世界卫生组织准备在全球数个区域的少数几个国家开展试点，以便对 RSV 监测的开展情况进行评估。

三、RSV 监测中需考虑的问题

（一）监测病例纳入标准

目前，RSV 监测病例的定义主要为急性呼吸道感染、流感样病例和严重急性呼吸道感染。有研究对 0～59 月年龄段的儿童基于这 3 种病例定义，来分析不同病例定义对 RSV 相关住院率的影响。采用急性呼吸道感染这种病例定义获得 RSV 相关住院率的灵敏度最高，采用 ILI 和 SARI 这两种病例定义可低估 RSV 住院率。他们还认为存在咳嗽、呼吸急促、捻发音和缺氧是预测 RSV 感染的独立因子。发热是住院儿童中常见的症状和体征，但它不能很好地预测 RSV 相关住院率（Saha et al.，2015）。

（二）实验室检测的方法

RSV 感染的检测方法很多，目前国内外多采用病毒分离培养法、间接免疫荧光法、直接免疫荧光法、碱性磷酸酶-抗碱性磷酸酶桥联酶标法、生物素链霉亲和素过氧化物酶法、酶联免疫吸附试验、病毒快速检测法，以及分子生物学方法，如多重反转录聚合酶链反应、巢式 PCR 及核酸杂交、多重实时 PCR、基因芯片技术、悬浮阵列技术等多种检测手段（李榕娇，2011）。检测 RSV 感染常用方法包括：①病毒分离培养，此法最为经典，能客观反映所感染病毒的存在及种类，但报告结果时间长，敏感度和特异度低，由于 RNA 病毒的不稳定性，阳性结果的取得对样本的质量要求较高，会出现假阴性，不利于病毒的快速诊断；②间接免疫荧光法检测 RSV 比病毒分离培养敏感度提高了 80%，且操作简便，出结果快，可应用于临床检测，但需要特殊的检测设备，有经验的研究人员及存在背景的染色使结果易受主观因素的影响；③分子生物学方法，如反转录聚合酶链反应（RT-PCR）的敏感性、特异性都高于传统的检测方法，但其操作不完全自动化，实验条件要求严格，成本高，不能避免出现假阳性或假阴性。RSV 检测技术各有利弊，没有任何一种方法可以满足所有实验室的检测需求，应根据监测的实际情况综合考虑。RSV 早期监测均是采用免疫荧光的方法，但是由于其敏感度低，造成 RSV 的检测效率低下，低估 RSV 的感染。近年来，分子生物学技术如 PCR 由于其快速且灵敏度和特异度高，发展得较快，使用其作为检测手段的越来越多，且流感监测系统大都采用此种检测技术，是未来开展 RSV 监测最有可能采用的方法。

（三）成人监测的问题

RSV 是世界范围内引起婴幼儿毛细支气管炎和肺炎的常见病原，几乎所有儿童 2 岁时都经历过 1 次或多次感染，感染的高峰年龄为 2～8 个月，是婴儿、小龄儿童下呼吸道感染的首要原因，也是年幼儿童因呼吸道疾病住院的首要原因。但从新生儿到成年人任何年龄组都会感染 RSV，目前大多数 RSV 的研究都是关于儿童的，但越来越多的研究表明成人中 RSV 感染所造成的疾病负担也很严重。对于一些有基础性疾病、免疫抑制的成年人，以及年老人群（≥65 岁），RSV 造成发病、住院或死亡在 ILI 人群中也占有很大的比例。未来开展 RSV 人群的监测，成年人尤其是年老人群也应该是重点关注的人（Gamino-Arroyo et al.，2017；Fleming et al.，2015）。

RSV 是全球儿童下呼吸道感染的主要原因，也是造成儿童喘息的一个重要原因，并且会导致有慢性基础性疾病的老年人和成年人造成严重的疾病负担。目前有许多公司和学术团体开发 RSV 候选疫苗，在不久之后，有效安全的疫苗可能上市。尽管如此，对 RSV 的认识还尚未完全清楚，特别是在成人组中。目前的数据只来源于少数的几个国家，大多数国家对该病的重要性认识仍不足。需要建立更为统一广泛的 RSV 监测体系，以便为各国决策者和免疫咨询小组提供数据以指导未来优先资源配置及决策（Iwane et al.，2013）。依托流感监测系统建立 RSV 监测是未来值得探索的一个方向，尽管也存在种种困难和挑战，但在许多中等和低收入的国家中，这种方法也许是获得大量的、科学的 RSV 监测数据的可行手段。

第三节　全球呼吸道合胞病毒的监测结果

一、国际监测结果

（一）美国

目前美国主要依靠基于 NREVSS 的 RSVAlert 系统对 RSV 进行常规监测，并且每年都对全国和各地区的数据进行汇总分析。总体上，美国 5 岁以下儿童中因 RSV

住院病例平均每年达 57 527 名，门诊病例达 210 万人；65 岁以上成人 RSV 住院病例数达 177 000 人，门诊病例数达 14 000 人（Hall et al.，2009；Falsey et al.，2005）。

1. RSV 阳性率情况

美国 2008～2009 年流行季期间共检测来自 50 个州的符合要求的样本 316 453 份，其中 16.0% RSV 阳性；2010～2011 年 RSV 流行季期间检测了来自 42 个州的符合要求的样本 32 0751 份，其中 15.9%阳性；2011～2012 年流行季共检测了来自 42 个州的符合要求的样本 270 441 份，其中 15.3%阳性；2012～2013 年流行季共检测了来自 41 个州的符合要求的样本 292 285 份，其中 16.0%阳性；2013～2014 年流行季共检测 33 个州的 141 021 份样本，其中 19 614 份（12%）阳性（MMWR，2014；2013；2011；2010）。2016～2017 年检测结果见图 6-2。

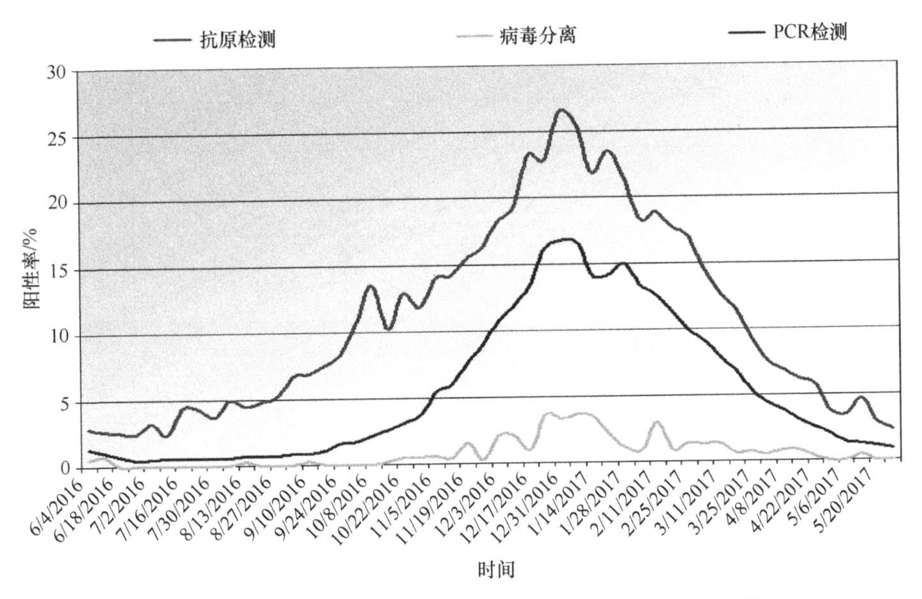

图 6-2　2016～2017 年美国 RSV 监测结果（彩图请扫封底二维码）

图片来源：https://www.cdc.gov/surveillance/nrevss/rsv/natl-trend.html

2. 地区分布

美国选择五大区域进行 RSV 监测，包括南部、中西部、西部、东北部、佛罗里达州，见图 6-3A。根据 2016～2017 年度全美 RSV 监测结果，RSV 流行的地区分布略有差异：美国西部与佛罗里达州地区感染比其他地区严重；美国南部地区抗原阳性率最高见于第 52 周，为 28.9%；最低见于第 20 周，仅为 1.2%。全年抗原的平均阳性率为 9.69%，核酸平均阳性率为 6.53%，病毒分离的平均阳性率为 0.95%，见图 6-3B。

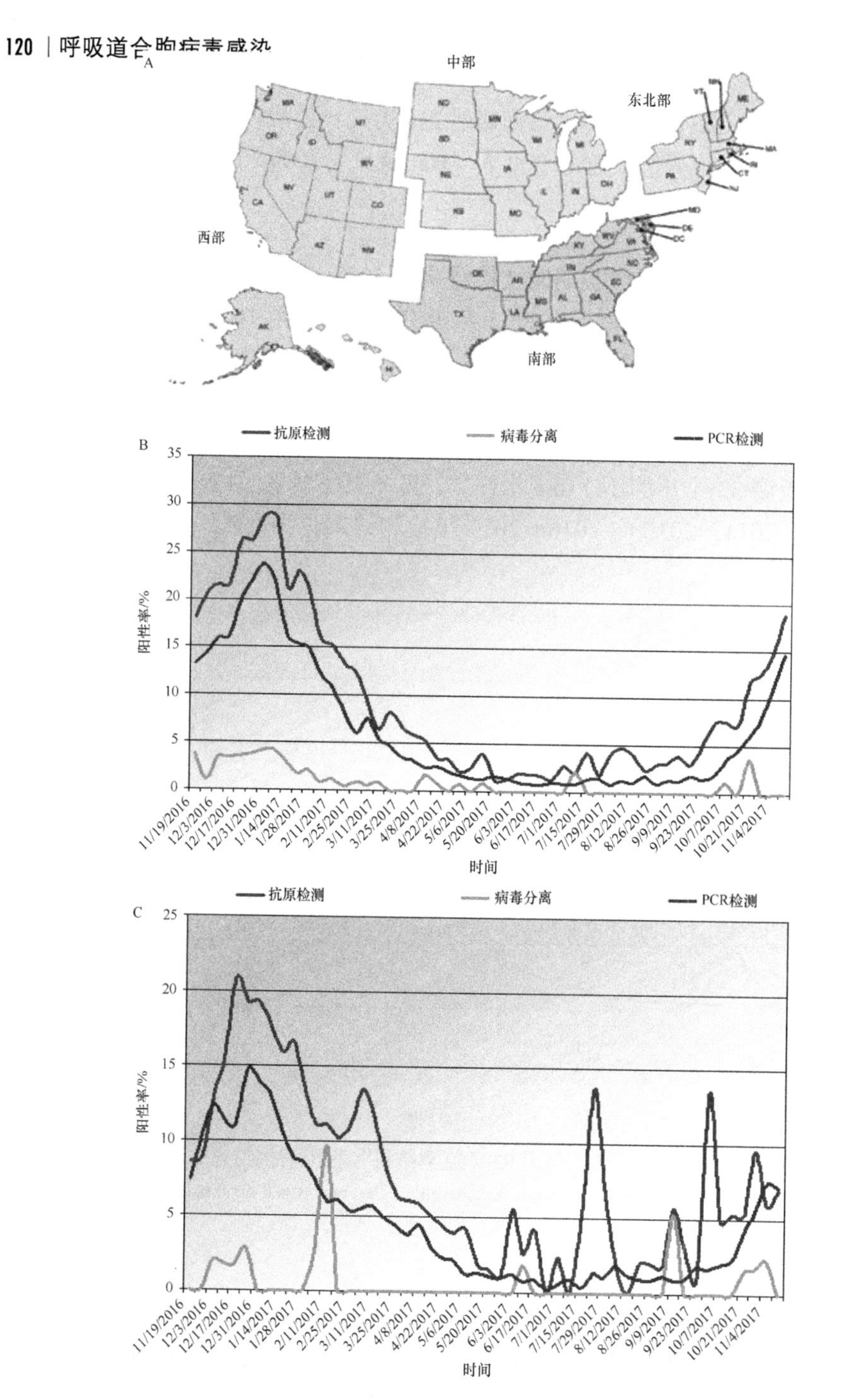

图 6-3　2016～2017 年美国各区域 RSV 监测结果（彩图请扫封底二维码）

图片来源：https://www.cdc.gov/surveillance/nrevss/rsv/region.html

A. 美国 RSV 监测地区分布图；B. 美国南部地区 2016～2017 年 RSV 监测图；C. 美国西部地区 2016～2017 年 RSV 监测图；D. 美国东北部地区 2016～2017 年 RSV 监测图；E. 美国中西部地区 2016～2017 年 RSV 监测图；F. 美国佛罗里达州 2016～2017 年 RSV 监测图

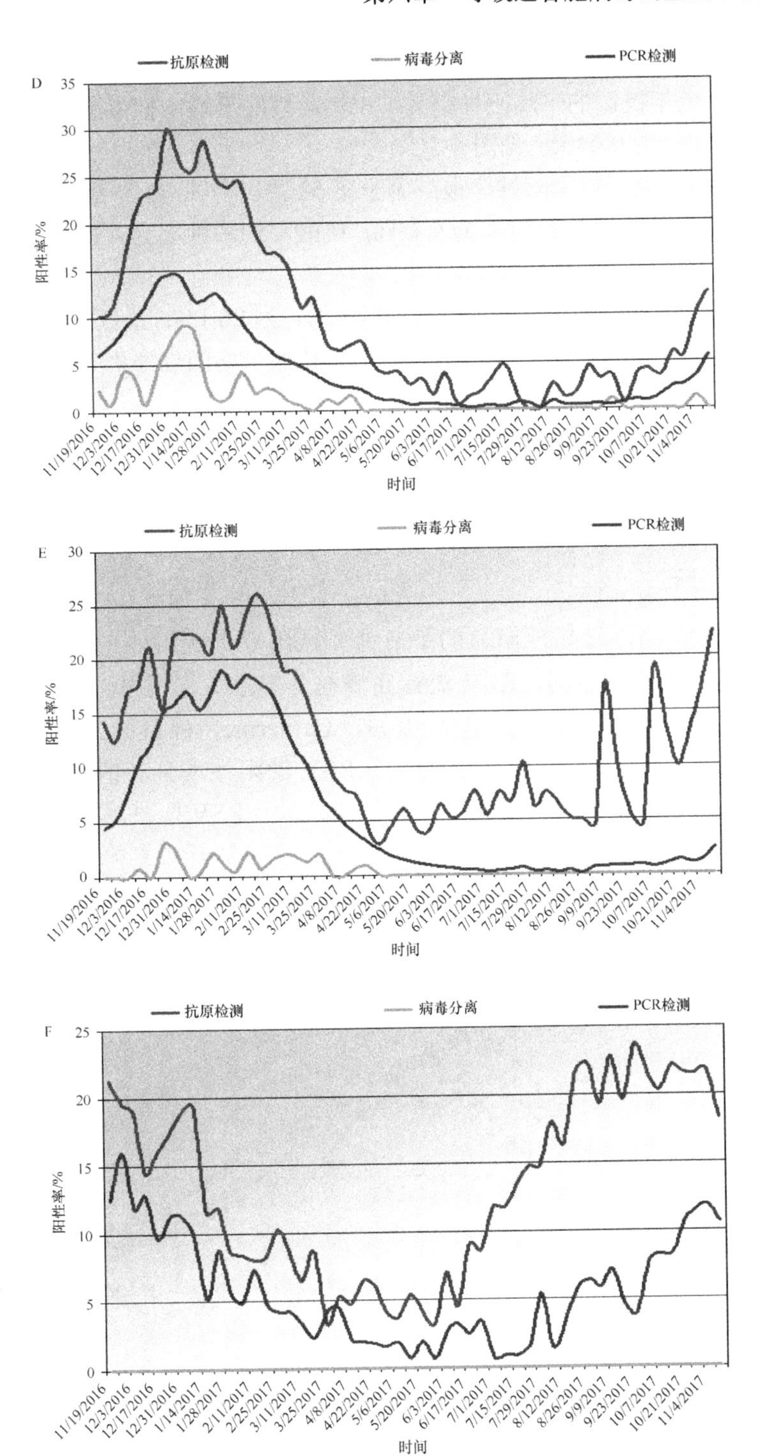

图 6-3 （续）

美国东北地区抗原阳性率最高见于第 50 周，为 20.9%；最低见于第 32 周，仅为 0.0%。全年抗原的平均阳性率为 7.65%，核酸平均阳性率为 4.54%，病毒分离的平均阳性率为 0.64%，见图 6-3C。

美国中西部地区抗原阳性率最高见于第 52 周，为 30.1%；最低见于第 31 周，仅为 0。全年抗原的平均阳性率为 9.75%，核酸平均阳性率为 4.18%，病毒分离的平均阳性率为 1.27%，见图 6-3D。

美国西部地区抗原阳性率最高见于第 2 周，为 26.1%；最低见于第 17 周，仅为 2.8%。全年抗原的平均阳性率为 12.40%，核酸平均阳性率为 5.69%，病毒分离的平均阳性率为 0.45%，见图 6-3E。

美国佛罗里达州抗原阳性率最高见于第 38 周，为 23.7%；最低见于第 21 周，仅为 3.3%。全年抗原的平均阳性率为 13.25%，核酸平均阳性率为 5.70%，病毒分离的平均阳性率为 0，见图 6-3F。

3. 季节分布

美国 RSV 的流行呈现明显的季节性，除佛罗里达州外，美国其他地区在季节性分布方面基本相同，RSV 流行高峰在冬春季，通常从当年的 12 月到次年 2 月，流行低峰期出现在夏季 7、8 月（Catherine，et al.，2014）。图 6-4 显示的是美国在 2007～2012 年 5 个季度中 RSV 的阳性率分布情况，不同年份的季节性分布一致。图 6-5 显示美国 2007～2012 年 RSV 阳性率高峰都集中在每季度的 1、2 月。图 6-6 显示美国 2007～2012 年 RSV 开始到峰值再到结束的时间和区间，可以看到佛罗里达州 RSV 流行较其他各州早，且流行持续时间较其他各州长。

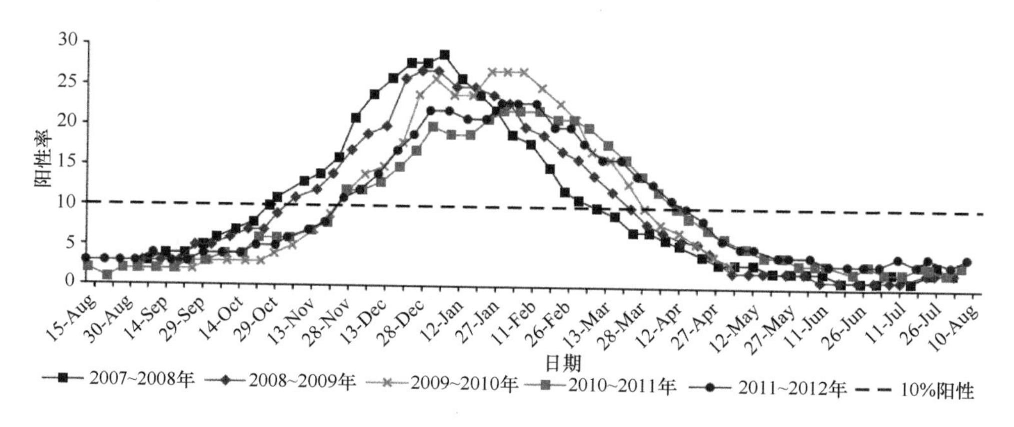

图 6-4　美国 2007～2012 年连续 5 年 RSV 阳性率（McGuiness et al.，2014）

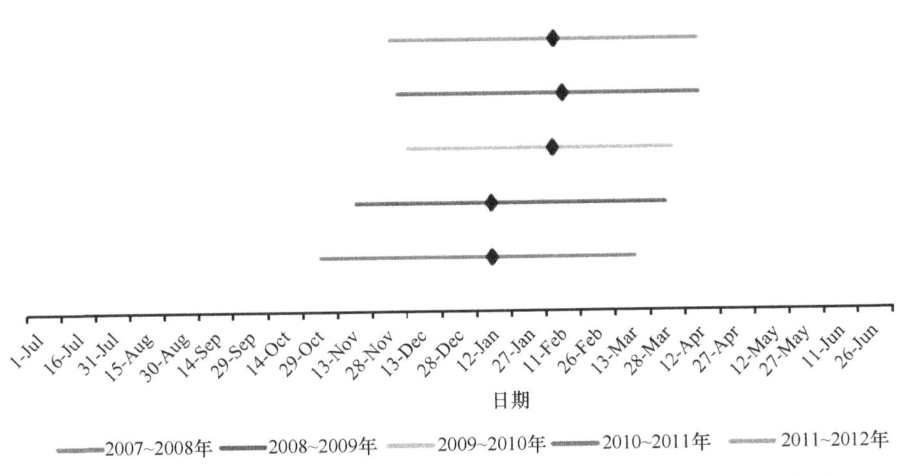

图 6-5 美国 2007～2012 年 RSV 检测阳性率高峰月（McGuiness et al.，2014）

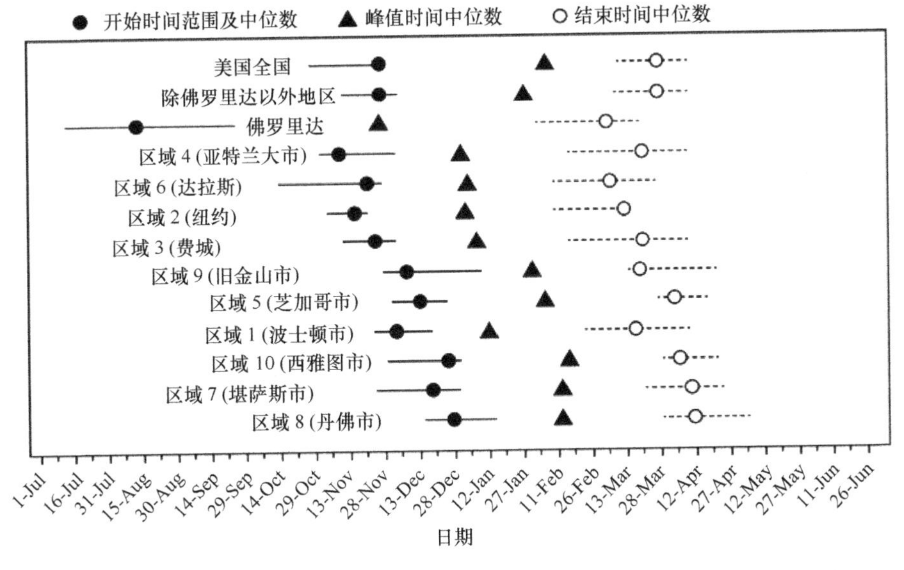

图 6-6 美国 2007～2012 年 RSV 检测阳性率高峰周（McGuiness et al.，2014）

（二）欧洲

1. 英国

研究报告显示，在 1995～2009 年每一年度约有 1.6%（927 325 人）的英国人有因 RSV 感染所致呼吸道疾病家庭医生就诊记录，而记录中被诊断为感冒的呼吸道疾病中有 5.9%由 RSV 引起。英国每一流行季由于 RSV 感染引起呼吸道疾病的住院病例平均达 48 600 人，死亡人数平均达 9034 人。因肺炎、支气管炎等呼吸道疾病的住院患者中多是 RSV 感染而非流感病毒感染，而 RSV 感染导致的心肺疾病引起的死亡率远高于呼吸系统疾病（11 600 例 vs. 9034 例）。其中，每一流行季英国平均有 48 724 名成人因 RSV 感染到家庭医生就诊，17 799 名成人因 RSV 住院治疗，8482 名成人因 RSV 死亡。流行季由于 RSV 引起的住院和死亡的人数在 2001 年之前和流感患者相当，但在 2001 年后急剧上升，甚至超过了流感（图 6-7）（Douglas et al，2015）。

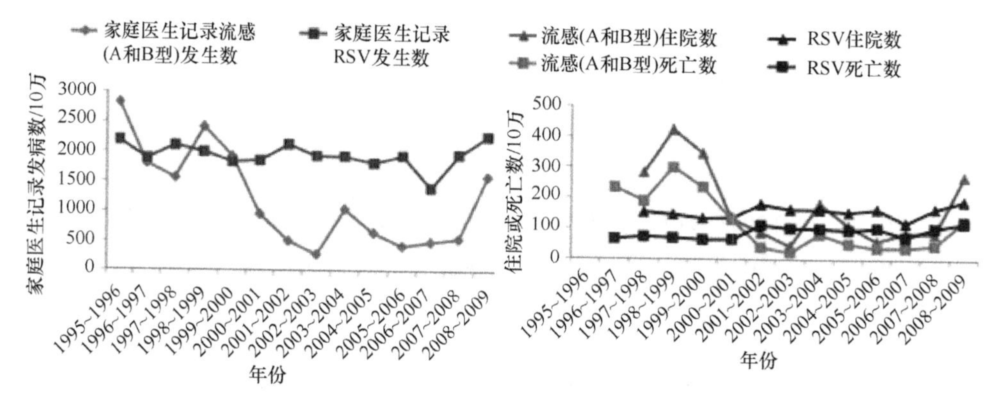

图 6-7 英国 RSV 和流感就诊和死亡情况（Fleming et al.，2015）

2. 欧洲其他国家

欧洲各国报道 RSV 在急性呼吸道感染中比例有所不同，通常 12.0%～63.0% 儿童和幼儿急性呼吸道感染患者（ARI）存在 RSV 感染。但是病毒性急性呼吸道感染患者中 RSV 阳性率为 19.0%～81.0%，其中，法国高达 80%，葡萄牙高达 60.9%，俄罗斯 37.9%，荷兰 31.0%，克罗地亚 32.2%，希腊 33.1%～61.5%，意大利 31.3%～49.0%，西班牙 41.6～74.5%，土耳其 16.9%～37.9%，德国报道有 12.1%（Louis，et al.，2016）。

（三）澳大利亚

在澳大利亚气候温和地区，RSV 每年都在冬季流行，由于 RSV 并不是澳大利亚的法定疾病，所以对 RSV 的监测主要依靠其实验室病毒和血清学监测计划（Laboratory Virology and Serology Surveillance Scheme，LabVISE）、住院和死亡数据及发表的研究文献。LabVISE 每月都进行样本收集检测，结果显示，1991～2000 年间平均每年报告 2555～4640 例 RSV 感染，每年的发病高峰都在 7 月，55%～77%的病例都是在 7～9 月被确诊（图 6-8）。

RSV 感染主要集中在低龄的婴幼儿和儿童，2000 年，约 87%的病例均为未满 5 岁的儿童，其中 64%为未满 1 岁的儿童，44%为未满 6 个月的幼儿，35%为未满 3 个月的婴幼儿（图 6-9）。总体男女患者的比例为 1.3∶1。

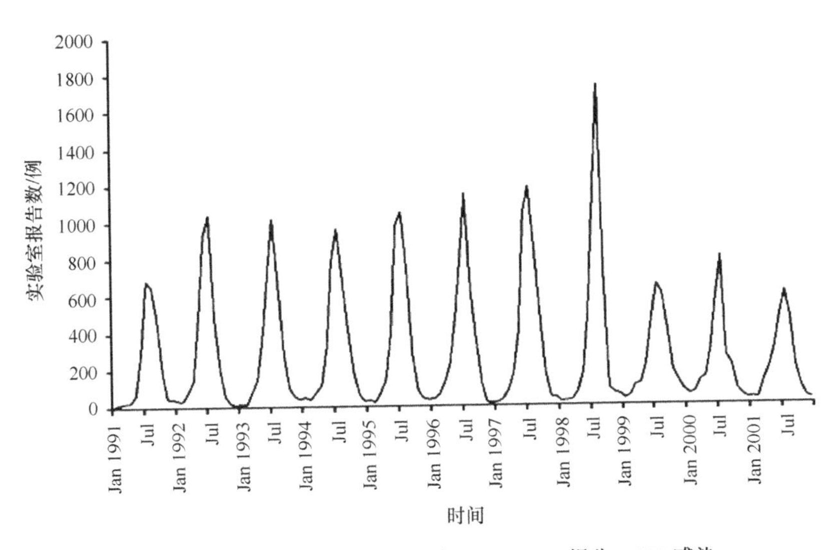

图 6-8　澳大利亚 1991～2000 年 LabVISE 报告 RSV 感染

图片来源：http://www.health.gov.au/internet/main/publishing.nsf/Content/cda-pubs-cdi-2003-cdi2701-htm-cdi2701j.htm

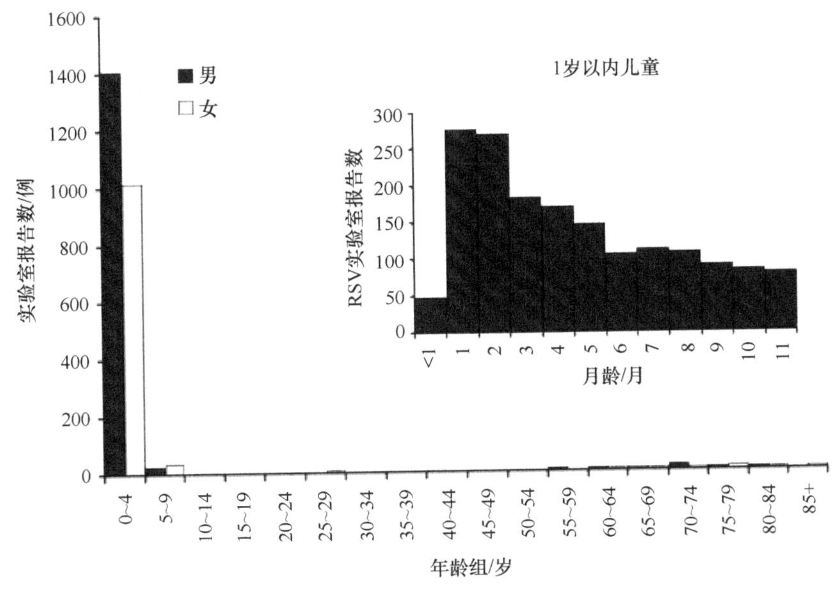

图 6-9　澳大利亚 2000 年 RSV 患者年龄性别分布

图片来源：http://www.health.gov.au/internet/main/publishing.nsf/Content/cda-pubs-cdi-2003-cdi2701-htm-cdi2701j.htm

LabVISE 报告的 RSV 感染高峰和未满 1 岁儿童因急性细支气管炎住院治疗的高峰相一致。澳大利亚 2000 年 1 月因细支气管炎住院治疗的 1 岁以下婴幼儿占了 56%，而 LabVISE 报告的 RSV 和急性细支气管炎的入院规律相似（图 6-10）。可以看到，通过澳大利亚各大主要城市内的三级医院实验室网络，LabVISE 能够监测到绝大多数的RSV住院病例。

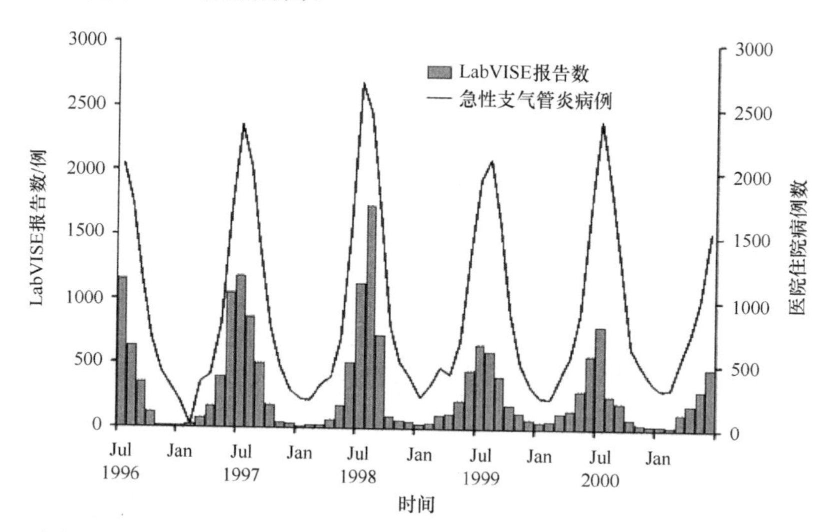

图6-10 澳大利亚1996～2000年LabVISE报告1岁以下婴幼儿RSV感染和急性细支气管炎诊断病例分布

图片来源：http://www.health.gov.au/internet/main/publishing.nsf/Content/cda-pubs-cdi-2003-cdi2701-htm-cdi2701j.htm

1999～2001年LabVUSE每年报告的RSV高峰和人类副流感病毒3型、流感A型和流感B型的关系表明，RSV的流行高峰早于HPIV-3的高峰，在部分季节早于流感高峰，部分季节和流感高峰一致（图6-11和图6-12）。

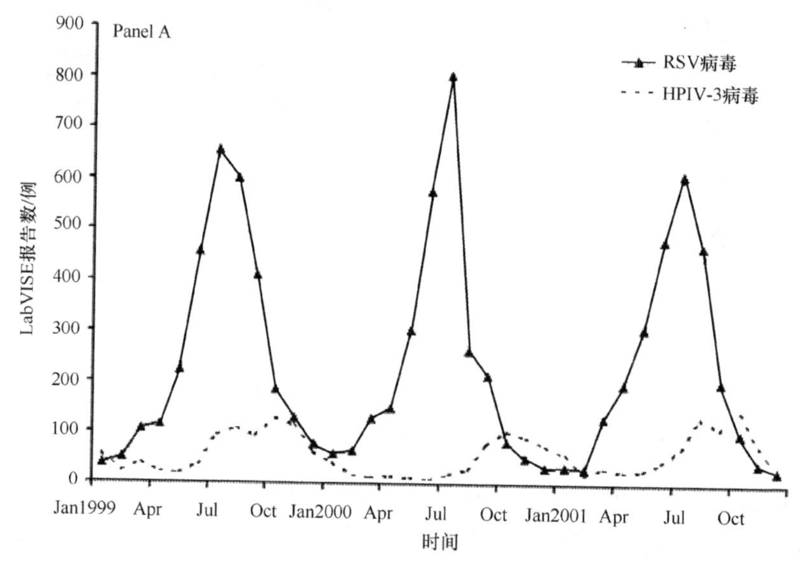

图6-11 澳大利亚1999～2001年LabVISE报告RSV病例与HPIV-3病例关系

图片来源：http://www.health.gov.au/internet/main/publishing.nsf/Content/cda-pubs-cdi-2003-cdi2701-htm-cdi2701j.htm

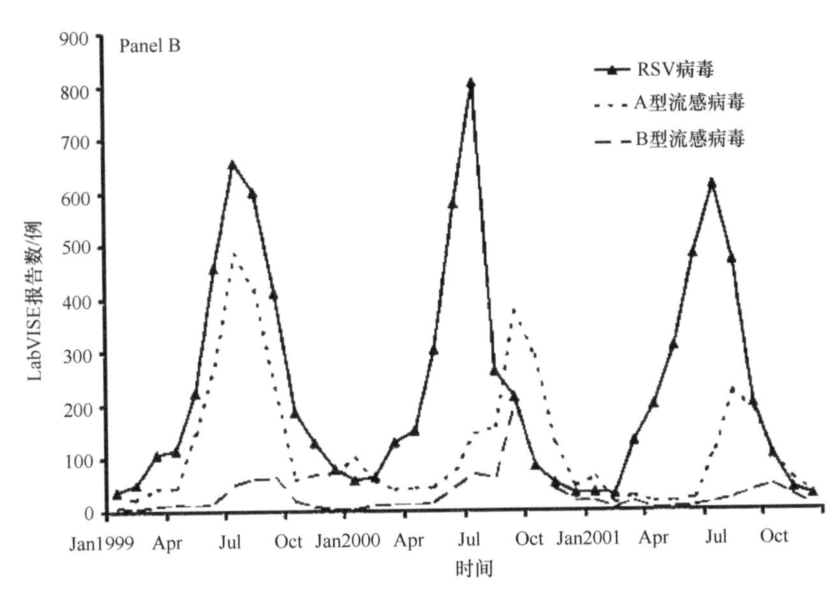

图 6-12 澳大利亚 1999～2001 年 LabVISE 报告 RSV 病例与流感病例关系

图片来源：http://www.health.gov.au/internet/main/publishing.nsf/Content/cda-pubs-cdi-2003-cdi2701-htm-cdi2701j.htm

二、我国监测结果

在我国，RSV 不是法定传染病，因此也没有建立专门针对 RSV 的全国性监测系统，仅在有些省份基于流感哨点监测系统开展了 RSV 相关的监测。我们对全国已经发表的 135 篇文献进行了汇总，对 489 641 名患者进行了分析，得到以下结果（Yaowen Zhang et al.，2015）。

（一）总阳性率

我国急性呼吸道感染（acute respiratory infection，ARI）患者中 RSV 的阳性率高达 18.7%（95%CI=17.1%～20.5%），比鼻病毒（rhinovirus，HRV）、人类博卡病毒（human bocavirus，hBoV）、流感病毒（influenza virus，IV）、副流感病毒（para-influenza virus，PIV）、偏肺病毒（human metapneumovirus，hMPV）、腺病毒（adeno-virus，ADV）和人类冠状病毒（human coronavirus，HCoV）阳性率都要高（表 6-2）。急性呼吸道感染住院患者中，RSV 阳性率要高于门诊患者，高达 22.0%（95% CI=19.9%～24.2%）（表 6-3）。

（二）地区分布

通过对国内 36 篇研究文献综合分析发现，我国西南地区和西北地区的急性呼吸道患者中呼吸道标本中的 RSV 核酸阳性率较高，分别为 28.7%（95%CI=

25.7%～32.0%）和 27.6%（95%CI=21.3%～34.9%）。其他各地区分别为：中部地区 22.5%（95%CI=16.8%～29.5%），东部地区 17.6%（95%CI=15.3%～20.2%），南部地区 15.7%(95%CI=13.2%～18.6%)，北部地区 10.9%(95%CI=6.3%～18.4%)，东北地区 9.5%（95%CI=8.5%～10.6%）（表 6-4）。

表 6-2 我国急性呼吸道感染的主要病原体（Zhang et al.，2015）

病毒种类	纳入文章数	阳性人数	检测患者数	RSV 阳性率/%
RSV	132	81 747	489 641	18.7（17.1～20.5）
Rhinovirus（鼻病毒）	36	3 647	31 605	11.5（9.8～13.5）
HBoV（人类博卡病毒）	45	5 899	110 345	6.8（5.5～8.5）
IV（流感病毒）	95	17 115	262 089	6.5（5.4～7.7）
PIV（副流感病毒）	97	17 515	264 538	6.4（5.6～7.2）
HMPV（偏肺病毒）	59	5 935	130 620	4.3（3.6～5.1）
Enterovirus（肠病毒）	16	923	17 689	4.0（2.8～5.6）
Adenovirus（腺病毒）	96	9 618	275 380	3.4（2.9～3.9）
HCoV（人类冠状病毒）	39	1 544	66 048	2.6（2.0～3.4）

表 6-3 我国门诊和住院急性呼吸道感染患者中 RSV 核酸阳性率（Zhang et al.，2015）

场所	纳入文章数	阳性人数	检测患者数	RSV 阳性率/%
住院	86	67 319	366 386	22.0（19.9～24.2）
门诊	9	1 061	9 229	14.0（9.6～19.9）
住院/门诊	45	8 779	67 826	15.8（12.1～20.2）
未明确	95	4 568	46 200	11.4（7.4～17.1）

表 6-4 中国各地区急性呼吸道感染患者的 RSV 核酸阳性率（Zhang et al.，2015）

地区	纳入文章数	阳性人数	检测病人数	核酸阳性率/%
东北地区	2	285	3 003	9.5（8.5～10.6）
北部地区	18	2 203	36 710	10.9（6.3～18.4）
南部地区	23	10 625	96 413	15.7（13.2～18.6）
东部地区	44	50 001	273 312	17.6（15.3～20.2）
中部地区	14	2 978	16 346	22.5（16.8～29.5）
西北地区	9	1 523	5 010	27.6（21.3～34.9）
西南地区	20	10 375	35 970	28.7（25.7～32.0）
混合地区	2	3 757	32 877	14.7（6.6～29.6）

（三）性别分布

通过对国内 36 篇研究文献综合分析发现，96 694 名男性患者中 17 163 名患者 RSV 阳性（20.4%，95% CI 16.6%～24.8%），54 958 名女性患者中 8364 名患者

RSV 阳性（19.9%，95% CI=16.0%～24.4%），男女无显著差别。

（四）年龄分布

通过对国内 36 篇研究文献综合分析发现，RSV 感染集中在 0～3 岁的儿童患者中，6 个月以下患儿阳性率高达 29.9%（95%CI=26.2%～33.8%），1 岁以内患儿阳性率高达 26.5%（95%CI=23.7%～29.5%），3 岁以内患儿阳性率为 23.7%（95%CI=20.9%～26.9%），6 岁以内患儿阳性率为 19.5%（95%CI=16.0%～19.6%），16 岁以内患儿阳性率为 17.7%（95%CI=5.5%～8.5%），16 岁及以上患儿阳性率为 2.8%（95%CI=1.3%～6.1%）（表 6-5）。

表 6-5 我国各年龄组人群的 RSV 核酸阳性率（Zhang et al.，2015）

年龄分组	纳入文章数	阳性人数	检测患者数	核酸阳性率/%
0～6 个月	45	12 522	43 222	29.9（26.2～33.8）
0～1 岁	65	29 607	113 386	26.5（23.7～29.5）
0～3 岁	55	27 544	130 152	23.7（20.9～26.9）
0～6 岁	47	17 854	121 717	19.5（16.0～19.6）
0～16 岁	72	57 193	351 426	17.7（5.5～8.5）
16 岁及以上	7	440	18 781	2.8（1.3～6.1）

而在住院患者中，也是 3 岁以内的患儿 RSV 阳性率较高，6 个月以下患儿阳性率高达 32.4%（95%CI=27.7%～37.4%），1 岁以内患儿阳性率高达 34.4%（95%CI=28.9%～40.4%），3 岁以内患儿阳性率为 24.3%（95%CI=20.6%～28.3%），6 岁以内患儿阳性率为 19.8%（95%CI=16.4%～23.7%），16 岁以内患儿阳性率为 20.0%（95%CI=17.9%～22.3%），16 岁及以上患儿阳性率为 2.8%（95%CI=0.8%～9.8%）（表 6-6）。

表 6-6 我国住院儿童各年龄组人群 RSV 核酸阳性率（Zhang et al.，2015）

住院儿童年龄分组	纳入文章数	阳性人数	检测患者数	核酸阳性率/%
0～6 个月	31	10 690	35 592	32.4（27.7～37.4）
0～1 岁	44	25 259	97 542	34.4（28.9～40.4）
0～3 岁	37	20 789	99 951	24.3（20.6～28.3）
0～6 岁	28	12 446	88 248	19.8（16.4～23.7）
0～16 岁	45	46 128	270 359	20.0（17.9～22.3）
16 岁及以上者	3	174	8 604	2.8（0.8～9.8）

（五）季节分布

通过对国内 36 篇研究文献综合分析发现，我国 RSV 主要流行月份为 12 月到次年 4 月的冬春季节，12 月至次年 2 月的阳性率最高，12 月为 26.2%（95%CI=17.9%～36.8%），1 月为 24.7%（95%CI=15.2%～37.5%），2 月为 25.1%（95%CI=13.5%～27.4%）。按季节分，同样也可以看到冬天 RSV 的阳性率较其他季节高，可达 22.7%（95%CI=17.4%～29.1%）（表 6-7）。

表 6-7　我国 1～12 月 RSV 核酸阳性率分布（Zhang et al.，2015）

月份/季节	纳入文章数	阳性人数	检测患者数	核酸阳性率/%
1 月	17	1 150	4 672	24.7（15.2～37.5）
2 月	17	1 094	4 311	25.1（17.1～35.4）
3 月	17	849	4 003	19.5（13.5～27.4）
4 月	16	504	3 174	17.4（13.5～22.3）
5 月	15	181	2 551	8.7（6.1～12.3）
6 月	14	135	2 945	5.5（3.1～9.4）
7 月	14	105	2 805	4.5（3.0～6.8）
8 月	13	163	2 605	7.0（4.5～10.7）
9 月	14	183	2 511	6.4（3.6～11.3）
10 月	16	254	2 935	7.5（4.2～13.1）
11 月	17	597	3 522	14.4（8.8～22.5）
12 月	17	1 049	3 954	26.2（17.2～36.8）
春季	27	5 627	37 738	13.9（11.1～17.4）
夏季	27	2 008	31 716	5.3（3.7～7.6）
秋季	27	4 204	28 223	11.8（8.2～16.8）
冬季	27	9 774	32 937	22.7（17.4～29.1）

注：春季指 3 月 1 日～5 月 31 日，夏季指 6 月 1 日～8 月 31 日，秋季指 9 月 1 日～11 月 30 日，冬季指 12 月 1 日～2 月 28 或 29 日。

（六）检测方法

目前我国 RSV 主要检测方法为 PCR 法，阳性率达 19.9%（95%CI=17.9%～22.1%）；其次为免疫荧光法，阳性率达 17.0%（95%CI=14.4%～20.0%），见表 6-8。

表 6-8　我国 RSV 不同检测方法阳性率比较（Zhang et al.，2015）

检测方式	纳入文章数	阳性人数	总检测人数	阳性率（95%CI）/%
IF	51	41 201	230 033	17.0（14.4～20.0）
PCR	73	32 814	201 063	19.9（17.9～22.1）
其他	8	7 732	58 545	20.1（15.8～25.3）

注：IF（immunofluorescence），免疫荧光法；PCR，聚合酶链反应；其他，即免疫荧光法和聚合酶链反应或者呼吸道病毒快速检测；CI 指可信区间。

第四节　呼吸道合胞病毒的预测与预警

呼吸道合胞病毒暴发与流行不仅严重危害人民的生命财产安全，还极易造成恐慌，引起社会动荡，影响社会生活的方方面面，甚至阻滞经济的发展。及时准确地预测与预警，可及早发现疫情，预测疫情发展趋势，做好防控准备，因此建立和发展科学的预测与预警技术、提高预测与预警的及时性和准确性，对于 RSV 等急性呼吸道传染病控制工作意义重大。

传染病预测与预警是以监测为基础，根据传染病的发生、发展规律及有关因素早期发现异常的先兆或事件发展的不良趋势，从而提高传染病预防控制工作的主动性和预见性。预测是对疾病未来的发生、发展和流行趋势开展分析；预警则不仅需要掌握疾病的发生发展趋势，更要求能及时识别早期的异常情况并发出警报，启动应急反应。预测与预警是对公众的预防行为进行超前调控的一种手段，其目的是把事后补救转变为事先防范，建立一种积极主动的保障机制，避免传染病事件不断扩大。由于在很多国家 RSV 不是常规监测病种，并没有太多针对 RSV 预测预警的研究，但是针对流感等其他呼吸道疾病的研究已经非常成熟，研究人员尝试了各种不同的方法对其进行预测与预警。以下结合流感等其他呼吸道传染性疾病预测与预警技术，阐述了 RSV 可借鉴应用的预测与预警方法。

一、预测与预警方法

（一）利用综合医院门诊病例数据开展监测预警

通过在医院门诊病例中开展针对发热、咳嗽、肺部感染等呼吸道症候群监测，可以掌握就诊者中呼吸道感染的基本情况，通过对这些数据进行整理分析，可以用来对流感、RSV 等呼吸道疾病的暴发进行预测预警。祖荣强等回顾性调查了广州市某综合医院的信息系统（hospital information system，HIS）资料，对门诊病例信息进行症候群分类，比较不同呼吸道症候群数据的时间分布，选择与流感样病例有相似趋势的数据，通过交叉相关分析发现肺部感染数据具有良好的特异性与及时性，可作为流感等传染病的预警资料（祖荣强等，2010）。

（二）利用学校缺勤缺课系统开展监测预警

学校缺勤缺课系统是症状监测系统的一个重要组成部分。学校属于人口密集单位，存在发生各种突发公共卫生事件的诱因，而且学生作为家庭和学校的纽带，在传染病传播中起着重要作用。国外相关工作开展较早，并已取得一定成果。国内各地区现也逐渐建立了学校症状监测系统，用于早期疾病监测预警工作。范允舟等在湖北某市通过统一的症状监测系统对 17 个小学针对水痘、流行性腮腺炎和流感样病例进行了监测，并在该系统运行的过程中成功运用预警模型发现并核实了 3 起暴发疫情（Fan et al.，2014）。

（三）利用药物销售量数据进行监测预警

药物销售量监测是以“药店零售非处方药（over the counter，OTC）药物的销售情况”为基础的一种症状监测。国内外有研究指出，在疾病的早期患者常自行购买药物进行治疗，尤其是经济落后的农村地区，因此，药店药品销售监测数据可以早于医疗结构监测系统，更快、更及时地提供公共卫生早期预警信号。程丽薇等通过湖北农村某市所有监测药店呼吸系统类药物的销售数据和监测医疗机构门诊患者中流感样病例的病例数，发现药物销售数据与流感样病例数据相关，提示药物销售量监测数据可以更早发出预警信号（程丽薇，2013）。

（四）利用气象数据进行监测预警

传染病的发病原因复杂多变，病原体变异、人体免疫力、人们的生活方式和防病意识等都能影响传染病发生。近年来，自然环境因素在传染病发生发展中的作用正逐渐被人们所关注，尤其是一些自然疫源性疾病和呼吸道传染病等更是成为研究的热点。

曲江文等采用 Logistic 回归研究太阳黑子活动与新发病毒性传染病及流感大流行之间的关系时发现，太阳黑子极值年或前后 1 年是新发病毒性传染病和流感大流行发生的一个重要危险因素，并从太阳黑子活动影响病毒基因变异、动物迁徙及气候变化等角度科学地分析了太阳黑子活动影响新发病毒性传染病和流感大流行发生的原因，为阐明流感大流行和新发病毒传染病的起源和预测预警提供了新的依据和方法（Shaman and Karspeck，2012）。

Shaman 等采用了一种被广泛用于现代数据天气预报的资料同化技术，设计出了一个实时、基于网页的地方季节性流感估算的框架，研究人员使用来自纽约市 2003～2008 年相关流感季节性暴发的资料，计算出了每周整体流感预报数据。实验结果显示，这种技术可以在流感暴发峰值的 7 个多星期之前预测出一场流感暴发峰值的出现时间，从而使季节性流感定量预测成为可能（Shaman and Karspeck，2012）。

（五）利用地理数据进行预测预警

随着计算机和空间技术的发展，地理信息系统（geographic information system，GIS）和遥感技术（remote sensing，RS）强大的空间数据获取、管理、处理、分析和显示能力被越来越多地应用于传染病监测预警研究中。

Brockmann 基于不同地区之间的迁移概率重新定义了“有效距离”来分析传染病的蔓延，此后，研究人员通过计算航空运输网络的运输强度来表征地区间的有效距离，研发了一种可预测某种新发的传染病会在哪里、在何时发生的反应扩散模型，并应用新数学模型分析了 2003 年的 SARS 疫情和 2009 年甲型 H1N1 流感的疾病暴发路径且得到了很好的验证。这种基于全球各地联系关系来分析流行病动态的数学模型能够帮助我们确定疾病暴发起源和预测疾病蔓延路径，从而提前做到预警和应对（Brockmann and Helbing，2013）。

（六）通过实验室监测结果进行预测预警

除了预测疾病的发病趋势以外，通过适当的方法还能预测流行毒株的改变。流感病毒每年都会发生一定程度的变异，为了能够提前预测下一次流感病毒的进化方向和预判未来流感病毒的特征，Luksza 等结合物理学和计算机科学，详细分析了世界卫生组织历年甲型 H3N2 病毒的基因组特征，确认了一些有助于判断病毒进化方向的指标，并建立了预测流感病毒的适应性模型，为预测下一年可能流行的毒株种类提供了可行性（Luksza and Lassing，2014）。

二、常用监测预警模型

目前国内外主要的传染病预测方法有定性预测、定量预测和综合预测。其中，定性预测包括流行控制图法、比数图法、专家预测法、德尔菲法、逐步判别分析、模糊聚类预测法、贝叶斯概率判断法及尤度法。定量预测包括回归预测法、灰色预测模型、时间序列平滑法、趋势外推法、马尔可夫法链预测方法、博克斯-詹金斯模型。其中常用于流感等呼吸道传染病预测预警的主要有以下几种。

（一）控制图法预警模型

控制图也叫统计过程控制（statistical process control，SPC），是用于辨别普通原因和特殊原因导致的过程变化的一种统计工具，利用历史数据来确定控制的中心线（平均线）、上控制限和下控制限。将目前的数据与这些限值进行比较，可以得出过程变化是否在控制范围之内的结论。流行控制图法方法简单，指标容易得到，是一种较好的预警方法。控制图法适合任何分布类型的传染病预警，多用于有明显季节性的传染病预警，通常被用来预测呼吸道疾病的暴发。目前应用较为普遍的控制图法有累计和法（cumulative sum，CUSUM）、移动平均法（moving average，MA）和指数权重移动平均法（exponentially weighted moving average，EWMA）。

黄娇等利用某省 2006～2011 年的流感疫情监测数据建立基于控制图法的预警模型，通过受试者工作特征（receiver operator characteristic，ROC）曲线筛选最佳预警界值；采用 2012 年流感疫情数据验证模型的预警判别效能。在 P_{85} 的预警界值下，该模型的灵敏度为 97.22%，特异度为 75.00%，阳性预测值为 89.74%，阴性预测值为 92.31%，ROC 曲线下面积为 0.816（95%CI=0.737～0.941），可以看到基于控制图法的模型具有较好的预警判别效能（黄娇等，2013）。

（二）时间序列模型

时间序列预测模型假设预测对象的变化仅与时间有关，根据它的变化特征，以惯性原理推测其未来状态，其中有代表性的是 Box-Jenkins 模型（B-J 模型）。B-J 模型是时间序列预测模型中最复杂、最高级的模型，其中重要的、应用广泛的预测模型是自回归滑动平均混合模型法（autoregressive integrated moving average，ARIMA）。该方法目前被广泛用于流感病毒的监测预警并预估流感的变化趋势。

史继新等对北京市顺义区医院、顺义区妇幼老年保健院 2 家省级流感样病例监测哨点医院报告的 2005 年 9 月至 2009 年 3 月流感样病例月报告数资料建立 ARIMA 模型，用 2009 年 4～5 月数据验证模型，用 Q 统计量法对模型适应性进行检验。结果对流感样病例月报告数建立季节模型并证实了该模型的适用性，证明 ARIMA 模型能够较好地应用于流感样病例预测预警，为疫情防控提供科学依据（史继新等，2010）。

综上所述，虽然目前 RSV 监测预警系统还不够完善，但是包括流感在内的呼吸道疾病的预测预警工作的研究方法和理论向学科交叉和综合应用转变，并且取得了长足进步，逐渐走向成熟。这些新方法和新理论的应用有利于完善与充实目前呼吸道疾病监测体系，提高今后相关疾病预防控制工作的预见性和主动性，从而更好地维护国家正常的公共秩序和人民群众的健康。

（程　伟　柏鸿凌　潘　浩）

主要参考文献

程丽薇. 2013. 湖北省农村地区药物销售量监测系统应用研究. 武汉: 华中科技大学.
黄娇, 王高帅, 杨召等. 2013. 基于控制图法的流感暴发流行预警模型探讨.医学与社会, 26(9): 26-28.
李榕娇. 2011. 呼吸道合胞病毒的检测方法. 检验医学与临床, (11): 1348-1350, 1385.
马芬, 王丽, 李辉. 2008. 传染病预警方法研究进展. 卫生研究, (02): 249-251.
史继新, 张文曾, 冀国强等. 2010.ARI MA 模型在流感样病例预测预警中的应用. 首都公共卫生, 4(1): 12-15.
周晓农. 2009. 我国血吸虫病的监测与预警. 中国血吸虫病防治杂志, (05): 341-344.
祖荣强, 蔡衍珊, 秦鹏哲, 等. 2010. 利用综合医院门诊病例数据开展呼吸道疾病症候群监测的探讨. 中华流行病学杂志, 31(5): 554-558.

Bigogo GM, Breiman RF, Feikin DR, et al. 2013. Epidemiology of respiratory syncytial virus infection in rural and urban Kenya. J Infect Dis, 208 Suppl 3: S207-216.

Bont L, Checchia PA, Fauroux B, et al. 2016. Defining the epidemiology and burden of severe respiratory syncytial virus infection among infants and children in western countries. Infect Dis Ther, 5(3): 271-298.

Boron ML, Edelman L, Groothuis JR, et al. 2008. A novel active respiratory syncytial virus surveillance system in the United States: variability in the local and regional incidence of infection. Pediatr Infect Dis J, 27(12): 1095-1098.

Breiman RF, Van Beneden CA, Farnon EC. 2013. Surveillance for respiratory infections in low- and middle-income countries: experience from the Centers for Disease Control and Prevention's Global Disease Detection International Emerging Infections Program. J Infect Dis, 208 Suppl 3: S167-172.

Brockmann D, Helbing D. 2013. The hidden geometry of complex, network-driven contagion phenomena. Science, 342(6164): 1337-1342.

Campbell H, Bont L, Nair H. 2015. Respiratory syncytial virus(RSV)disease - new data needed to guide future policy. J Glob Health, 5(2): 020101.

Catherine B M, Marnie L B, Brett S, et, al. 2014. Respiratory Syncytial Virus Surveillance in The United States, 2007–2012. The Pediatric Infectious Disease Journal. (33): 589-594.

CDC. 2017. Trends and Surveillance. Available from: https://www.cdc.gov/rsv/research/us-surveillance.html.

Centers for Disease Control and Prevention. 2010. Respiratory Syncytial Virus Activity — United States, July 2008–December 2009. MMWR. 59: 230-233.

Centers for Disease Control and Prevention. 2011. Respiratory Syncytial Virus Activity — United States, July 2007–June 2011. MMWR, 60: 1203-1206.

Centers for Disease Control and Prevention. 2013. Respiratory Syncytial Virus Activity — United States, July 2011–January 2013. MMWR, 62: 141-144.

Douglas M F, Robert J T, Roger L L, et, al. 2015. Modelling estimates of the burden of Respiratory Syncytial virus infection in adults and the elderly in the United Kingdom. BMC Infectious Diseases. 15: 443.

Falsey AR, Hennessey PA, Formica MA, et al. 2005. Respiratory syncytial virus infection in elderly and high-risk adults. New Engl J Med. 352(17): 1749-1759.

Fan Y, Yang M, Jiang H, et al. 2014. Estimating the effectiveness of early control measures through school absenteeism surveillance in observed outbreaks at rural schools in Hubei, China. PLoS One, 9(9): e106856.

Fleming DM, Taylor RJ, Lustig RL, et al. 2015. Modelling estimates of the burden of Respiratory Syncytial virus infection in adults and the elderly in the United Kingdom. BMC Infect Dis, 15: 443.

Gamino-Arroyo AE, Moreno-Espinosa S, Llamosas-Gallardo B, et al. 2017. Epidemiology and clinical characteristics of respiratory syncytial virus infections among children and adults in Mexico. Influenza Other Respir Viruses, 11(1): 48-56.

Hall CB, Weinberg GA, Iwane MK, et al. 2009. The burden of respiratory syncytial virus infection in young children. New Engl J Med. 360(6): 588-598.

Huo X, Fang B, Liu L, et al. 2013. Clinical and epidemiologic characteristics of respiratory syncytial virus infection among children aged <5 years, Jingzhou City, China, 2011. J Infect Dis, 208 Suppl 3: S184-188.

Iwane MK, Farnon EC, Gerber SI. 2013. Importance of global surveillance for respiratory syncytial virus. J Infect Dis, 208 Suppl 3: S165-166.

Luksza M, Lassig M. 2014. A predictive fitness model for influenza. Nature, 507(7490): 57-61.

McCracken JP, Prill MM, Arvelo W, et al. 2013. Respiratory syncytial virus infection in Guatemala, 2007-2012. J Infect Dis, 208 Suppl 3: S197-206.

McGuiness CB, Boron ML, Saunders B, et al. 2014. Respiratory syncytial virus surveillance in the United States, 2007-2012: results from a national surveillance system. Pediatr Infect Dis J, 33(6): 589-594.

Meerhoff TJ, Fleming D, Smith A, et al. 2006. Surveillance recommendations based on an exploratory analysis of respiratory syncytial virus reports derived from the European Influenza Surveillance System. BMC Infect Dis, 6: 128.

Meerhoff TJ, Mosnier A, Schellevis F, et al. 2009. Progress in the surveillance of respiratory syncytial virus(RSV)in Europe: 2001-2008. Euro Surveill, 14(40): 14-18.

Moyes J, Cohen C, Pretorius M, et al. 2013. Epidemiology of respiratory syncytial virus-associated acute lower respiratory tract infection hospitalizations among HIV-infected and HIV-uninfected South African children, 2010-2011. J Infect Dis, 208 Suppl 3: S217-226.

Naorat S, Chittaganpitch M, Thamthitiwat S, et al. 2013. Hospitalizations for acute lower respiratory tract infection due to respiratory syncytial virus in Thailand, 2008-2011. J Infect Dis, 208 Suppl 3: S238-245.

Panozzo CA, Stockman LJ, Curns AT, et al. 2010. Use of respiratory syncytial virus surveillance data to optimize the timing of immunoprophylaxis. Pediatrics, 126(1): 116-123.

Rowlinson E, Dueger E, Taylor T, et al. 2013. Incidence and clinical features of respiratory syncytial virus infections in a population-based surveillance site in the Nile Delta Region. J Infect Dis, 208 Suppl 3: S189-196.

Saha S, Pandey BG, Choudekar A, et al. 2015. Evaluation of case definitions for estimation of respiratory syncytial virus associated hospitalizations among children in a rural community of northern India. J Glob Health, 5(2): 010419.

Shaman J, Karspeck A. 2012. Forecasting seasonal outbreaks of influenza. Proc Natl Acad Sci U S A, 109(50): 20425-20430.

WHO. 2015. WHO Informal Consultation on Surveillance of RSV on the Global Influenza Surveillance and Response System(GISRS)Platform.

Zhang Y, Yuan L, Zhang Y, et al. 2015. Burden of respiratory syncytial virus infections in China: Systematic review and meta-analysis. J Glob Health, 5(2): 020417.

第七章 呼吸道合胞病毒感染的预防与控制

呼吸道合胞病毒是全世界婴幼儿、免疫低下者及老年人急性呼吸道感染的重要病原，主要通过呼吸道飞沫传播，常在人群密集的场所与通风不良的环境暴发，如医院、学校及养老院等，给社会与经济秩序带来严重影响。本章主要介绍流行病学调查方法，并从管理传染源、切断传播途径及保护易感人群等传染病流行 3 个经典环节出发，阐述呼吸道合胞病毒感染的预防控制方法，这对于预防和控制呼吸道合胞病毒在人群聚集性机构的传播与流行有十分重要的公共卫生意义。

呼吸道合胞病毒（RSV）每年导致超过 300 万人住院和 20 万以上的人死亡，大多数婴儿在 1 岁前感染，特别是 2～6 个月小婴儿 RSV 感染后常发生严重毛细支气管炎和肺炎，几乎每个人都在 2 岁以前就感染过 RSV。RSV 不仅是引起婴幼儿及儿童下呼吸道感染最主要的病原体，也是引起许多成年人呼吸道感染性疾病的一个重要病原体。除了流感病毒，RSV 也已经成为成年人患心肺功能障碍和急性呼吸衰竭而入院的重要原因（Carrat et al.，2006）。成人感染 RSV，可出现上呼吸道及下呼吸道感染症状，尤其对于老年人（Falsey and Walsh，2005）、心肺基础疾病和免疫功能低下人群，可出现严重并发症，甚至威胁生命，给全球带来了非常严重的经济和社会负担。我国不但有 RSV 散发性感染，也曾发生过多起大范围流行，如 1997 年津冀地区发生一次 RSV 所致的喘憋性肺炎暴发流行，造成 447 216 人感染，10 522 人住院，86 人死亡（王新佳，2013）。在 RSV 流行季节，RSV 是医院内部感染的重要感染源，在拥挤的有 RSV 感染的儿科病房、重症监护病房（intensive care unit，ICU）、新生儿重症监护病房，可通过与医护人员、患者和患者家属接触而感染。

第一节 呼吸道合胞病毒感染的流行病学调查

RSV 疫情的流行病学调查处置要本着及时、高效、配合默契的原则，强调疫情的现场调查与控制同步、流行病学调查与实验室检测紧密结合、多部门配合协作共同参与。调查中应遵循现场流行病学调查的思路和方法，通过现场调查，获得与疾病有关的信息，如疾病的临床特征及病例的时间分布、地理分布、人群分布等。了解疾病的分布特征，记录疾病的自然发展史，描述人群的疾病与健康状况，通过病例对照或队列研究等方法查明原因并采取有效的干预措施，以防止事件的进一步发展，并评估控制效果。

一、流行病学调查

（一）调查的目的和任务

（1）查明病因，或寻找病因线索及危险因素，为进一步采取针对性措施提供依据。

（2）控制疾病进一步发展，终止疾病暴发或流行。

（3）预测疾病暴发或流行的发展趋势。

（4）评价控制措施效果。

现场流行病学调查首要应考虑其科学性，同时也应考虑现场限制条件、社会压力和工作责任对调查人员的影响。在任何情况下，调查人员必须正确面对各种复杂问题，协调各方面的利益冲突，提出科学合理的研究设计、调查结论和建议。

（二）调查的类型

1. 个案调查

流行病学个案调查，是针对 RSV 病例个案进行的流行病学调查，对疾病确诊、传染病防控起到辅助作用。一般调查内容包括以下几个方面。

1）一般情况

患者姓名、性别、年龄、详细住址、职业、基础性疾病、发病时间、发病地点、初次就诊单位、确诊单位、报告时间与单位。

2）临床表现

症状与体征、实验室检查结果。

3）流行病学调查

发病前活动范围、就诊情况、预防接种史、家庭成员状况、接触者情况、居住地人口情况、疫点消毒情况、患者隔离情况等。

4）调查小结

根据病例的临床症状与体征、实验室检查和流行病学资料进行综合分析作出判断，核实病例诊断。

2. 聚集性疫情（暴发）调查

了解 RSV 感染聚集性病例的临床表现、流行特征，以分析流行因素，为采取防控措施提供依据。要对首发或指示病例开展流行病学调查。

3. 专题调查

在RSV感染流行的地区，常出现散在个案或小型暴发事件，它们相互之间没有明确的关联，也难以在短期内以分析流行病学的方法探讨病因，这种情况下，常采用专题调查的方式继续疫情发生原因的追溯。

（三）调查前的准备

1. 人员准备

根据事件性质，安排相关专业人员参加现场处置工作组，确定工作组负责人，明确成员职责和分工。

2. 技术准备

调查组根据已经掌握的线索，开展文献检索或处置技术复习，咨询有关专家意见，与相关实验室联系现场采样和检测准备事宜。

3. 物资准备

现场工作组领取应急箱、消杀药品和器械、现场警示标识等，清理准备个人防护用品、标本采集用品、运输设备和工具、现场快速检测设备和试剂、痕迹记录器材（照相机、录音笔、摄像机）、调查表、参考资料（专业、法律）、宣传资料、通信设备、电脑、现场联系资料（联系人及联系电话）等。

4. 后勤保障

安排车辆、交通、食宿等。

5. 其他事项

调查前需要及时与地方政府、卫生行政部门、疾控机构、医疗机构等部门和机构的有关人员取得联系，就如何开展调查进行磋商，预约预备会，交流情况，共商现场工作方案和实施计划。

（四）组织开展调查

1. 现场工作准备

1）核实疫情（事件）

疫情核实是首要步骤，包括对病例诊断和疫情信息的核实。核实病例诊断主要是对报告病例的临床症状、病原学检测的核实。现场工作组到达现场，应立即与当地有关部门一起核实疫情（事件），召开有关会议，了解情况，交流意见，安排布置有关工作，主要内容有：①听取汇报和了解事件发生、发展过程及最新情况；了解当地过去有无类似事件发生；发病地区人群近期与事件相关的生产、生活、娱乐等相关活动情况；共同暴露或接触人群；已采取的措施及效果；周边地区或单位有无类似病例发生。②核实疫情或事件，与参与诊治的临床医生进行访谈，查阅病历记录，核实化验结果，收集临床相关资料；访视部分病例，必要时亲自对现症病例进行体格检查和采样检测。根据病例的临床表现和体征、实验室结果，结合流行病学资料进行综合分析，对疫情或事件性质做出初步判断。

2）确定现场工作计划

商讨现场工作思路，商议初步的预防控制措施实施计划，根据对已有资料的分析和已采取的措施效果，形成初步的预防控制方案，列出现场必须完成的工作项目，确定联络人和现场工作例会制度，商议落实计划。

3）设计调查表

根据事件性质，采用现有调查表，并根据现场具体情况进行补充或重新拟订。在病原或流行因素还未明确的情况下，调查表内容应尽可能全面和详尽。流行病学个案调查表内容包括以下 4 个方面。①基本信息：姓名、性别、年龄（15 岁以下要填家长姓名）、职业、住址、工作单位（如果是学生需填学校名称和班级）、联系方式等。②临床相关信息：发病日期、就诊日期、临床症状、体征、就诊和治疗经过、临床检查和化验结果等，以及病情的进展或转归。③流行病学信息：患者感染与暴露来源、感染途径、传播性等。④实验室资料：采样、检测情况及结果。

2. 确定病例定义，开展病例搜索

流行病学调查的病例定义不同于 RSV 感染临床病例的诊断报告标准。在初步调查的基础上建立 RSV 感染疫情病例定义，病例定义应包括时间、地点、人群范围界限，以及肺炎/支气管炎或上呼吸道感染的临床表现、实验室检测结果（如呼吸道分泌物中 RSV 抗原或血清中 RSV 特异的 IgM 抗体、肺部 X 线检查呈弥漫性间质性浸润改变）等基本内容。病例定义可分确诊病例、临床诊断病例和疑似病例，病例定义可随调查的不断深入而调整。在现场调查早期或搜索病例阶段，使用敏感性高的病例定义（也就是“较为宽松”病例定义），以便发现更多可能的病例及线索；如进行 RSV 暴发的流行学病因研究，则使用特异性高的病例定义。按照确定的病例定义开展病例搜索，列出病例信息清单（或一览表），并对病例进行流行病学个案调查。

除在疫情发生地通过医院、社区调查、接触者追踪进行病例搜索外，还需了解周边地区或单位有无类似病例发生，同时建立临时的强化监测系统，动态收集新发病例资料。

3. 聚集性疫情（暴发）流行病学调查（以学校为例）

接到疫情报告后，疾病预防控制机构应立即组织相关人员对报告的疫情信息进行核实和流行病学调查与分析，寻找发生感染并造成传播流行的原因或线索、查找传播链、分析传播原因，从而为制订针对性的控制策略和措施提供参考依据。具体内容包括以下几个方面。

1）核实诊断

接到疫情报告后，医疗机构及疾病预防控制机构根据 RSV 诊断标准，对报告的病例进行核实诊断，确定流行或暴发的存在。

2）疫情发生单位基本信息与相关因素调查

内容包括：疫情发生的集体单位名称、地址、报告人、联系方式、疫情波及人数；单位部门（学校班级）分布情况、卫生条件及生产活动形式（教学方式，如全日制、夜校和寄宿等）；近两周因病缺勤（缺课）情况；事件发生前一周及事件发生后集体活动情况；全校或部分单位的名册及单位的平面图、示意图（注明工作住宿分班级、部门、楼层、区域）；地理地貌、居住条件等；环境状况（通风、清洁状况、宿舍情况）等。必要时可开展专项调查，收集影响疾病传播的相关因素，评估疫情的严重程度和发展趋势。

3）病例搜索

相关专业人员通过查阅晨（午）检记录、缺勤记录、医务室或医疗机构就诊记录及逐个部门或班级调查等方式，主动搜索有呼吸道感染症状的病例。

4）进一步调查

对发现并核实后的每一个病例都应及时进行详尽的流行病学调查，完整地逐项填写“病例调查一览表”和/或“个案调查表”。在进行个案调查时，应注意对调查表中虽没有列入，但在调查中发现有流行病学意义的内容（或线索）进行详细追问和描述，特别要注意收集指征病例和特殊病例的资料。根据需要，有针对性地对某一情况进行深入调查，调查前应设计专用调查表和调查提纲，在调查过程中要注意采集有价值的标本。调查内容包括：患者资料，即患者基本信息、主要症状、体征，病情、病程，检验结果（X 射线、血象）；医生诊断或印象；患者隔离、治疗情况和效果、转归；病例三间分布，分析病例之间的流行病学联系；该单位近 2 周考勤记录、因病缺勤情况，接触者健康情况；事件发生前一周及发生后单位内外集体活动情况；环境状况（通风、一般清洁状况、宿舍情况）等。必要时收集其他影响传播的流行病学因素，综合资料分析疫情特点、疫情的发展和疾病特征，对疫情的严重程度和发展变化趋势做出分析。疫情处理期间，疫情暴发单位向属地疾病预防控制机构报告本单位每日新增病例数。必要时，疾病预防控制机构对新发病例进行调查核实，及时、准确掌握和评估疫情趋势，调整防控措施。

5）标本采集、运输和检测

对于达到报告标准的疑似 RSV 暴发疫情，在疫情发生地，疾病预防控制机构须采集暴发疫情病例样本，按“及时、准确、足量、代表性强和安全”的原则，及时进行实验室血清学和病原学检测，综合患者的临床症状及流行病学调查结果，在规定时间内以最快的速度出具检测报告。

（1）采样种类：采集调查对象的咽拭子、鼻拭子、鼻咽拭子，必要时可同时采集急性期和恢复期双份血清样本。

（2）采样要求：应采集发病 3 天内的呼吸道标本，优先采集新发病例的呼吸道标本；根据病例分布特征，均衡选择采样对象，避免集中在同一部门或班级、宿舍。重症病例和死亡病例标本尽量全部采集。每起暴发疫情应采集至少 10 份呼吸道标本（如果现症病例不足 10 例，应全部采样）。不能明确病原学诊断的疫情，可酌情增加采样批次和采样数量。急性期血清采集对象为发病后 7 天内的疑似病例。恢复期血清采集对象为发病后 2～4 周的疑似样病例。

（3）样本的保存和运送：标本采集人员填写“病例标本原始登记送检表”，随同标本运送至实验室。标本的保存和运送具体方法参见附录二。

6）描述性分析，提出假设

在全面调查的基础上，结合病例的临床、流行病学和实验室检测结果进行综合分析，判断疫情性质，建立和提出病因假设。病因假设应：具有合理性，可解释各种分布的特征；被调查中的事实所验证；能够解释大多数的病例情况。

7）病因假设与验证

针对可能的危险因素、传播途径和暴露人群，应用病例对照研究、队列研究等分析流行病学研究方法，对病因假设、传播规律等进行深入的流行病学调查。

8）措施制定和形势判断

控制措施的制定和调整始终贯穿流行病学调查的整个过程。在核实疫情后，必须尽快判定疫情的严重程度，提出早期控制措施，防止疫情续发、蔓延。

疫情形势分析是根据疫情现况、流行病学调查和实验室检测等结果对疫情发展开展的风险评估。进行疫情形势研判时，应充分考虑的要素包括：发生疫情以来，随时间推移发病人群和地区分布的变化趋势；门诊急性呼吸道感染病例就诊的变化趋势；病例年龄分布、临床症状特点，以及与既往相比是否有变化；与暴发相关的危险因素情况；控制措施的有效性；自然与环境因素及社会因素的影响；等等。综合分析 RSV 感染疫情的分布与发展特征和流行因素，对疫情的严重程度和发展变化趋势做出评价，并提出下一步工作建议。

9）现场工作报告

现场调查工作组应及时通过有效方式向卫生行政部门和疾病控制机构报告现

场工作处置与控制进展情况，包括初次报告、进程报告、阶段报告、结案报告等。

聚集性疫情的流行病学调查流程见图 7-1。

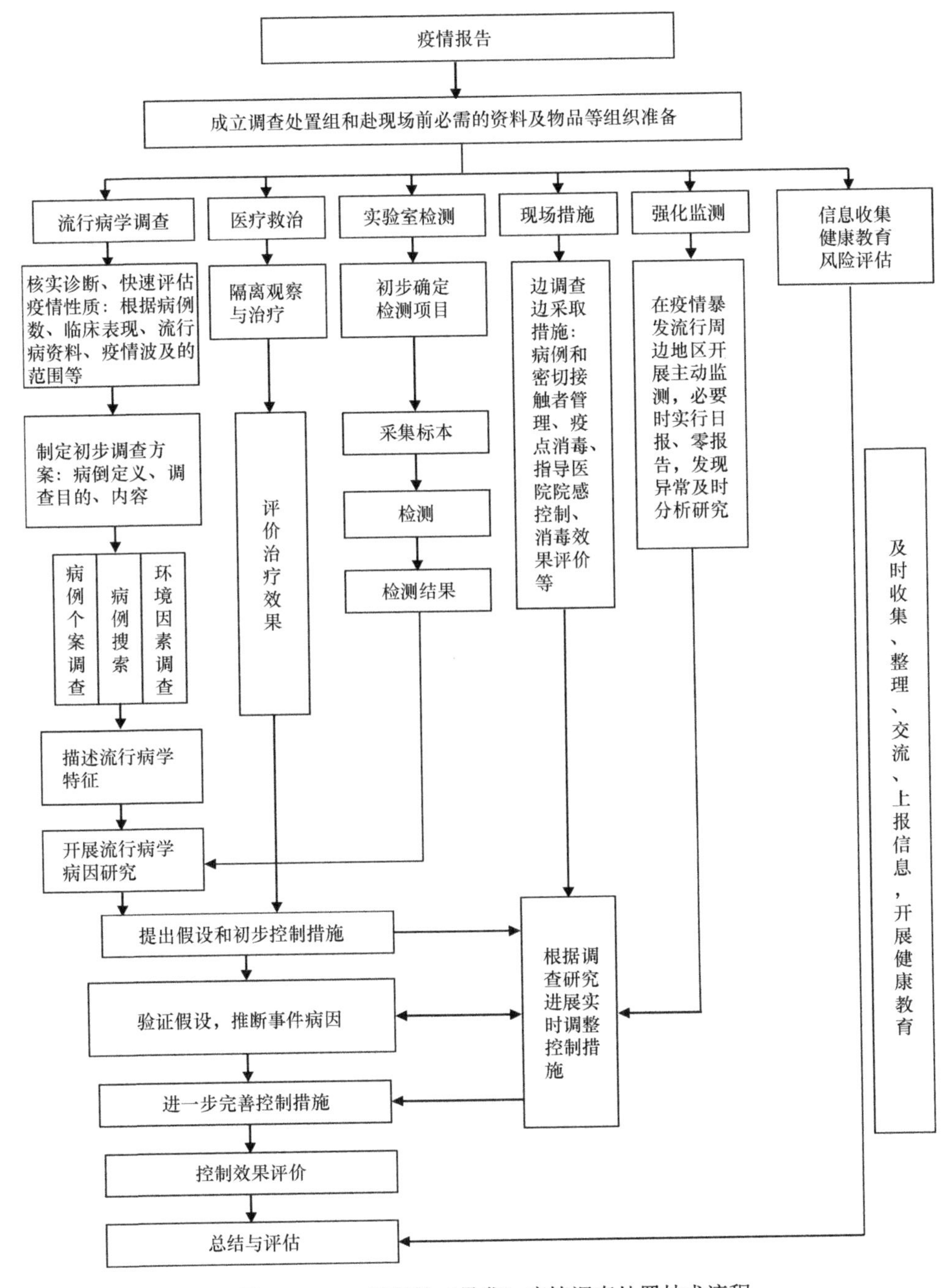

图 7-1　RSV 聚集性（暴发）疫情调查处置技术流程

二、控制措施

急性呼吸道感染是最常见的疾病之一，而RSV是急性呼吸道感染病毒病原中常见的一种，是世界范围内婴幼儿下呼吸道感染最重要的病原，近年发现免疫缺陷患者及老年人也是RSV易感人群。人们对RSV的认识与研究虽经历了50余年，但至今尚无特效的治疗方法及有效的疫苗预防。因此，在开展疫情防控时，通常采取隔离治疗患者、切断人与人之间传播途径、保护易感人群等综合防控措施。根据事件起因、发生发展途径，以及事件的特征确定控制和预防措施。现场控制措施主要包括隔离治疗患者、减少与传染源接触、保护易感人群、开展卫生救援、控制事态进一步发展，必要时建议启动相关预案。工作人员在现场处置过程中，应做好个人防护。

（一）病例和密切接触者管理

开展卫生救援，协助救治患者。怀疑为RSV感染时，应对学校（幼托机构）、养老院等人群聚集性机构的患者进行隔离治疗；对疑似病例、密切接触者（共同暴露者）进行追踪和医学观察。

（1）大部分感染者，症状通常是轻度到中度，可以居家治疗，并且提醒照顾者密切观察病情变化。治疗以支持性疗法为主，注意水分的补充以防脱水。

（2）发热（体温≥38℃）或体温≥37.5℃伴畏寒、咳嗽头痛、肌肉酸痛者，劝其及时就医，根据医嘱采取居家或住院治疗。休息期间避免参加集体活动和进入公共场所。患者所在单位指派人员负责追踪记录住院或重症病例的转归情况并报告当地疾病预防控制机构。

（3）体温恢复正常、其他呼吸道症状消失48h后或根据医生建议，患者可正常上课或上班。

（二）强化监测

疫情暴发流行周边地区开展主动监测，必要时实行每日报告、零报告。疾病预防控制机构指导辖区内的医疗机构做好疑似RSV病例监测报告；指导发生RSV病例暴发疫情的学校及托幼机构强化每日检查制度、因病缺勤登记制度，若发现疑似RSV病例短期内异常增多，向教育行政部门报告，同时向当地卫生部门报告。根据医疗机构、学校、托幼机构及其他信息来源的报告情况，进行综合分析，评估疫情趋势，发现RSV暴发苗头时及时预警。

（三）环境和个人卫生

注意保持教室、宿舍、食堂等场所的空气流通，经常开窗通风，保持空气清新。集体单位和公共场所应定期打扫卫生，保持环境清洁。注意个人卫生，勤晾晒被褥，勤换衣，勤洗手，不共用毛巾手帕等。咳嗽和打喷嚏时用纸巾或袖子遮住口、鼻，出现呼吸道症状后或接触患者时要戴口罩。

（四）针对性地开展健康教育

在疫情发生单位可采用宣传画、板报、折页和告知信等形式宣传卫生防病知识。

（五）医疗救治

对于实验室确诊的 RSV 重症病例和 RSV 感染的慢性病患者、老年人等高危人群，要及时进行治疗。目前 RSV 感染中唯一可以用的抗病毒药物为利巴韦林。早期的研究证明持续雾化吸入利巴韦林有确定的疗效，可以减轻临床症状及抗病毒。但也有研究证明 RSV 感染时给予利巴韦林或安慰剂并无明显的差异。因此，应综合考虑治疗费用、疗效及安全性，利巴韦林可以用于严重感染及高危患儿。由于利巴韦林有潜在的不良反应，国内常用中药进行抗病毒治疗。预防用药可防止患儿发生严重的 RSV 下呼吸道感染，这对高危患儿更是一种唯一可靠的治疗方法。目前可用于预防的药物有静脉用呼吸道合胞病毒免疫球蛋白（intravenous immunoglobulin，IVIG）和抗 RSV 单克隆抗体（李忠明，2001）。

（六）其他措施

RSV 病例暴发期间，慢性病患者、老年人、婴幼儿等高危人群要减少或避免参加集体活动。根据实际情况，可减少或停止学校和单位的集体活动，尽可能减少和避免与发病学生、员工接触，避免全体或较多人员集会，限制外来人员进入。必要情况下可根据专家建议采取停课、放假等措施。开展应急健康教育，编印相应的健康传播材料，采取多种形式，开展健康教育和危机干预。

三、评价、总结与应用

评价是 RSV 感染防控工作不可或缺的重要环节。评价疫情处置过程、措施和效果，进一步总结经验、改进措施，从而更好地指导疫情处置工作的开展。评价有广义、狭义之分，广义的评价还包括相关监测和应急体系等的系统评价，由于本章主要涉及 RSV 感染的调查处置，因此本节主要对 RSV 感染的聚集性疫情（暴发）或突发公共卫生事件的处置评价、总结与应用进行简述。

（一）评价方案的制定

评价开始之前，应先制订详细的评价方案，明确评价目的、评价方法、评价内容和重点评价的环节，制订评价指标和评价实施计划。可针对需要评价的内容，先收集相关的前期资料，包括近几年工作的开展情况、往年的发病率等流行病学资料、监测方案、监测点资料、疫情暴发地背景资料等，并根据这些信息及时对评价方案进行修改或调整。根据不同的需求，可以针对一个环节或一项措施进行评价，也可以评价多环节的实施情况或综合措施的效果。

（二）评价的内容和指标

根据评价的内容或环节的不同，可将评价分为投入评价、过程评价、结果评价、产出评价等，一次系统全面的评价应尽量包含各个环节，并根据每个环节的特点设计相应的评价指标。针对 RSV 聚集性疫情（暴发）或突发公共卫生事件，评价可从事件的报告、现场调查的准备、现场调查的开展、控制措施实施的评价、效果评价、总结报告的评价、社会效益等其他评价方面进行。

1. 事件的报告

RSV 突发疫情事件的报告包括初次报告、进程报告和结案报告。按照我国突发公共卫生报告相关管理办法和应急处置技术方案等有关要求，可将事件判定的准确性、判定的及时性、报告的及时性、报告内容的完整性，以及是否符合报告相关要求等作为评价指标对事件报告进行评价。

2. 现场调查的准备

现场调查准备的内容主要包括人员和物资。人员的组成应包括相关专业的现场人员和检验人员；物资包括现场所需的器材、消杀药品、应急药品、个人防护用品，以及现场调查的方案、表格和其他技术资料等。人员和各项物资的配备率、配备的准确性、调查方案要素的完整性等可作为准备阶段评价的指标。例如，RSV 是经飞沫或密切接触传播的呼吸道传染病，能起到有效防护作用的是医用外科口罩级别以上的口罩，口罩的适用性、配备率可作为评价指标对个人防护用品的准备情况进行评价；有条件的话，还可以开展现场调查人员的佩戴准确性评价，以评估现场调查人员的个人应急防护能力。

3. 现场调查的开展

现场调查工作主要包括：病例的核实和调查，相关区域、人群和医疗机构的病例搜索，传染源、密切接触者、传播途径等流行因素的调查，有关标本的采集和送检等内容。对现场调查的评价可以评价以上内容是否都已开展，也可以在此基础上进一步评价各项内容开展的规范性、合理性、及时性，如评价标本采集与送检是否规范、分析方法是否正确、统计指标选择是否合理等。

4. 控制措施实施的评价

RSV的控制措施包括病例的隔离治疗、密切接触者的追踪和医学观察，以及病例居家环境的清洁消毒和开展相关的健康宣教等。直接接触大颗粒粒子的飞沫，以及接触患者污染物品后的自身接种的传播方式对预防和控制感染的发生十分重要。因此，控制感染最有效和最简单的方法是洗手，辅助措施则包括清洗受污染物品的表面和工作服，并限制在婴儿室等场所出入。对控制措施的评价可以评价以上内容是否都已开展，以及各项措施开展的及时性，如传染源管理及时率、病例隔离治疗率、续发传播率。

5. 效果评价

针对措施效果的评价，可以用病例数、二代发病率、暴发疫情起数等指标。发生疫情的场所及病家的消毒，可以用消毒前后指标比较来评价消毒效果，以及用消毒药品的配制、使用量、方法等方面的指标进行过程性评价。

6. 总结报告的评价

调查处置报告应从组织管理、暴发疫情的起因、调查处理的过程及结果、主要做法、经验和有待解决的问题等方面进行系统的工作总结；报告格式应规范，内容应齐全，相关调查表格、数据、资料应完整，并及时归档。总结报告的评价可以评价以上要素是否齐全，格式是否完整、规范。

1）现场工作结束

当现场工作基本完成，疫情得到有效控制，可结束现场工作。在撤离现场前应与当地有关部门召开会议，对现场流行病学调查和处置工作进行正式的总结，反馈调查结果和下一步工作建议。

2）现场工作总结与结案

现场工作总结不仅要在调查结束后开展，而且根据需要，常需进行阶段性总结，以便为下一阶段措施的调整提供依据。流行病学调查报告应详尽描述事件调查的起因、调查方式方法、调查结果、病因推断与分析、调查结论及依据、控制措施与效果评价等内容。根据最终确认的病例数、病例的分布等资料，由卫生行政部门组织相关领域的专家对事件的分级进行研判，评估采取的防控措施效果，对疫情发展的趋势做出预测，总结疫情调查处理过程中的经验和教训，并形成最终的总结报告。现场工作组返回后应及时对现场工作进行结案，主要包括：对现场流行病学调查、实验室检测资料和相关影像资料进行清理归总；对现场使用的物品包括现场工作服、应急箱、采样箱进行卫生消毒处理，清理相关物品消耗使用情况，在归还时及时通知后勤进行补充更新；对本次现场要作进行总结与评估，并形成现场工作总结报告、现场处置评估报告，总结评估本次现场工作处理中经验和教训，以便今后工作借鉴。

3）撰写现场工作报告

现场调查报告可以分为初次报告、进程报告、阶段报告、结案报告。在暴发疫情应急处理过程中，及时完成相应的现场调查报告。

初次报告是指在事件发生后或到达现场对事件进行初步核实后，根据事件发生情况及初步调查结果所撰写的调查报告。强调时效性，要求快和简要。初次报告主要针对事件的发生、发现过程及事件的诊断或特征进行扼要的描述，简要分析对事件性质、波及范围及危害程度的判断等；简要介绍已经掌握的事件相关特征资料，如病例的时间、人群、地区分布简要分析事件可能的发展趋势（如疫情可能的走向）；初步分析事件的原因（可疑因素）；简要介绍已经采取的措施或开展的工作等。进程报告主要用于动态反映某事件调查处理过程中的主要进展、预防控制效果及发展趋势，以及对前期工作的评价和对后期工作的安排或建议。同样也强调时效性，要求新和快。

进程报告在获取新的信息后及时完成，否则就失去了该类报告撰写的意义，应在开始调查后每隔 1～2 天完成一份，对出现的新情况进行报告；随着调查工作的开展和现场控制措施的落实，如果事件趋于逐步稳定，没有什么新的变化，在现场调查处理的中后期，进程报告的时间间隔可根据情况相应延长；进程报告可有多次。阶段报告是在事件调查处理持续较长时间时，每隔一段时间对调查事件所进行的阶段性总结报告，主要用于对前期调查研究工作进行全面回顾，对事件处理情况进行阶段性评价，并对事件发展趋势及后期工作进行展望，既有时效性，也要求全和快。

结案报告是在事件调查处理结束后，对整个事件调查处理工作的全面回顾与总结，包括事件的发现、患者的救治、调查研究工作的开展及其结果、预防控制措施及其效果、事件发生及调查处理工作中暴露出的问题、值得总结的经验教训、做好类似工作或防止类似事件发生的建议等。

7. 其他评价

其他评价如社会效益、经济效益的评价，可以用投入的卫生资源和减少发病的效益进行成本效益评价。

（三）评价结果的应用

评价是为了进一步促进工作科学、规范、有效地开展。通过系统、客观的评价，可以发现预防控制 RSV 过程中存在的问题，有针对性地进行改进，从而使今后的控制措施更加完善，并可以通过评价选择出经济有效、可操作性强的防控措施，在开展预防控制工作时，有针对性地进行选择。

第二节 呼吸道合胞病毒感染的健康教育与风险沟通

RSV防治必须贯彻“预防为主”的方针，坚持“标本兼治、治本为主”的原则，深入开展宣传教育，普及呼吸道传染病防治知识，充分发挥各级医疗机构和人群聚集的场所在RSV防治中的重要作用，采取管理传染源、切断传播途径等综合性预防措施，逐步减少和控制该病发生与流行的因素。各项措施应在当地政府领导下，各有关行政和技术部门密切配合，分工协作，各司其职，各尽所能，并动员全社会参与。

一、健康教育与风险沟通

（一）目标

针对RSV流行的特点，动员和利用多种有效手段与方法，通过培训、健康传播和行为干预，使目标人群和广大群众了解RSV的危害，掌握预防和控制该病的方法，增强自我防护意识，有助于实施有效的RSV控制策略，遏制RSV流行，保护重点人群，尤其是广大婴幼儿的健康成长。

（二）健康教育与风险沟通活动

由于不同人群在RSV防治活动中的需求、所起的作用、与RSV防治相关利益和接受能力等方面的不同，为了提高健康促进活动的效果，应当针对不同的目标人群，以不同的方式开展不同的健康教育与风险沟通活动。这些健康促进活动应当纳入整个健康促进计划之中。

1. 各级领导

各级领导是政府行为的制定者和执行者，既是提供RSV等传染病防治人、财、物的关键人物，也是RSV防治工作的组织领导者。针对他们的RSV健康促进目的十分明确，就是要获得政策上和经费上的支持。

2. RSV患者和家属

针对他们的宣传重点在于RSV的基本症状、如何就诊、居家或住院治疗的指征、消毒和治疗管理的基本知识。采取的主要活动如下。

（1）当RSV患者确诊时，要对患者及家庭成员（特别是婴幼儿父母）进行耐心、细致、正确的门诊宣传及健康教育。对不同患者，如不同病史及病程、不同临床表现等具体情况，进行有针对性的教育。一般来说，临床医生更受患者信赖，患者易于接受医生的忠告，有利于提高患者的依从性。

（2）医院门诊候诊时的健康教育：口头宣传、黑板报、图片、手册、传单等。

（3）加强医务人员与患者的交流：个案流行病学调查时的交流、社区医生访视患者时的交流、门诊复查时的交流等。

（4）住院健康教育：有助于患者在住院期间配合治疗。

3. 医务人员

无论是预检分诊处的医护人员，首次接诊 RSV 的医生，报告、转诊患者的责任人员，还是流行病调查者、社区病例管理的实施者，都应该掌握 RSV 核心知识要点，这样才能做到对病例的早发现、早诊断、早治疗，提高实验室检测及个人防护水平，特别是要尽早发现重症患者，着力提高 RSV 重症病例诊疗水平，最大限度地提高救治成功率，降低因病致死人数。同时向患者及相关人员进行正确的健康促进活动。采取的主要活动如下。

（1）分级、分类培训医务人员。培训的重要对象是各级、各类综合医疗机构的儿科、发热门诊、传染科、儿科病房和防保科医生，以及疾病预防控制机构和社区医生。

（2）向医务人员分发 RSV 健康教育手册、宣传提纲或举办讲座，认真执行手部卫生策略。

（3）在医疗机构儿科病房、重症监护病房（ICU）、新生儿重症监护病房及拥挤的有 RSV 感染者风险的场所张贴 RSV 防治的宣传画。

4. RSV 患者的密切接触者

由于 RSV 经呼吸道飞沫和密切接触传播，其密切接触者是指与患者处在同一工作、生活、学习环境中的人群，包括托幼机构和学校的同班者、教职工、家庭成员等。对密切接触者要进行医学观察，一旦出现以鼻咽部卡他症状及充血伴低热为起始表现和咳嗽、喘息、呼吸困难的症状体征，要立即报告，在家或医院隔离治疗。开展的主要活动如下。

（1）对于聚集性机构的密切接触者，在进行流行病学调查处置时，医务人员应当进行面对面地讲解。

（2）通过单位或患者发放适合密切接触者阅读的 RSV 防治宣传材料。

（3）在对患者进行家庭随访时，主动对患者周围的人进行 RSV 防治知识的宣传。

5. 普通公众

普通公众作为最广大的 RSV 知识受众，他们应当接收到最简单明了的信息，从而在发生 RSV 可疑症状时及时就诊。采取的主要活动如下。

（1）针对不同人群的宣传画、布告、标语、橱窗、报纸、广播、电影、电视、黑板报、知识问答、知识竞赛等宣传形式。

（2）在乡村制作有关 RSV 知识的墙体广告。

（3）对社区医生及社区干部进行有关 RSV 基本知识的培训，重点内容是如何早期发现聚集性病例和重症病例、如何实施预防性消毒等。

6. 托幼机构、学校、养老院等集体单位人员

RSV 是引起病毒性肺炎的最常见病原，婴幼儿症状较重，可有高热、鼻炎、咽炎及喉炎，以后表现为细支气管炎及肺炎。少数病儿可并发中耳炎、胸膜炎及心肌炎等。成人和年长儿童感染后，主要表现为上呼吸道感染。近年发现免疫缺陷患者及老年人也是 RSV 易感人群。采取的主要行动如下。

（1）对托幼机构、学校、养老院医务室医生和卫生课老师进行 RSV 知识培训。

（2）在卫生课或健康讲堂讲解 RSV 预防控制的有关知识。

（3）组织开展形式多样的健康教育活动，与家长和护理人员一起教育学生及幼儿、老年人养成良好的卫生习惯，重点是饭前便后要洗手。

（三）步骤

开展任何一项健康促进活动，必须首先有一个科学的设计。健康促进活动的设计应该包括以下 6 个方面。

（1）确定优先活动项目。

（2）明确活动目标。

（3）制订活动基本框架。

（4）制作传播材料的预试验。

（5）组织实施。

（6）监控与评价。

（四）预防控制 RSV 核心信息

在开展 RSV 的健康促进活动中，传授给目标人群的信息应该简单、准确，避免长篇大论。健康教育核心知识包括以下内容。

（1）呼吸道合胞病毒（RSV）感染是由 RSV 引起的急性呼吸道传染病。

（2）患者和隐性感染者是 RSV 感染主要传染源，主要通过其呼吸道分泌物的飞沫和接触传播。

（3）呼吸道合胞病毒（RSV）是世界公认的导致婴幼儿急性呼吸道感染的主要病原之一，是影响儿童健康的一个重要问题。

（4）呼吸道合胞病毒（RSV）是婴儿、小龄儿童下呼吸道感染的首要原因，也是年幼儿童因呼吸道疾病住院的首要原因，婴儿严重 RSV 感染是以后发生哮喘的高危因素。

（5）呼吸道合胞病毒（RSV）感染也是免疫抑制的成年人和老年人的重要病原。

（6）目前尚无防治 RSV 的疫苗，也没有特异性强、安全性高的抗 RSV 药物，保持良好的个人和环境卫生是预防 RSV 最重要的有效措施。

（7）家长要经常对孩子居住的房间进行通风换气。

（8）尽量少带孩子去拥挤的公共场所，特别是尽量避免与其他有发热、咳嗽疾病的儿童接触，减少被感染的机会。

（9）注意搞好孩子营养的合理搭配，还要让孩子休息好，适当晒晒太阳，增强自身的免疫力。

（10）家长平时要多注意观察孩子身体状况的变化，一旦发现孩子有发热、鼻咽部卡他症状及充血、咳嗽等临床表现，应尽早带孩子到医院就诊，并积极配合医生的治疗。

（11）托幼机构做好晨间体检，发现疑似患者，及时隔离治疗。

（12）托幼机构应每日对玩具、用具等进行清洗消毒，减少间接接触传播。

（13）强化医院感染控制工作，避免院内交叉感染。

（五）评价指标

健康促进活动开展情况的监督评价指标主要包括以下两个指标。

1. 健康促进活动计划完成率

（1）定义：年度内已开展的健康促进活动数占年度计划活动数的百分比。

（2）公式：$健康促进活动计划完成率=\frac{年度已开展的活动数}{年度计划开展的活动数}\times 100\%$

2. RSV 特定知识知晓率

（1）定义：了解 RSV 特定知识的人数占被调查人数的百分比。

（2）公式：$RSV特定知识知晓率=\frac{RSV特定知识知晓人数}{调查目标人群人数}\times 100\%$

二、社区防控

呼吸道合胞病毒（RSV）作为普通的机会性感染病原体长期存在于人群中，是全世界婴幼儿下呼吸道感染最常见的病原体，在婴儿和儿童中能引起致命性疾病，老人及免疫功能低下的患者感染 RSV 的概率较大，在居住密集的人群，如新生儿监护室、养老院中可引起急性发热性呼吸道疾病的暴发流行，导致每年超过300万人住院和20万以上的人死亡，给全球带来了非常严重的经济和社会负担。目前，尚不存在RSV的疫苗，也没有特异性强、安全性高的抗RSV药物，采取及时发现并隔离传染源、保持良好的个人和环境卫生、切断传播途径等综合措施是预防RSV最重要的有效方法。因此，社区防控工作的有效开展关系到广大人民群众的身体健康和生命安全。开展RSV感染防控需要街道、社区及社区内所有企业和事业单位（以下简称社区）及全体居民的广泛参与与大力支持。社区是防控疾病传播的第一道防线，做到早发现、早诊断、早报告、早隔离、及时消毒，确保疫情不会蔓延。

（一）社区防控的目标

1. 目标

通过开展RSV感染社区防控，社区内不发生RSV感染聚集性疫情；若发生疫情，能够迅速有效地控制、遏制疫情蔓延，将危害控制在最低限度；增强社区居民自我防控意识，提高社区居民传染病防控知识，保护社区居民身心健康。

2. 主要职责

（1）做好健康教育工作，及时向社区居民和重点人群聚集性机构宣传防治RSV感染的知识，加强与居民的沟通联系，提高广大居民的自我防护意识，建立与社区的信息沟通渠道，解答居民的防控知识疑问。

（2）做好疫情的监测和上报工作，随时掌握社区内疫情动态，动员居民协助开展疫情监测，及时发现疫情苗头。发现患者，立即向所在机构报告，做好早发现、早报告、早隔离。一旦发现疫情，要立即向主管部门和当地疾控机构报告。

（3）做好隔离人员和场所的管理服务工作，及时了解社区内需隔离人员情况，开展对隔离人员的心理辅导，按需要为隔离人员提供饮食和其他生活必需品，对隔离场所做好消毒处理。协助上级部门和卫生部门做好隔离场所的管理及保障工作。

（4）做好健康人群的安全防护工作，有疫情发生后，做好健康人群的自我防护，定期对公共场所进行预防性消毒，劝导居民尽量少集会或到人群聚集场所，对有症状的居民及时报告。

（5）协助卫生部门做好疫情处置和其他防治RSV感染的工作。

（6）做好社区公共卫生工作，在专业人员指导下，对公共场所定期消毒；加强公共场所通风设施的维护与保养，做好社区内企业和事业单位的公共卫生监督作用。

（7）建立以基层组织为核心的防治工作领导机制。整合社区内以社区卫生服务机构为中心的卫生资源，建立居民广泛参与和动员机制，动员社区内各类医护人员及居民积极参与到 RSV 感染防治工作中。

（二）社区防控的内容

社区 RSV 感染的预防控制工作主要包括社区公共卫生管理、健康教育和健康促进、公共场所防控措施、托幼机构和学校的预防控制措施、高危人群的预防等内容。在社区防控中，要充分发挥城乡公共卫生网络作用，把防控工作真正落实到基层。

1. 社区公共卫生服务

以社区卫生服务中心为主体，以满足社区居民的基本卫生服务需求为任务，提供预防、保健、医疗、康复、健康教育及计划生育等基层卫生服务。在整个社区防控中，需要充分利用城乡社区卫生网络，发挥社区责任医生、乡镇公共卫生管理员及村公共卫生联络员的作用，加强 RSV 感染社区防控工作，做到 RSV 感染防控工作“关口前移、重心下沉”。

1）疫情发现与报告

社区责任医生和公共卫生联络员负责对辖区内 RSV 感染疫情进行报告，并指导托幼机构和学校落实晨检制度，一旦发现有发热性上呼吸道疾病、支气管炎、毛细支气管炎、肺炎的患者呈现时间、地区聚集性，如学校短期内发生多个鼻咽部卡他症状及充血伴发热、咳嗽、喘息、呼吸困难病例，并呈现班级聚集性时，要立即报告当地疾控机构。

2）落实各项综合性防控措施

发生 RSV 感染疫情的地区和单位，要协助当地疾病预防控制机构，落实包括患者隔离治疗、疫点消毒和管理、患者个案调查、流行病学调查、采样、密切接触者医学观察与管理等疫情处置措施。

3）开展患者居家隔离治疗与密切接触者医学观察的管理

开展在家进行居家隔离的轻症患者的管理，进行流行病学调查，填写个案调查表；按照要求进行居家隔离治疗到症状消退。随时掌握患者情况，密切注意防治并发症的产生；对病家和疫情发生的场所进行随时消毒和终末消毒。对疫情密切接触者进行医学观察与管理，掌握了解密切接触者的健康情况。

4）健康教育与健康促进

目标：针对 RSV 感染流行特点，动员和利用多种有效手段及方法，通过培训、健康传播和行为干预，使目标人群和广大群众了解 RSV 感染危害及防控知识，提高自我防范意识，遏制流行。

健康促进活动：由于不同人群在 RSV 感染防控活动中的需求、作用、利益关系和接受能力等方面的不同，应针对不同的人群，以最有利于目标人群理解和掌握的方式，开展不同形式的健康促进活动。

目标人群：RSV 感染患者及其家属，主要针对如何诊治、居家治疗、并发症出现指征、消毒、个人防护等基本知识。具体包括：确诊后，要对患者及其家属进行耐心、细致的宣传和心理开导，针对不同年龄的患者采取不同的方式，提高患者和家属依从性。做好患者在家或者在医院就诊时的宣传教育，在家时可以采取发放宣传单，在医院时可以采取口头宣传、黑板报、图片等方式，有助于患者的配合。

（1）密切接触者。RSV 感染主要通过呼吸道飞沫和接触传播，密切接触者容易感染，对他们要进行医学观察，一旦出现呼吸道症状要及时就诊。针对密切接触者的宣传教育主要是及时发现自身发病体征、如何就诊等。具体包括：进行流行病学调查时，对密切接触者进行讲解和告知，可以采取面对面讲解、发放宣传册等方式。对患者进行流调和随访时，对周边的群众进行宣传。

（2）学校和托幼机构。RSV 主要感染儿童，学校和托幼机构是 RSV 感染高发的重点场所。对学校和托幼机构的宣传教育包括：对老师和校医、保健老师开展 RSV 感染相关知识培训；在校园内采取黑板报、宣传册、讲座等各种形式的宣传教育；针对学生家长开展各种形式的宣传教育活动。

（3）养老机构。老年人及免疫缺陷患者也是 RSV 易感人群，文献报道老年监护病房和养老院 RSV 暴发疫情时有发生，老年人及免疫缺陷患者聚集性机构也是 RSV 感染高发的重点场所，其宣传教育包括：对养老机构行政人群、护理人员和医护人群开展 RSV 感染与医院感染控制相关知识培训，落实各项控制措施；在机构内采取黑板报、宣传册、讲座等各种形式的宣传教育；针对学生家长开展各种形式的宣传教育活动，特别要注意手卫生，清洗受到污染物品的表面和工作服，并限制在养老机构出入。

（4）普通公众。提高 RSV 感染防控知识，养成个人良好的卫生习惯。针对不同人群采取黑板报、布告、标语、广播、电视、知识问答等各种宣传活动。社区制作 RSV 感染宣传广告、墙体广告等，对社区的医生及社区干部开展 RSV 感染基本知识培训，重点是如何发现早期聚集性疫情、早期诊断和治疗、消毒隔离。

（5）社区工作人员。加强培训，举办讲座，提高防控基本知识；通过张贴宣传画报、悬挂布告、标语、广播、电视等方式进行宣传教育。

（6）医护人员。提高早期发现、诊断、治疗和监测水平，包括：针对各级各类综合医疗机构儿科、发热门诊、传染科、防保科及疾病预防机构和社区医生开展分级分类培训；向医护人员发放宣传手册，举办讲座，在医疗机构张贴宣传画册等。

2. 保障措施

1）组织保障

街道、乡镇政府要对RSV感染社区防控工作负总责，建立相关防控工作机制，统一组织、领导、协调，做好辖区防控工作，社区居委会、村委会、辖区内各企业、机关、学校等单位要积极配合，做好社区防控工作。

2）信息保障

建立通畅的信息报告渠道，社区内居委会、村委会及各企业、机关、学校等单位要建立信息采集制度，及时掌握本辖区、本单位内人员的状况，重要信息要随时上报；建立通畅的部门通报制度，信息除上报本系统上级部门外，还要及时通报相关部门，以便部门间配合通畅；做好信息上传的同时，也要做好信息下达的工作，流行病学调查信息也要及时向社区通报，便于社区开展隔离防护及服务保障工作，使社区防控工作信息形成一个完整的信息链。跨区域信息通报由上一级政府统一协调。

3）物质保障

各级政府、卫生部门要加强对社区防控工作的指导和支持，给社区提供医疗设备、消杀药品、个人防护等必要的设备和物资。

4）医务人员和工作人员的保障

加强医务人员和工作人员自身防护，合理安排休息，对参与疫情处置的人员要做好必要的防护，防止感染；要建立奖励惩罚制度，对阻碍、干预防控工作的人员依法给予惩罚，对在防控工作中表现突出、工作勤奋的人员给予必要的奖励。

（三）针对公共场所的防控措施

社区是人们生活、活动和工作的场所，商场、超市、医院、学校、老年活动中心、酒店、餐厅等公共场所都是社区的重要组成部分，是人群聚集的地方，接触交流密切而频繁。RSV主要通过呼吸道飞沫和密切接触传播，公共场所是RSV感染传播的重要场所，因此做好公共场所的防控对整个RSV感染防控工作具有至关重要的作用。

1. 一般措施与要求

1）通风

尽可能打开门窗，保持良好的通风状况，尽量保持自然通风，保证空气质量；所有通风设施保持正常运转，通风设备、送风排风管道等保持清洁。无法充分通风换气的，可通过安装换气扇、电风扇等实施机械通风。医院等场所在室内无人条件下，可采用紫外线悬吊或移动式直接照射消毒，有条件的可安装动态空气消毒器（臭氧除外）。

2）环境卫生

开窗通风，保持室内外环境卫生清洁；垃圾要及时清运，市场、餐厅等垃圾要加盖密闭，日产日清，医院的垃圾要按照要求严格管理；如果发现病例或者发生疫情，在疾控中心指导下进行环境消毒。

3）个人卫生

勤洗手，养成良好的个人卫生习惯；建立日检制度，一旦发现类似普通感冒的患者，特别是婴幼儿出现发烧、降低食欲、流鼻涕、咳嗽、喘息等症状，及时到医院检查治疗；经过确诊为 RSV 感染的，隔离治疗；一旦发现有聚集性疫情发生的苗头，要及时向当地疾控机构报告。

4）清洁消毒

消毒重点是地面、电梯间、玩具等，公众经常接触、使用的器具要定期进行消毒，流行季节要加强消毒频次。

2. 发生疫情时的终末消毒

发生 RSV 感染患者或者发生聚集性疫情时，要积极组织开展相关防控工作，对疫点进行终末消毒。对疫点的终末消毒目的是完全消灭患者所播散的、遗留在居室和各种物体上存活的病原体，使疫点无害化。终末消毒进行得越及时、越彻底，防疫效果就越好。

3. 宣传教育

在公共场所人员流动大、醒目的地方采用宣传画、橱窗、标语广告、广播电视、发放宣传册等方式，开展 RSV 感染等呼吸道传染病相关知识宣传。

1）RSV 感染引起严重疾病的高风险人群

高风险人群包括：早产儿；2 岁以下的儿童患有慢性肺部疾病或某些心脏疾病者；65 岁及以上的成年人；免疫系统低下患者，如 HIV 感染、器官移植或特定的医疗治疗（如化疗患者）。

2）保护自己和他人免受 RSV 感染的措施

（1）勤洗手：经常用肥皂和水洗手 20s，并帮助孩子做同样的事。如果没有肥皂和水，使用含酒精的快速洗手液。洗手有助于防止病原体传染。

（2）避免用未洗过的手触摸自己或他人的眼睛、鼻子和嘴巴。

（3）避免与患者紧密接触：避免与有感冒症状的人紧密接触，如接吻、共享杯或餐具。

（4）咳嗽或打喷嚏时，用纸巾盖住嘴巴和鼻子，然后把纸巾扔到垃圾桶里。

（5）清洁和消毒物体表面：RSV 患者触摸表面和物体时，可能会留下病原体，他们咳嗽或打喷嚏，含有病原体的飞沫也可以降落在物体表面，需清洁消毒人们经常触摸的表面和物体，如玩具和门把手。

（6）轻症患者居家隔离。

（7）患者症状期尽可能居家隔离，避免工作单位、学校、幼托、养老机构和公共场所人群感染。

（四）针对聚会性活动的预防控制措施

RSV是儿童感染的一种常见病原体,主要通过呼吸道和直接接触等途径传播。

聚集性活动举办时，人员密集，接触频繁，容易造成传播，尤其是有儿童参加的某些聚集活动。防止聚会性活动发生 RSV 感染的具体控制措施如下。

（1）举办单位要具体负责相关活动的卫生安全，设立流动医疗站。

（2）室内要勤通风，保持空气清新；不开窗的情况下，进行机械通风，保证空气流通。

（3）做好参加人员的症状监测，发现发热、咳嗽等症状，立即前往医院就医。

（4）用画报、宣传册等方式进行宣传教育。

（5）发生聚集性疫情时，要积极配合疾控机构进行流行病学调查，进行病例隔离、症状检索、消毒等措施。

（6）发生 RSV 暴发流行时，停止人群聚集的活动。

三、个人预防

家庭是 RSV 感染者活动的重要场所，也是 RSV 感染轻症患者隔离治疗的场所，做好针对家庭的 RSV 感染防控措施是 RSV 感染防控的重要环节。

1. 勤通风

经常打开窗户，保持空气清新。无法充分通风换气的，可通过安装换气扇、电风扇等实施机械通风。

2. 个人防护

RSV 主要传播途径是经呼吸道和密切接触，加强个人防护、养成家庭成员良好的手卫生习惯，是防止传播的重要手段。

（1）打喷嚏和咳嗽时不要对人，用手、纸巾等捂住口鼻，不要随地吐痰。

（2）勤洗手，保持手部清洁。加强锻炼，提高自身免疫能力。

（3）保持正常生活规律，注意休息，经常到户外运动，呼吸新鲜空气。

（4）避免与患者接触，出现症状要及时到医院就诊。

3. 家庭内外环境卫生

垃圾及时清理，勤晒被褥

4. 需要居家治疗时，要避免与家庭其他成员过多的接触

5. 做好病家消毒等措施，开展家庭其他成员 RSV 感染防控知识宣传

四、重点场所的预防

（一）针对托幼机构和学校的预防控制措施

RSV 是儿童呼吸道感染的一种常见病原体，主要通过呼吸道飞沫传播，污染的手指直接将病毒接种到鼻黏膜和眼黏膜也是引起感染的重要传播途径，临床上可引起暴发流行、局部流行或散发，学校与托幼机构是 RSV 感染防控的重点场所。

1. 晨午检制度

为及早发现学校和托幼机构内发生的 RSV 感染疫情，及时采取有效措施控制疫情的扩散和蔓延，辖区学校与托幼机构应当建立学生晨检、因病缺勤登记制度。

1）晨午检要求

晨午检要求应在辖区疾控机构指导下进行，在 RSV 感染高发季节开展，由班主任或学校保健老师对到校学生进行观察、询问，了解学生出勤及健康状况，如果发现 RSV 感染症状，要及时通知学校疫情报告人，疫情报告人要及时进行排查，并将情况登记。必要时通知其家长带领到医院诊治，排除诊断后方可回校。学校应跟踪观察，及时掌握有关情况，对疑似病例、临床 RSV 感染诊断或确诊诊断患者，按传染病防治法的有关规定实施隔离治疗。校医、卫生保健老师具体负责本单位 RSV 感染晨检、因病缺勤追查与登记、传染病疫情报告等突发公共卫生事件报告等工作，定期对全校学生的出勤、健康情况进行巡查，及时、全面地掌握学校学生健康状况。

2）晨检时间

辖区学校与托幼机构晨检时间和方式可以统一确定，原则上可由学校与托幼机构的班主任老师在每天第一节课课前 5～10min 对学生进行晨检，或指定专门人员每天上学前在学校门口组织晨检，晨检汇总和报告具体要求按照当地教育和卫生行政部门规定执行。

3）晨检内容

学校与托幼机构开展晨检工作的内容应包括：①发热；②流鼻涕；③咳嗽；④喘息、呼吸困难；⑤降低食欲。确保做到对患者的早发现、早报告。

4）缺勤/缺课监测

学校与托幼机构的班主任密切关注本班学生的出勤情况，对于因病缺勤的学生，应当及时同家长联系，了解学生的患病情况和可能的病因，并及时报告给学校疫情报告人（校医或保健老师）。学校疫情报告人接到报告后应及时追查学生的患病情况和可能的病因，以做到对传染病患者的早发现。

2. 学校和托幼机构 RSV 疫情报告

1）报告内容及时限

同一托幼机构、学校等集体单位中，如在一周内发生多例 RSV 病例，或死亡 1 例及以上时，按照《突发公共卫生事件应急条例》、《全国突发公共卫生事件应急预案》、《突发公共卫生事件与传染病疫情监测信息报告管理办法》、《国家突发公共卫生事件相关信息报告管理工作规范》及有关规定，及时进行突发公共卫生事件信息的报告。出现 RSV 疫情暴发的地区，必须启动每日疫情报告制度。

2）报告方式

当出现符合本工作规范规定的报告情况时，学校疫情报告人应当以最方便的通讯方式（电话、传真等）向属地疾病预防控制机构（农村学校向乡镇卫生院防保组）报告，同时，向属地教育行政部门报告。

3. 健康教育和指导内容

在 RSV 感染流行季节，各级疾病预防控制机构应根据学校与托幼机构的特点，指导开展 RSV 感染防治健康教育，普及预防 RSV 感染的科学知识，增强家长、学校（托幼机构）师生防护意识，减少和降低该病发生。

（1）告知 RSV 的临床特点、传播途径等。

（2）勤洗手，养成良好的个人卫生习惯，避免与其他幼（学）童有亲密接触之行为。

（3）均衡饮食、适度运动及充足睡眠，以提升免疫力。

（4）生病时，应尽快就医，请假在家多休息。

（5）注意居家环境的卫生清洁及通风。

（6）流行期间，避免出入人潮拥挤、空气不流通的公共场所。

（7）尽量不要与疑似病患接触，尤其是孕妇、新生儿及幼童。

（8）儿童玩具（尤其是带毛玩具）经常清洗、消毒。

（9）幼童的照顾者或接触者应特别注意个人卫生。

（10）所有的接触者，在观察期间内，一旦出现发热、咳嗽等症状，建议就医治疗，并全力与家长沟通，尽量设法说服家长，让病童在家好好休息至少一周，或直至症状消失。

（11）医学观察期间要特别注意观察病童是否出现 RSV 重症前兆病征，并迅速送往县级以上医院就医，以避免病情恶化。

4. 因病停课

（1）当学校和托幼机构同一班级甚至整个学校患儿增多时，学校和托幼机构要及时向卫生和教育部门报告。根据传染病暴发、流行情况，各级疾控中心提出停课防控措施的书面建议，学校根据疾控机构的建议，对班级或年级停课报上级教育行政主管部门和卫生部门批准后实施，全校停课报当地政府批准后实施。

（2）同一班级一周内出现 2 例及以上病例或出现重症或死亡病例时，视具体情况全部或部分关闭 2～3 周。对于人员规模较小（<50 人）、场地狭小、通风与卫生条件较差、容易造成接触传播的幼托机构应全部关闭。停课由疾控机构根据流行病学调查提出书面建议，由当地卫生计生、教育行政部门批准，学校根据建议，对班级或者年级停课，全校停课要当地政府批准。

5. 预防控制措施

（1）病例与疑似病例的隔离。学校和托幼机构在考勤晨检及上课期间发现监测症候的患者，应首先在学校门卫室或保健室临时隔离，并要求班主任教师及时通知其监护人带孩子到医院就诊，根据医嘱采取居家或住院治疗。居家休息期间避免参加集体活动和进入公共场所。所有患病学生和幼儿应严格隔离治疗至体温恢复正常、其他流感样症状消失 48h 后或根据医生建议，患者可正常上课或上班。建议下呼吸道感染患者隔离及休息时间不得少于 2 周，重症病例不得少于 3 周。

（2）密切接触者管理。①判定标准：密切接触者是指与患者处在同一工作、生活、学习环境中的人群，包括托幼机构和学校的同班者、教职工、家庭成员等；疾病预防控制机构专业人员根据个案调查获得的信息进行分析，确定密切接触者。②处理原则：对学校、托幼机构等集体单位的密切接触者，及时开展接触者的追踪、调查和管理；密切接触者应进行医学观察，观察期限为该病最长潜伏期（自最后接触之日算起），一旦出现相关症状和体征，要立即报告，在家或医院隔离治疗。

（3）医学观察期间，当地卫生行政部门指定的医疗卫生人员（一般为社区医生或校医和保健教师）定期对患者的健康情况进行视察或电话联系，并进行健康教育和指导。

（二）养老院和疗休养中心防控

RSV 引起的急性呼吸道感染可引起暴发或流行，尤其易发生于人口密集、居住拥挤的人群。托幼机构、养老院、医院，尤其是医院儿科病房、重症监护病房、新生儿重症监护病房，RSV 感染暴发流行时有发生。这些场所一旦发生此类疫情，极易造成流行。如果社区内包含有养老机构，社区应主动和其联系，建立共建联防联控工作关系，加大防控力度。

1. 一般预防性措施

（1）开窗通风，尤其是集体宿舍、办公楼、浴室等地方。

（2）加强个人卫生，勤洗手，保持手部清洁，尤其是训练后，劳累度增加，抵抗力下降。

（3）在流行季节进行预防性消毒，对养老院和疗休养中心宿舍、办公楼、食堂、浴室等地方进行预防性消毒。

（4）在流行季节开展 RSV 感染相关防控知识宣传。

2. 疫情暴发后应急处置

RSV 感染是以空气飞沫传播为主，传染性强，集体生活的养老院和疗休养中心容易感染。

（1）在疫情发生后，应立即报告当地疾控机构，及时开展现场流行病学调查和实验室采样检测，尽快查明病因，并立即上报各级卫生主管部门，组织专家组尽早到现场调查指导。

（2）当疫情确定后，立即对患者进行隔离治疗，保护易感人群，及时隔离治疗有症状病例并行疫点消毒，使控制传染源、切断传播途径、保护易感人群落到实处。

（3）迅速采取针对性的预防控制措施，开展晨午检制度，对养老院和疗休养中心内宿舍、办公楼、教室、浴室等公共场所的空气与环境进行定期消毒。

（4）快速进行病原学鉴定。

（5）对养老院和疗休养中心所有人员进行传染病基本防护知识的宣传教育，普及防病知识，落实预防为主的策略。养老院和疗休养中心机构有协助宣传普及 RSV 感染相关知识的责任和义务。

第三节　呼吸道合胞病毒感染的消毒与院内感染控制

RSV 主要通过呼吸道飞沫和密切接触传播，易于传染并形成大暴发，危害极大。患者的呼吸道分泌物，以及污染的手、玩具和医疗器具等均可造成该病传播（胡晓静等，2011）。托幼机构、学校、养老院等场所因人群聚集，容易引起 RSV 感染暴发或流行，是消毒防护工作的重点场所。

一、托幼机构、学校、养老院等人群集聚单位的预防性消毒和防护

在 RSV 感染流行季节，各级疾病预防控制机构应指导辖区学校、托幼机构及游泳馆等人群聚集单位开展空气卫生、物品清洁消毒、手卫生、呼吸卫生及物体表面消毒等预防性消毒和防护工作。

1. 通风与空气卫生

幼儿（老人）活动室、教室和宿舍（寝室）等场所要保持良好通风，每日至少开窗通风两次，每次 15min；无法充分通风换气的，可通过安装换气扇、电风扇等实施机械通风；经常用湿抹布擦拭桌椅台面、湿拖地面保持室内整洁，可有效降低室内空气的微生物数量；在室内无人条件下，可采取紫外线灯悬吊或移动式直接照射消毒；有条件的可安装有人情况下使用的动态空气消毒器（臭氧除外），按产品使用说明书使用。

2. 环境与物品清洁卫生

（1）室外环境应无积水、杂草、垃圾，无蚊、蝇、蟑螂等有害昆虫的滋生地，保持清洁卫生；室内桌椅板凳、床头柜、地面应每天采取湿式清扫。

（2）活动室的各种物体表面每天用干净的湿抹布擦拭 1 次，每天用干净的湿拖把拖地，每周用 500mg/L 含氯消毒液擦拭物体表面、拖地 1 次。

（3）卧室的地面、床围栏、门把手、水龙头、便器扶手，每天用干净的湿抹布擦拭 2 次，每周用 500mg/L 含氯消毒液擦拭 1 次；其中，门把手、水龙头等金属类物品要选择对金属无腐蚀的表面消毒液擦拭消毒，然后用清水擦拭干净。

（4）玩具要保持清洁，尽可能多在阳光下暴晒，每周进行 1 次擦洗消毒；高档电动、电子玩具，可用碘伏棉球擦拭孩子经常抚摸的部分。

（5）儿童饮水杯、牙刷、牙杯、毛巾等生活用品应个人专用并保持清洁，牙刷建议每 3 个月更换 1 次，毛巾建议每日煮沸消毒；幼儿的被褥、床垫每周暴晒 1 次，每次不少于 4h，并且个人专用；被套、枕套、枕巾每周清洗 1 次；凉席每天用温水擦拭 1 次，每周晾晒 1 次；餐巾、餐具每餐消毒。

（6）寄宿制学校儿童脸盆应个人专用，用后清洗干净，保持清洁，并每周浸泡消毒 1 次；浴盆（池）用后清洗干净，每周擦拭消毒 1 次，并注意保持干燥；洗手池每天清洗 2 次以上，每周用消毒液擦拭消毒 1 次。

（7）便器用后随时冲洗干净，保持内外清洁，无积粪、尿垢，无异味；便盆、尿壶使用后随时倒掉粪尿并清洗干净，建议每周消毒 1 次，可用有效氯含量为 500mg/L 的含氯消毒液浸泡 30min；不提倡使用座式便器，如使用，建议每次使用后进行擦拭消毒。

（8）不同场所的抹布、拖把均应分别使用，并有标记，不得混用；用后及时清洗干净，晾晒干后备用，必要时进行消毒处理。

每日对玩具、个人卫生用具、餐具等物品进行清洗消毒时，工作人员应穿戴手套。清洗工作结束后应立即洗手；每日晨检发现可疑患者时，对患者所用的物品要立即进行消毒处理。

3. 手卫生要求

（1）保育员、护工、教师工作期间要保持手的清洁卫生，用流动水、肥皂或洗手液洗手；工作期间不得抽烟、戴首饰、染指甲、留长指甲。

（2）餐前、便后、户外活动后要洗手，游戏中造成手污染也应及时洗手；早晚用流动水或干净水洗手和脸，经常保持清洁。

（3）工作人员和儿童、老人触摸了不洁或有病原污染的物品后，应立即洗手进行消毒。一般情况下用肥皂、流动水清洗干净，也可用抗（抑）菌洗手液，按照产品说明使用；然后将手消毒剂放于掌心，双手相互揉搓，揉搓时应注意手指、指尖、指缝、大拇指和手背等处，在流动水下冲洗干净，最后干燥双手。

（4）“六步洗手法”：通过洗手去除双手的污垢和细菌，达到有效的洗手目的，可以用不同的洗手方法，通常建议采用“六步洗手法”，该方法易学、易记、易操作。用流动的水把手淋湿，把皂液均匀涂抹在手掌上：①掌心对掌心搓；②手指交错，掌心擦掌心；③手指交错，掌心擦手背，两手互换；④两手互握，互擦指背；⑤指尖摩擦掌心，两手互换；⑥拇指在掌中转动，两手互换。然后反复搓擦腕部，每步至少洗 5 次，搓擦时间不小于 20s，最后用流动水将手彻底冲洗干净。

4. 呼吸卫生及咳嗽礼节

呼吸卫生及咳嗽礼节是控制传染源、减少疾病传播的两种重要措施。患者或者一般人群任何时候都应该坚持咳嗽礼节和呼吸卫生，控制呼吸道分泌物。当咳嗽或者打喷嚏时，正确的做法是：①掩住你的口鼻；②直接扔掉用过的纸巾；③执行手卫生措施。

二、疫点消毒与防护

疫点是指传染源可能向周围播散病原体的范围，即易感者可能因此受到感染的范围。对疫点采取及时有效的措施是控制疾病流行的重要环节，而对疫点消毒是其中非常重要的一项内容。

（一）疫点消毒注意事项

（1）疫点消毒原则：及时有效，由外到内，先重后轻，从上至下，消完再清。

（2）传染源或可能传染源全部离开疫点后应进行终末消毒。

（3）消毒后应及时做好消毒效果评价工作。

（二）疫点消毒方法

（1）体积较小的房间用 15%过氧乙酸按 7mL/m^3（每立方米纯过氧乙酸 1g）密闭熏蒸 2h，再开窗通风；体积较大的房间用 2%过氧乙酸按 8mL/m^3（每立方米纯过氧乙酸 1g）密闭熏蒸 1h，再开窗通风。空调系统用有效氯 500～1000mg/L 的含氯消毒剂进行擦洗。

（2）地面、墙壁、电梯表面可用 0.2%～0.5%的过氧乙酸溶液，或者有效溴 500～1000mg/L 的二溴海因溶液，或者有效氯 1000～2000mg/L 的含氯消毒液喷雾。卫生间便器用后随时冲洗干净，保持内外清洁，每天用含有效氯 500mg/L 的消毒液浸泡 30min。使用座便式便器，用含有效氯 250mg/L 的消毒液擦拭消毒。

（3）对门把手、楼梯扶手、柜台台面、桌椅、水龙头等物体表面用含有效氯 500mg/L 的消毒液擦拭，作用 15min 后用清水擦拭干净；餐具、饮具和盛放直接入口食品的容器，消毒方法首选煮沸、蒸汽消毒，也可采用远红外食具消毒柜或化学消毒剂浸泡。煮沸消毒餐具要完全浸没于水中，保持 15min。100℃流通蒸汽消毒需要 20min。化学消毒采用含有效氯 250mg/L 的消毒液浸泡 30min 后清水冲洗。

（4）患者用过的器具可用 0.5%的过氧乙酸溶液，或者含有效溴 250～500mg/L 的二溴海因溶液，或者含有效氯 250～500mg/L 的消毒液浸泡 30min 后，再用水洗净。

（三）消毒人员防护措施

工作人员消毒前必须穿戴好工作衣、工作帽、口罩、手套，备好防护用具，进行现场观察，了解污染情况，禁止无关人员进入消毒区内。按面积或体积、物品多少计算所配制的消毒药物量，并注意所用药物的有效成分含量，保证所配制药物的有效深度。消毒工作完毕后，应将所有的消毒工具进行消毒清洗，然后依次脱下工作衣、帽、口罩（或其他防护用具）。将衣服折叠好，使脏的一面卷在里面，放入消毒专用袋中带回彻底消毒。最后消毒人员应彻底清洗双手，消毒，并填写工作记录表。

三、医院的消毒、隔离与防护

所有与患者接触的用物全都可能染有呼吸道合胞病毒，病毒在手、衣服、玩具及台面均能生存 30min 甚至数小时，呼吸道合胞病毒可以进入眼睛、鼻子或口腔，可以感染呼吸道黏膜，很容易通过空气和接触气道分泌物进行传播（Plotkin et al.，2011；Mejias et al.，2017）。因此，在RSV感染暴发疫情发生或流行期间，各级各类医疗机构应高度重视医院RSV感染防控工作，根据当地政府和卫生部门的有关规定，结合本地区的特点，因地制宜制订科学合理、可操作性强的医院感染控制措施，避免因医院管理不严导致疫情传播或扩散。

（一）医疗机构的预防性措施

（1）各级各类医疗机构应根据当地疫情，结合本医院实际，制订本院RSV感染等传染病就诊流程与防控预案。

（2）各级各类医疗机构在RSV感染疫情暴发或大规模流行时，应及时成立以院长（或分管院长）为组长的疫情防控领导小组，主要负责落实疾病的预防、诊断、治疗工作，做好危重患者的抢救工作，协调各方工作有序开展。

（3）加强病房和诊疗场所的通风换气，在无人情况下可对空气采用紫外线消毒30min，或使用空气消毒机等进行动态空气消毒。

（4）医护人员在诊疗、护理每一位患者后，均应认真洗手；实在不方便洗手时，建议接触不同患者前使用70%～80%乙醇快速手消毒剂进行手卫生，方便洗手时立即洗手。直接接触患者分泌物、唾液等操作后，要立即洗手、消毒，严格执行手卫生。

（5）加强日常清洁卫生工作，保持诊室、病区的环境整洁、干净。患者流量较大时需要增加清洁次数，必要时室内地面和工作台面每日用含有效氯500mg/L的消毒液擦（拖）拭2次以上。

（6）建议医院门诊、病区设置的儿童乐园停止所有活动，玩具和设施应落实专人清洁消毒。

（7）教育、督促陪护人员和患儿注意个人卫生习惯。在医院的健康宣教区域介绍腺病毒等呼吸道传染病的防治知识，向家长发放有关RSV感染防控知识材料，告诫家长流行季节不要带儿童到人群聚集的公共场所，避免与患儿接触；饭前便后要洗手；纠正儿童不良卫生习惯；对儿童玩具、餐具、衣物、用品要经常消毒；家长要注意孩子的个人卫生，养成良好的卫生习惯，做到“洗净手、喝开水、吃熟食、勤通风、晒衣被”等。

（二）医疗机构规范预检、分诊、发热门诊

1. 预检、分诊规范

《医疗机构传染病预检分诊管理办法》规定，医疗机构应当建立传染病预检、分诊制度。二级以上综合性医院应当设立感染性疾病科，具体负责本医疗机构传染病的分诊工作，并对本医疗机构的传染病预检、分诊工作进行组织管理。没有

设立感染性疾病科的医疗机构应当设立传染病分诊点。感染性疾病科和分诊点应当标识明确、相对独立、通风良好、流程合理，具有消毒隔离条件和必要的防护用品。医疗机构应当根据传染病的流行季节、周期和流行趋势做好特定传染病的预检、分诊工作。医疗机构应当在接到国家卫生计生委和省（自治区、直辖市）人民政府发布的特定传染病预警信息后，或者按照当地卫生计生行政部门的要求，加强特定传染病的预检、分诊工作。必要时，设立相对独立的、针对特定传染病的预检处，引导就诊患者首先到预检处检诊，初步排除特定传染病后，再到相应的普通科室就诊。对呼吸道等特殊传染病患者或者疑似患者，医疗机构应当依法采取隔离或者控制传播措施，并按照规定对患者的陪同人员和其他密切接触人员采取医学观察及其他必要的预防措施。

2. 发热门诊设置规范

（1）严格按发热门诊布局要求独立设区，划分清洁区、半污染区、污染区，做到人流、物流合理，无交叉。有独立的挂号收费室、诊疗室、抢救室、放射检查室、检验室、药房，出入口有明显标志，防止人员误入。

（2）建立由清洁区→半污染区→污染区的空气气流走向，保证良好通风，污染空气经消毒后外排。安装非手接触式洗手装置，配备快速洗手消毒剂和脚踏式污物桶。

（3）对发热患者就诊和留观进行有效管理与引导，保证发热患者的各种检查和治疗在发热门诊内进行。发热门诊入口处设专人分诊，提供口罩、测体温和介绍就诊须知，并负责咨询、引导，落实患者及陪同人员必要的防护措施。

（4）发热门诊按规定设置一定数量的隔离留观室。隔离留观室应当设单独的供氧、对讲系统和卫生间。

（5）留观患者一人一室，戴口罩，不得离开留观室。严禁患者间相互接触，限制探视和陪护。

（6）配备具有一定临床经验的内科医生，并在上岗前进行必要的培训与考核。

（7）发热门诊应建立就诊患者的登记报告制度，按统一表格记录就诊者的有关信息，以便追踪随访。对确诊和疑似的传染病患者的陪同就诊人员，要通知有关方面进行隔离观察。

（8）按要求做好消毒工作，确诊或疑似传染病患者转出后，立即进行终末消毒。

（三）患者或疑似患者的隔离与防护

1. 患者或疑似患者的隔离与防护

在收治病例的病区，应将疑似患者安排在单人病房，确诊患者尽可能安排单人房间；如条件不允许，可将同为RSV感染的、有相似症状的患者安排在同一个病房，并最大限度地减少患者外出及患者之间的近距离接触。严禁将患者搁置在病区内的走廊上（容易造成病原体的扩散）。同一病房内不应收治其他非RSV感染的患者。

2. 隔离病房、病区

根据疫情的严重程度，在医院内设立单独的RSV感染病房或病区。

（四）医院的消毒、防护原则

医护人员在诊疗、护理每一位患者后，应认真洗手。诊疗、护理患者过程中所使用的非一次性的仪器用含有效氯500mg/L的消毒剂消毒；医疗器械等物品应使用含有效氯500mg/L的消毒剂浸泡消毒30min，然后再清洗或消毒；对住院患者使用过的病床及桌椅等设施和物品，应使用含有效氯500mg/L的消毒剂消毒后才能继续使用。患者的呼吸道分泌物及其污染的物品要进行消毒处理。加强医疗污水、污物的消毒管理。医护人员在直接接触患者时，需佩戴清洁的手套和外科口罩，在与患者进行接触之后，立即以安全的方式脱摘手套和口罩。在佩戴和脱摘任何个人防护装置之前、之后均要执行手卫生。如在操作过程中发现防护用品有任何破损或破裂的，须立即摘脱及更换。使用过的防护用品应放入专用的医疗废弃物垃圾桶，与生活垃圾桶分开放置。

四、常用消毒方法

（一）消毒的分类

1. 随时消毒

随时消毒是指患者或带菌者在有传染性期间，为及时杀灭或清除由传染源排出的病原微生物而随时进行的消毒。通常，医疗单位的日常性消毒措施及疫点隔离期间的日常消毒都属于随时消毒。

2. 终末消毒

终末消毒是指传染源因住院隔离、治愈或死亡后，对其原居住地点进行的一次彻底的消毒。及时实行终末消毒，杀灭或清除传染源污染环境的病原微生物，是消灭疫源地的一个重要措施。

3. 预防性消毒

预防性消毒是指在未发现传染源的情况下，对有可能被病原微生物污染的物品、场所等的消毒，如公共场所的消毒、公用交通工具的消毒、餐（饮）具的消毒、托幼机构的消毒、饮用水的消毒及粪便污水的消毒处理等。

（二）常用消毒方法

1. 消毒剂溶液浸泡消毒法

（1）适用范围：餐（饮）具、服装、污染的医疗用品。

（2）操作方法及注意事项：可选择含有效氯 250～500mg/L 的消毒液，消毒剂溶液应将物品全部浸没。对导管类物品，应使管腔内也充满消毒剂溶液。作用至规定时间后，取出用清水冲净，晾干。注意防漂白及腐蚀性。

2. 消毒剂溶液擦拭消毒法

（1）适用范围：家具、门把手等物体表面。

（2）操作方法及注意事项：可选择含有效氯 250～500mg/L 的消毒液，用布浸以消毒溶液，依次往返擦拭消毒物品表面。必要时，在作用至规定时间后，用清水擦净以减轻可能引起的腐蚀作用。

3. 消毒剂溶液喷雾消毒法

（1）适用范围：室内空气、居室表面和家具等物品表面的消毒。

（2）操作方法及注意事项如下。

1）普通喷雾消毒法

用普通喷雾器进行常量喷雾，以使物品表面全部润湿为度，作用至规定时间。喷雾顺序宜由外到内、由上而下、先重后轻，最后再由内向外重复喷雾一次。喷洒有刺激性或腐蚀性消毒剂时，消毒人员应戴好防护口罩和眼镜，并将食品、食（饮）具及衣被等收叠放好，或用塑料薄膜盖好。

2）气溶胶喷雾消毒法

采用气溶胶喷雾时，关好门窗，喷雾以消毒剂溶液均匀覆盖在物品表面为度。作用 30～60min 后，打开门窗，散去空气中残留的消毒剂雾粒。操作时做好个人防护，尤其应注意防止消毒剂气溶胶进入呼吸道。

4. 气体或烟雾熏蒸消费法

（1）适用范围：用于处理污染的空气及受污染的物体表面。常选用杂环类消毒剂、过氧乙酸等消毒剂。

（2）操作方法及注意事项：注意消毒剂有刺激性、腐蚀性，做好个人防护，并保持一定的温度和湿度。例如，用过氧乙酸熏蒸，气温、湿度低时，应按实际使用量加等比例水混合，保持室内一定温湿度，提高杀菌效果。

5. 直接用粉剂处理消毒法

（1）适用范围：人畜排泄物、呕吐物等。常用漂白粉对排泄物进行消毒。

（2）操作方法及注意事项：漂白粉应保存在密闭容器内，放在阴凉、干燥、通风处。结块的漂白粉不宜使用，注意有效期。

6. 煮沸消毒法

（1）适用范围：消毒食具、食物、棉制品、塑料、毛皮、化纤织品等物品。

（2）操作方法及注意事项：煮沸消毒可用煮锅，也可用煮沸消毒器，使用时要将水加热至100℃，待水沸腾后再煮15～30min，在此温度下，能有效杀灭包括细菌芽孢以内的各种微生物，达到消毒的目的。在使用过程中，也可用0.5%的肥皂水或1%碳酸钠溶液代替清水，以增强消毒效果。

7. 流通蒸汽消毒法

（1）适用范围：用于食品消毒、食具消毒和其他耐热耐湿器具及衣物等的消毒。

（2）操作方法及注意事项：流通蒸汽法是利用100℃水蒸气进行消毒，最简单的方法是用蒸笼蒸，常用的蒸汽消毒设备有蒸汽消毒柜、蒸汽消毒车，可以按使用说明书进行操作。消毒时间应在有水沸腾并冒出蒸汽后开始计算，持续时间15～30min。餐具应垂直放置，以防止空气留存在死腔内；大量物品勿用铁盆盛装，最好用铁丝筐，包装不宜过大、过紧。

8. 紫外线消毒法

适用范围：用于室内空气、硬质光滑物体表面的消毒。建议用于疫点（疫源地）消毒，不主张用于预防性消毒。

1）室内空气的消毒

在室内无人的情况下，可采取紫外线灯悬吊式或移动式直接照射。采用室内悬吊式紫外线消毒时，室内安装的紫外线灯（30W紫外线灯，在1m处的强度大于70μW/cm^2）的数量不少于1.5W/m^2，照射时间不少于30min。将带有反射罩的紫外线杀菌灯安装于2～2.5m高处，照射时间不少于30min。

2）物体表面的消毒

悬吊式或移动式紫外线灯消毒时，紫外线灯离污染物表面不宜超过1m，消毒有效区域为灯管周围1.5～2m。照射时间根据灯管强度及污染的严重程度而定，一般不得少于30min，污染严重时可延长至60～90min。

第四节 呼吸道合胞病毒的疫苗研究进展

一、呼吸道合胞病毒疫苗研发的背景

呼吸道合胞病毒属于副黏病毒科肺病毒属，基因组由单股负链 RNA 组成，全长 15 222bp，与病毒蛋白紧密连接形成病毒的核壳。RSV 基因组至少编码 11 种蛋白质，分别是：3 种跨膜表面蛋白（F、G 和 SH）、2 种基质蛋白（M 和 M2-1）、3 种核壳蛋白（N、P 和 L）及 2 种非结构蛋白（NS1 和 NS2）、1 种 RNA 调节因子（M2-2）（Plotkin et al.，2011）。在所有的 RSV 蛋白中，表面融合蛋白（F）和黏附糖蛋白（G）是 RSV 感染及发病机制的关键蛋白，是诱导中和抗体的靶蛋白，因而是 RSV 疫苗研究的重要目标（Mejias et al.，2017）。

RSV 的高危人群包括小于 6 周龄婴儿、1 岁以内早产儿、2 岁以下患有支气管肺发育不良或患先天性心脏病的幼儿，老人及免疫抑制患者也是 RSV 的易感人群。RSV 感染后机体不能产生保护性抗体，因此可以反复感染，再次感染症状也不会减轻，而 RSV 再感染的原因可能是抗原变异引起的。

RSV 是导致全球儿童严重下呼吸道感染的最常见病因，也是 1 岁以下儿童住院的主要原因。全球每年因 RSV 导致的 5 岁以下儿童急性下呼吸道感染达 33 800 000 例，占所有下呼吸道感染的 22%；其中约 3 400 000 例需住院。2005 年 RSV 造成 66 000～199 000 例死亡，其中 99%发生在发展中国家，显示出其对于婴幼儿造成的影响，以及因资源不足导致的不公平结果（Nair et al.，2010）。RSV 是发展中国家婴幼儿死亡的第二位原因，发病率很高（Lozano et al.，2012）。

美国一项大规模人群前瞻性研究显示，RSV 感染每年导致 210 万例 5 岁以下儿童需要医学看护，1 534 064 例就医（每 13 名 5 岁以下儿童就有 1 名），517 747 例到急诊（每 38 名 5 岁以下儿童就有 1 名），57 527 住院。61%的就医儿童为 2～5 岁，显示虽然 RSV 对 1 岁儿童造成的影响最大，但对其他年龄儿童也造成大量疾病负担（Hall et al.，2009）。

北半球国家 2000～2014 年开展的 7 项前瞻性观察研究发现，孕 33～35 周、无并发症及在 RSV 流行季节出生的早产儿中，RSV 总住院率为 3.41%，每 100 名患者，流行季的住院率为 4.52%，平均住院天数为 5.7 天，22.2%婴幼儿需 ICU 治疗，中位住院天数为 8.3 天。70.4%接受了额外的输氧治疗，平均 4.9 天；12.7% 进行了机械通气，中位天数为 4.8 天（Anderson et al.，2017），提示 RSV 对于中晚期的早产儿造成的疾病负担很大，重症病例需要延长及侵入性的支持治疗。

一项对 2000 年后发表文献的 Meta 分析发现，全球 RSV 急性呼吸道感染导致的每千名人群的年住院率，5 岁以下儿童为 4.37‰（95%CI：2.98‰～6.42‰），1

岁以下儿童为 19.19‰（95%CI：15.04‰～24.48‰），6 月龄以下儿童为 20.01‰（95%CI：9.65‰～41.31‰），1 岁以下早产儿童为 63.85‰（95%CI：37.52‰～109.70‰）。全球 RSV 急性呼吸道感染导致的病死率，5 岁以下儿童、1 岁以下儿童、1 岁以下早产儿童分别估计为 6.21‰（2.64‰～13.73‰）、6.60‰（1.85‰～16.93‰）、1.04‰（0.17‰～12.06‰）（Stein et al.，2017），提示 RSV 相关疾病发病时间多集中在 1 岁以内，尤其是早产儿童，证实 RSV 导致住院及儿童死亡与的因果关系，进一步说明了孕周是 RSV 严重程度的关键因素。

中欧、东欧国家 1 岁以下住院儿童中，42.4%为 RSV 阳性；RSV 阳性病例中，早产儿童比足月产儿童的住院时间更长（17 天 vs.8 天），ICU 住院比为 41.4% vs.12.6%，ICU 住院时间更长，早产儿童 ICU 住院风险更高（OR=3.3，95%CI，2.66～4.09），提示 RSV 感染是造成中欧、东欧国家早产和足月儿童死亡的重要原因，归因死亡率发现，早产儿童与足月儿相比，住院时间、住 ICU 的频次及时间要增加很多，早产是导致严重 RSV 感染明显及独立的因素（Van de Steen et al.，2016）。

芬兰对 13 岁以下儿童进行了连续两个 RSV 流行季前瞻性队列观察，发现 5%的寻求治疗的呼吸道感染者为 RSV 引起，3 岁以下、3～6 岁、7～13 岁儿童的 RSV 年发病率分别为 275/1000、117/1000、46/1000，3 岁以下儿童 RSV 感染者中有 58%发生了急性耳炎，其中 66%进行了抗生素治疗。RSV 引起疾病的中位天数为 13 天，是呼吸道感染中是最长的；3 岁以下儿童的父母误工天数是最长的（136 天/100 名儿童）（Heikkinen et al.，2017）。

总之，在世界范围内，RSV 是导致婴幼儿下呼吸道感染的最常见原因。大多数婴幼儿在一岁前被感染，几乎每个婴幼儿在 2 岁前都会发生一次 RSV 感染。由于母传抗体不能预防感染的发生，出生不久的小婴儿即可发病。全球范围内，特别是发展中国家 RSV 成为 5 岁以下儿童的严重疾病负担。因此，RSV 疫苗被 WHO 列为全球最优先发展的疫苗之一。

二、呼吸道合胞病毒疫苗研究进展

目前有四种 RSV 疫苗免疫策略：一是对孕妇接种 RSV 疫苗，使得母传抗体可以通过胎盘传给胎儿；二是在新生儿或婴幼儿早期使用长效的单克隆抗体进行被动免疫；三是对儿童接种疫苗进行主动免疫；四是对老年人接种疫苗（Giersing et al.，2017）。

（一）被动免疫

被动免疫制剂能够有效地预防 RSV 感染，并减轻相应症状，降低致残率和病死率。目前主要有 Palivizumab、Motavizumabt 和免疫球蛋白 3 种被动免疫制剂，其他新型 RSV 抗体处于不同的临床研发阶段，新型抗体在药物效力、代谢动力学、半衰期及注射方法等方面进行了创新与优化。

1. Palivizumab（人源化单克隆抗体）

目前应用比较广泛的就是 Palivizumab，于 1998 年批准使用。Palivizumab 是 Synagis Med Immune 公司利用 DNA 重组技术生产的单克隆抗体。Palivizumab 是人源化单克隆抗体（免疫球蛋白）针对的抗原决定基 RSV 抗原的 F 蛋白，主要通过抑制 RSV 进入细胞，从而防止感染。Palivizumab 通过肌肉注射，每月注射一次，在 RSV 季节的持续时间进行接种。由于早产或其他医学问题，如先天性心脏病，Palivizumab 建议对那些高风险的婴儿进行接种。在一个Ⅲ期临床试验中，Palivizumab 使 RSV 感染而住院治疗的风险降低了 55%。Palivizumab 的药物可以防止严重 RSV 疾病在某些高危婴儿和儿童中发生。药物可以防止 RSV 疾病的进一步发展，但它不能治愈或治疗已经患有严重 RSV 疾病的儿童，并不能防止 RSV 感染的发生。

2. Motavizumab（Numax，MEDI-524）

虽然 Palivizumab 可一定程度预防和治疗 RSV 感染，但对某些患者保护力差，并且 Palivizumab 只能预防下呼吸道 RSV 感染而不能有效预防上呼吸道 RSV 感染。因此，MedImmune 公司和 AME 公司合作对 Palivizumab 进行优化并制备了新一代 RSV 单克隆抗体 Motavizumab（Numax，MEDI-524）。与 Palivizumab 相比，MEDI-524 亲和力和效力更高，可提高体内、外的抗体中和能力；可减少上、下呼吸道 RSV 复制的作用，减轻肺部炎性反应与损伤等方面均优于 Palivizumab。目前，MEDI-524 的临床试验正在进行中。

3. 静注 IV 免疫球蛋白（IV-MG）

RSV-IVIG 是从具有高水平抗 RSV 中和抗体的献血员血清中分离出来的免疫球蛋白，1996 年美国 FDA 批准其使用。一项大规模的多中心双盲随机安慰剂对照Ⅰ期临床试验中，对 510 例早产儿或伴有 BPD 的婴儿和儿童在 RSV 流行季节注射 RSV-IVIG 进行研究，结果表明试验组（每月输注 RSV-IVIG）的 250 人中因 RSV 感染引发的住院率仅为 8.0%，而安慰剂组的 260 人中因 RSV 感染引发的住院率为 13.5%，试验组比安慰剂组住院率降低 41%。美国儿科学会建议，在过去 6 个月内接受过给氧治疗的 2 岁以下 BPD 患儿应使用 RSV-IVIG；研究发现在妊娠 29～32 周出生的无 BPD 的早产儿能在 6 月龄以前从 RSV-IVIG 获益；在妊娠 28 周前出生的无 BPD 的早产儿能在 12 月龄前从 RSV-IVIG 获益。但是 RSV-IVIG

也有不足，如来源有限、注射成本高、存在一定安全性问题，但其中含多种抗体，能同时预防多种病毒感染。

总之，RSV 人源化单克隆抗体的研制已经取得了成功，其效力强、安全性高，是理想的预防 RSV 感染的被动免疫制剂。随着基因工程技术的发展，RSV 单抗将会被进一步优化，更加有效地预防 RSV 感染，并有望在治疗方面发挥一定的作用。

（二）主动免疫

目前尚无批准上市的 RSV 疫苗，主要集中在亚单位疫苗和活疫苗的研究上，其中减毒活疫苗和活病毒载体疫苗最有可能用于预防婴幼儿 RSV 感染而受到关注。RSV 疫苗应该具备以下特性：①在新生儿，甚至在母传抗体存在的情况下，具有较好的免疫原性；②能有效预防由野生型 RSV（wt RSV）初次感染引起的 LRTI；③能同时为预防 A、B 两种亚型 RSV 感染提供保护作用；④在随后的自然感染中，不会导致呼吸系统疾病加重（enhanced respiratory disease，ERD）。

国内现在主要集中研究 RSV 基因工程疫苗，包括亚单位疫苗、病毒载体疫苗、减毒沙门氏菌载体疫苗等，但没有进入临床研究阶段的疫苗。国外多家公司对 RSV 疫苗进行了研究，主要类型包括：减毒活疫苗、全病毒灭活疫苗、病毒样颗粒、亚单位疫苗、核酸疫苗、基因载体疫苗、组合疫苗等，其中减毒活疫苗和病毒样颗粒进入临床Ⅱ期。目前共有 60 种针对儿童和老年人的 RSV 疫苗处于研发阶段，多数处于临床前阶段，有 16 种已处于临床试验，见图 7-2。

1. RSV 亚单位疫苗

RSV 融合糖蛋白（F）是主要的亚单位疫苗来源，大多数中和抗体目标蛋白为 RSV F。最近研究清楚了 RSV F 蛋白结构，对生产疫苗有指导意义。RSV F 蛋白存在融合前和融合后状态，融合前 F 不是天然状态，来自诺华、NIAID 和 NIH 最新研究数据表明，融合后 RSV F 具有某些中和抗原决定簇，人血清中的大部分中和抗体（RSV Ig）作用于融合后 RSV F 蛋白。

Novavax 近期研发了 RSV F 蛋白亚单位疫苗，在育龄期妇女中已完成Ⅱ期临床试验，在 330 名 18～35 岁的育龄期妇女中接种 1 剂或 2 剂疫苗，受种者对疫苗成分有良好的耐受，未发生疫苗相关的严重不良事件。研究发现，F 蛋白的 IgG 抗体升高了 6.5～15.6 倍，接种 2 剂的抗体高于 1 剂。接种后第 56 天检测到 RSV A 亚型和 B 亚型中和抗体；接种后第 56～112 天，对照组 RSV 近期感染率为 21%（12/56），疫苗组 RSV 近期感染率为 10.6%（26/244），差异有统计学意义。2015 年年底，Novavax 公司的 RSV-F 疫苗启动了Ⅲ期临床试验，包含育龄期妇女和孕妇，采用序贯设计的随机安慰剂对照试验，在北半球和南半球多个地点开展，将

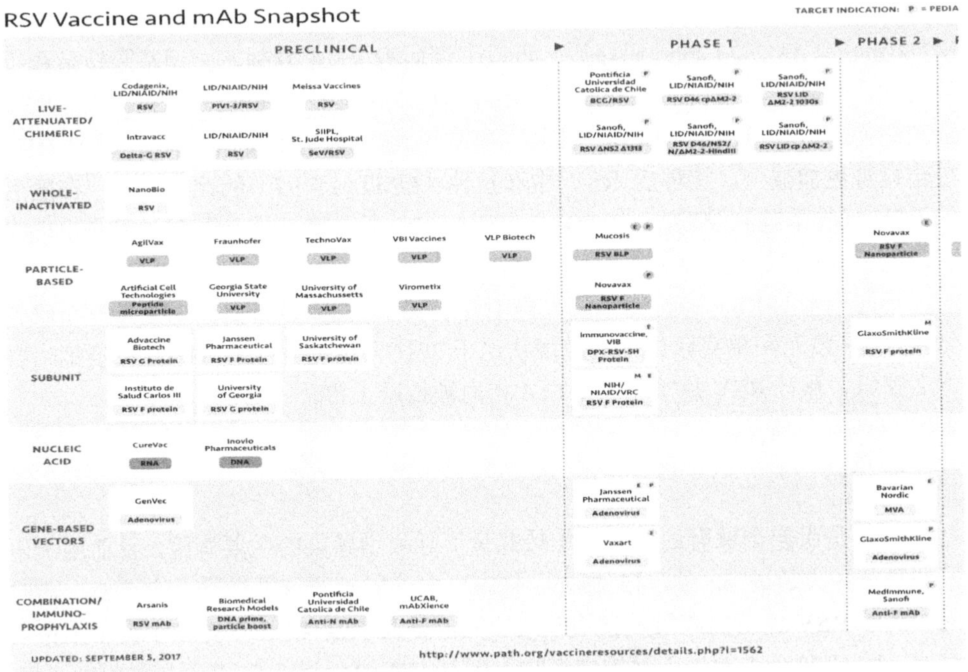

图 7-2　RSV 候选疫苗研发进展

图片来源：http://www.path.org/publications/files/CVIA_rsv_snapshot_final_0917r.pdf

纳入 5000～8255 名受种对象，预计 2～4 年内完成。

葛兰素史克（Glaxo Smith Kline）的 RSV 疫苗进入 I 期临床，该疫苗为真核 CHO 细胞表达的可溶性 RSV F 多肽，包含 N 端信号肽、F2（26～105aa）、去掉弗林蛋白酶识别位点 pep27 域（105～109aa，133～136aa）、添加的融合肽、F1 域（137～516aa）、添加的卷曲螺旋（异源稳定化域，如异亮氨酸拉链域，促进多个具有此类域的多肽三聚化）、G 蛋白多肽（149～229aa 或 184～198aa）。另外，通过 L512K 增加稳定性，多肽之间的接头可选 GG 或更长接头 GGSGGSGGS。2013 年 5 月 29 日，葛兰素史克合并 Okairos AG 公司，Okairos 基于黑猩猩腺病毒（ChAd）和 MVA 载体（携带 RSV 的 F、N 和 M 抗原基因）构建了 RSV 基因疫苗，能够诱导机体产生中和抗体和 $CD8^+T$ 细胞，在啮齿动物和灵长类中具有安全性和高免疫原性，具有保护线鼠不被 RSV 感染的能力。GSK（Ⅱ期）、MedImmune（Ⅱ期）目前也在研发 RSV F 蛋白亚单位疫苗，用于育龄妇女和老年人。

2. RSV 减毒活疫苗

儿童主动免疫主要采用减毒活疫苗，包括两类：副黏病毒载体疫苗（嵌合 B/HPIV3：MEDI534 带 RSV F 的仙台病毒载体）和减毒活 RSV 疫苗（MEDI559

和 RSV MEDIΔM2-2），其中 RSV MEDIΔM2-2 研究最多。既往研究发现，去除 M2-2 蛋白（ΔM2-2）的编码序列，可以下调病毒 RNA 复制，上调基因转录和抗原合成，提高减毒疫苗的免疫源性。RSV MEDIΔM2-2 以鼻吸方式在成人、RSV 血清阳性儿童和血清阴性儿童中使用，与既往 RSV 减毒活疫苗受种者类似，RSV 疫苗排毒更加减少，接种后 RSV 中和抗体（GMT=1∶97）的比例更高；在随后的 RSV 流行季监测发现，一些 RSV MEDIΔM2-2 受种者抗体升高明显但未出现症状，提示 RSV 疫苗具有免疫记忆反应。

不同型别的 RSV 疫苗在不同人群中开展临床试验，但目前尚未公开发布研究结果。RSV 疫苗和单克隆抗体研究现状已于 2016 年 4 月呈报给 WHO 免疫策略咨询专家组，预计 RSV 疫苗将在未来 5 年内被批准上市。

三、总结

RSV 是引起全球婴幼儿及小年龄儿童下呼吸道感染的主要病因，目前用于研发的疫苗种类超过 60 种，15 种处于临床研发阶段，距获得批准上市还要一段时间。关于 RSV 疫苗的政策及使用策略研究，需在未来 4～5 年内早于疫苗上市前完成。RSV 疫苗主要用于保护中低收入国家的婴幼儿及 5 岁以下儿童免受 RSV 感染，这与全球疫苗免疫联盟设定的优先目标一致。

当前不论使用长效的单克隆抗体进行被动免疫，还是对孕妇接种 RSV 疫苗预防婴儿患 RSV 的风险、对儿童和老年人接种疫苗进行主动免疫，都需要进行系统评估，结合疾病流行和疫苗免疫原性数据，评估接种的有效性。呼吸道合胞病毒感染是造成儿童下呼吸道感染的主要原因，而减少感染风险最佳的措施就是接种疫苗。RSV 疫苗对孕妇接种就可以预防婴儿患 RSV 的风险，此外该药物还具有降低全球婴儿死亡率的潜力，因此这种疫苗如能注册上市，具有很大的市场需求和发展潜力。针对儿童和老年人的疫苗如果能在Ⅲ期临床研究中证实安全有效，则对进一步降低人群 RSV 感染有很大贡献。

（缪梓萍　陈恩富　崔富强　孙校金）

主要参考文献

胡晓静，袁琳，张玉侠，等. 2011. 降低呼吸道合胞病毒医院感染的对策及效果评价. 中华医院感染学杂志, (04): 682-684.
李忠明. 2001. 现代新疫苗. 北京：高等教育出版社.
普洛特金. 2011. 疫苗学(第 5 版). 北京：人民卫生出版社.
王新佳. 2013. 呼吸道合胞病毒的研究进展. 中国医刊, (1): 15-18.

Anderson EJ, Carbonell-Estrany X, Blanken M, et al. 2017. Burden of severe respiratory syncytial virus disease among 33-35 weeks' gestational age infants born during multiple respiratory syncytial virus seasons. Pediatr Infect Dis J, 36(2): 160-167.

Carrat F, Leruez-Ville M, Tonnellier M, et al. 2006. A virologic survey of patients admitted to a critical care unit for acute cardiorespiratory failure. Intensive Care Med, 32(1): 156-159.

Falsey AR, Walsh EE. 2005. Respiratory syncytial virus infection in elderly adults. Drugs Aging, 22(7): 577-587.

Giersing BK, Vekemans J, Nava S, et al. 2017. Report from the World Health Organization's third Product Development for Vaccines Advisory Committee(PDVAC)meeting, Geneva, 8-10th June 2016. Vaccine.

Hall CB, Weinberg GA, Iwane MK, et al. 2009. The burden of respiratory syncytial virus infection in young children. N Engl J Med, 360(6): 588-598.

Heikkinen T, Ojala E, Waris M. 2017. Clinical and socioeconomic burden of respiratory syncytial virus infection in children. The Journal of Infectious Diseases, 215(1): 17-23.

Lozano R, Naghavi M, Foreman K, et al. 2012. Global and regional mortality from 235 causes of death for 20 age groups in 1990 and 2010: a systematic analysis for the Global Burden of Disease Study 2010. Lancet, 380(9859): 2095-2128.

Mejias A, Garcia-Maurino C, Rodriguez-Fernandez R, et al. 2017. Development and clinical applications of novel antibodies for prevention and treatment of respiratory syncytial virus infection. Vaccine, 35(3): 496-502.

Nair H, Nokes DJ, Gessner BD, et al. 2010. Global burden of acute lower respiratory infections due to respiratory syncytial virus in young children: a systematic review and meta-analysis. Lancet, 375(9725): 1545-1555.

Plotkin S, Orenstein W, Offit P. 2008.Respiratory syncytial virus and parainfluenza virus vaccines. In: Vaccines. fifth edition. 1283-P1294. PA: Saunders Elsevier.

Stein RT, Bont LJ, Zar H, et al. 2017. Respiratory syncytial virus hospitalization and mortality: Systematic review and meta-analysis. Pediatr Pulmonol, 52(4): 556-569.

Van de Steen O, Miri F, Gunjaca M, et al. 2016. The burden of severe respiratory syncytial virus disease among children younger than 1 year in central and eastern europe. Infect Dis Ther, 5(2): 125-137.

第八章　呼吸道合胞病毒感染的案例分析

第一节　呼吸道合胞病毒感染的临床特殊病例分析

RSV 感染引起的毛细支气管炎好发于 2 个月至 2 岁的婴幼儿，特别是 2～6 个月婴儿；病理上主要表现为小气道的渗出、黏膜水肿、上皮脱落，从而造成小气道的可逆性狭窄；临床表现多呈现咳嗽、气促，且多伴喘憋表现，发热少见；肺部体征可表现为哮鸣音、湿啰音或干啰音，突出表现为呼气相延长；实验室检查血白细胞、超敏 C 反应蛋白多正常，胸片等影像学表现多正常，亦可表现为支气管肺炎表现和肺气肿征象；RSV 所致的毛细支气管炎多数预后良好，对症支持治疗后可自行恢复，极少数患者可发展为重症患者，甚至危及生命。重症患者多有基础疾病等高危因素，因此对高危因素的识别尤为重要，这些因素包括：早产、低出生体重、年龄小于 12 周龄、支气管肺发育不良、囊性纤维化、先天性气道畸形、咽喉功能不协调、左向右分流型先天性心脏病、神经肌肉疾病、免疫功能缺陷和唐氏综合征等。本章我们提供一例 3 月龄婴儿感染 RSV 的毛细支气管炎的临床个案分析。

一、一般情况

姓名：×××　　　　年龄：3 月龄
性别：男　　　　出生地：×××

二、主诉

咳嗽 4 天，加剧伴喘息 2 天。

三、现病史

4 天前，患儿无明显诱因下出现咳嗽，发病最初不剧，为阵发性单声咳嗽，干咳无痰，无犬吠样咳嗽，无鸡鸣样回声。同时，伴有鼻塞、流涕，为清水样涕，量多。曾至当地医院就诊，诊为“急性上呼吸道感染”，予以“艾畅”口服，病情未见明显好转，2 天前，咳嗽渐加剧，呈阵发性连声咳，较剧，同时伴有喘息出现，以夜间和凌晨为重。遂来我院就诊，门诊诊断为“毛细支气管炎”，予收住入院。发病以来，无发热，无声嘶，无恶心呕吐，无口唇发绀，无腹泻。

发病以来，胃纳差，大便 2～3 次/日，黄色糊状便，小便量较平时略少，否认吃奶呛咳史，体重无明显减轻。

四、既往史

G1P1，足月顺产，出生体重 3.6kg，生后一直母乳喂养；否认既往类似疾病病史；否认药物食物过敏史，否认重大疾病和手术史；已接种卡介苗、乙肝疫苗和百白破脊灰流感嗜血杆菌五联疫苗一次；否认湿疹等过敏性疾病史。

五、家族史

否认家族中有传染性及遗传学疾病史，否认家族中结核病史，母亲有过敏性鼻炎病史。

六、体格检查

T：36.9℃；P：144 次/min；R：50 次/min；BP：82/61 mmHg；SpO_2：95%；

神清，精神佳，气稍促，呼吸 50 次/min；面色尚红润，口唇无发绀；浅表淋巴结未见肿大；咽稍红；两肺呼吸音较粗，两侧对称，呼气延长明显，可闻及哮鸣音；心率 144 次/min，律齐，未及明显杂音；腹软，肝肋下 2.5cm，质软，脾肋下 1cm，质软；神经系统检查均阴性；毛细血管充盈时间 1.5s。

七、实验室检查

1. 血常规

白细胞总数为 6.2×10^9/L，中性粒细胞比例为 33.5%，淋巴细胞比例为 61.3%；血红蛋白为 108g/L；血小板计数为 333×10^9/L；C 反应蛋白为 6mg/L。

2. 血生化检测

肝肾功能检测指标均正常；钾（K）、钙（Ca）、钠（Na）、血清磷等电解质均正常。

3. 心肌酶学检查

心肌酶谱五项（包括乳酸脱氢酶 LDH、谷草转氨酶 AST、磷酸肌酸激酶 CK、磷酸肌酸激酶同工酶 CK-MB、谷丙转氨酶 ALT）结果正常。

4. 影像学检查

胸片提示支气管炎伴肺气肿征象，主要X线表现为：患儿胸廓横径增宽，肺部容积增大，双肺大小位于第十后肋水平，肋间隙明显增宽，两肺透亮度明显增高，未见明显斑片影（图8-1）。

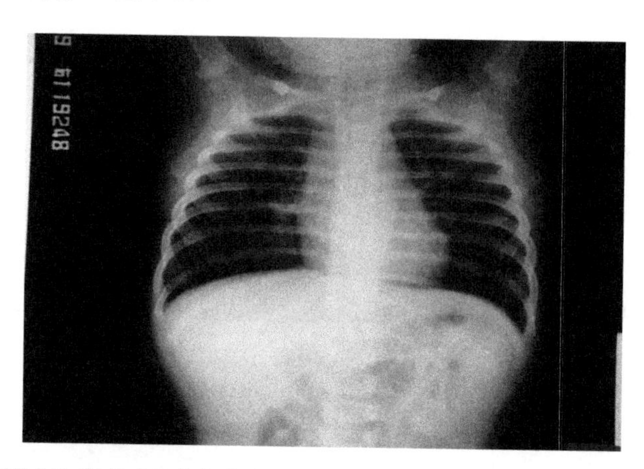

图8-1 呼吸道合胞病毒毛细支气管炎病例的正位胸片（3月龄，男，发病后第5天）

图片来源：浙江大学附属儿童医院提供

5. 血气分析

pH：7.365；PaO_2：86mmHg；$PaCO_2$：41mmHg；SaO_2：97%。

6. 病原学检测

痰细菌培养阴性，痰肺炎支原体DNA检测阴性，痰RSV抗原检测阳性。

八、入院诊断

毛细支气管炎（RSV）。

九、诊断依据

（1）患儿，男，3月龄。

（2）因“咳嗽4天，加剧伴喘息2天”入院。

（3）无过敏性疾病史；无哮喘家族史；否认奶汁吸入史。

（4）体格检查：一般情况可，气稍促，肺部呼气延长，闻及哮鸣音。

（5）辅助检查：血常规、C反应蛋白正常、胸片示“支气管炎伴肺气肿”征象、痰RSV抗原阳性。

十、鉴别诊断

1. 支气管哮喘

患儿为3个月龄婴儿，既往无喘息病史，无湿疹等过敏性疾病史，除母亲有“过敏性鼻炎”外，无其他过敏性疾病家族史，目前依据不足，可继续观察以后喘息状况以明确。

2. 奶汁吸入性肺炎

患儿无奶汁呛咳病史，有明确呼吸道感染病史，胸片亦无特征性吸入性病变，故目前暂不考虑。

3. 沙眼衣原体肺炎

患儿为自然分娩，3 个月内起病，应警惕；但患儿无眼部病变，胸片未见间质改变，目前依据不足；必要时行病原学检查以明确。

十一、治疗

治疗的基本原则包括监测病情变化、供氧及保持水电解质内环境稳定。

（一）病情评估和监测

1. 原则

注意了解和监测患儿每日症状、生命体征和肺部听诊情况，根据情况进行下一步的治疗；完善各项检查，包括痰病原体检查（如沙眼衣原体检测）和血气电解质水平监测。

2. 本病例

完善各项检查，包括病原学检查、血气电解质、肝肾功能检测，发现痰 RSV 抗原检测阳性。

（二）保持正常的血氧饱和度

1. 原则

关注患儿呼吸状况、有无分泌物，必要时给予叩背吸痰等处理；如有缺氧，给予氧气吸入。

2. 本病例

患儿无明显气促，但肺部听诊有痰鸣和喘鸣音，血氧饱和度正常，故予以吸痰治疗。

（三）维持水电解质平衡

1. 原则

关注患儿的吃奶情况、有无脱水；如果存在脱水或电解质紊乱的情况，及时补充。

2. 本病例

患者吃奶少，小便量少，电解质正常，但无明显脱水状况，暂予以 4∶1 液 100mL 静脉滴注。

（四）药物治疗

1. 原则

以改善小气道阻塞为主要目标，以局部用药为主，包括吸入激素和支气管舒张剂的雾化治疗等，原则上不使用全身性糖皮质激素及抗菌药物。

（1）吸入性糖皮质激素：可选择雾化吸入糖皮质激素，如布地奈德雾化液，每次 0.5～1mg，每日 2 次雾化吸入。

（2）β2 受体激动剂：可选择试用沙丁胺醇雾化液或特布他林雾化液，每次 1.25～2.5mg，每日 2～3 次雾化吸入。

（3）M 受体阻滞剂：可选择异丙托溴铵雾化液，每次 250g，每日 2～3 次雾化吸入。

2. 本病例

本病例使用布地奈德、异丙托溴铵和特布他林 3 种药物放在同一雾化储液杯中雾化吸入，雾化频率为每日 2 次，5 天后好转停药。

（五）消毒

注意做好患者的消毒工作，接触患儿及其附属用品前后都要洗手。

（六）家属教育

做好患者家属的教育工作。

十二、患者的转归

入院后予以雾化（三联：布地奈德、异丙托溴铵和特布他林）、吸痰和补液（持续2天，每天补充4∶1液各100mL）。第三天开始，患儿咳嗽喘息症状都有缓解，咳痰减少，予以停止补液和吸痰治疗，继续雾化治疗。此后，咳喘表现不断恢复中，于入院第5天，肺部哮鸣音消失，咳嗽明显减少。入院第7天出院。出院后1周复查，无咳嗽喘息，肺部听诊未闻及干、湿啰音。

十三、经验与教训

患者为典型的毛细支气管炎患者，咳嗽喘息明显，临床症状较重，但并未出现内环境紊乱、呼吸衰竭等重症情况。对于毛细支气管炎患儿，特别需要关注的是患者是否具备重症毛细支气管炎的高危因素，包括：年龄<12周龄、早产儿（孕周<37 周）、低出生体重、慢性肺部疾病、囊性纤维化、先天性气道畸形、咽喉吞咽功能不协调、左向右分流型先天性心脏病、神经肌肉疾病、免疫缺陷和唐氏综合征等。多数毛细支气管炎患儿有一定的自限性，其治疗亦没有特异性方法，主要是保持正常的氧合水平和维持水电解质平衡，避免并发症发生。

第二节　呼吸道合胞病毒暴发疫情案例分析

案例　西班牙塞维利亚一起三级医院新生儿病房的呼吸道合胞病毒感染暴发疫情案例分析

2012年，西班牙塞维利亚一家三级医院发生一起RSV感染暴发疫情，疫情通过直接接触和间接接触传播。该疫情累计报告20例确诊病例，男、女性别比为1∶1，年龄均在6月龄以下，病例分布在该医院新生儿三个病区。RSV发病的主要危险因素是慢性肺部疾病、早产、先天性心脏病、免疫功能不全、出生时低体重儿、较长住院时间、感染RSV之前一周有其他医院感染及创伤性机械通气等。经过多学科专家组成的应急团队及时采取隔离病例、关注手卫生、筛查无症状携带者等预防控制措施，疫情得到有效控制。

塞维利亚（西班牙语：Sevilla）是西班牙安达鲁西亚自治区和塞维利亚省的首府。2012年10～12月，该市一家三级医院新生儿病房发生一起呼吸道合胞病毒暴发疫情（Moreno et al.，2016）。该院儿科服务辖区150 619名儿童。新生儿病房分为一般新生儿病房、中级护理新生儿病房和新生儿重症监护室三类。其中，一般新生儿病房有28张床位，配有5名医生，平均1名护士护理6或7例病例；

中级护理新生儿病房有床位 16 张，配有 6 名医生，平均 1 名护士护理 3 或 4 例病例；新生儿重症监护室有 12 张床位，配有 6 名医生，平均 1 名护士护理 2 例病例。

（一）疫情的发现和调查过程

1. 疫情的报告和发展经过

2012 年 10 月 9 日医院新生儿病房主任通知预防机构，在一般新生儿病房发生 6 例 RSV 感染病例，随后对病例开展回顾性调查及病例监测工作，成立多学科专家组成的应急团队，启动各项预防控制措施（主要包括对有临床症状的可疑 RSV 感染病例进行接触隔离，重点关注洗手且严格按照世界卫生组织推荐的手卫生执行，派专人对病例进行护理，限制探视）。10 月 22 日报告 5 例 RSV 病例，主要在新生儿重症监护室；11 月 5 日报告 5 例 RSV 病例，发生在一般新生儿病房；同期开展携带者筛查工作，使用单克隆抗体进行预防，监测手卫生，坚持病例隔离治疗措施（图 8-2 和图 8-3）。

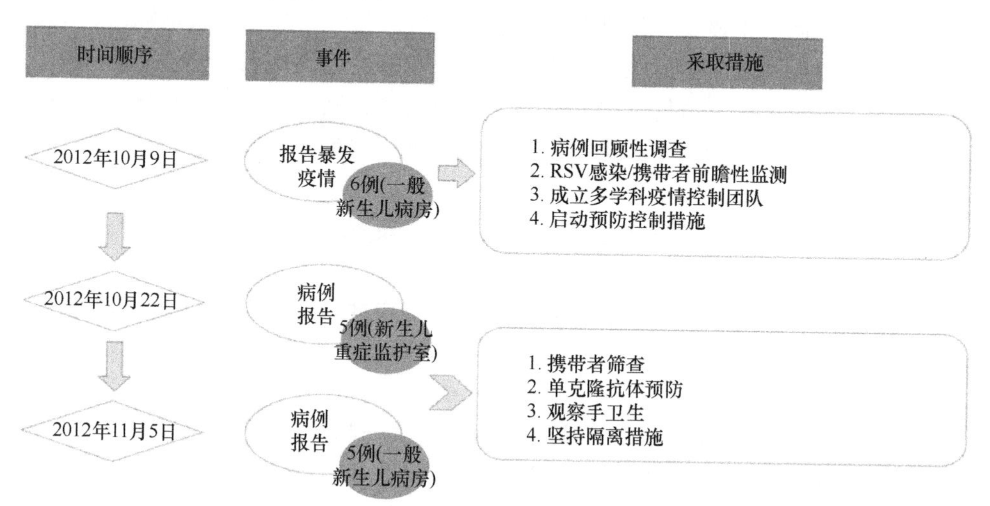

图 8-2　西班牙塞维利亚一起三级医院新生儿病房的 RSV 暴发疫情发展流程（Moreno et al., 2016）

2. 病例定义

1）可疑病例

2012 年 10 月 2 日至 12 月 6 日入住新生儿病房的婴儿，且有下列至少一项症状：上呼吸道感染（表现为咳嗽、流涕和/或发热）；下呼吸道感染（低氧血症、听诊有喘鸣或哮喘，或使用辅助肌进行呼吸）；肺炎（存在呼吸道症状和胸部 X 线检查显示肺实变）和/或细支气管炎（鼻炎、气促、哮喘、咳嗽、捻发音和/或鼻翼煽动）。

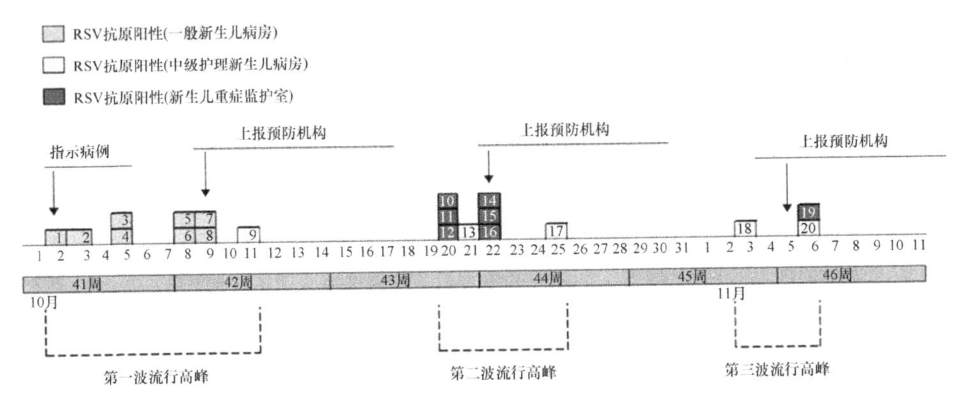

图 8-3 西班牙塞维利亚一起三级医院新生儿病房的 RSV 暴发疫情的时间分布（Moreno et al., 2016）

2）确诊病例

2012 年 10 月 2 日至 12 月 6 日入住新生儿病房的婴儿，且鼻咽部灌洗液标本 RSV 抗原检测阳性和症状符合上呼吸道感染、下呼吸道感染、肺炎和/或细支气管炎。

3）无症状携带者

2012 年 10 月 2 日至 12 月 6 日入住新生儿病房的婴儿，鼻咽部灌洗液标本 RSV 抗原检测阳性，无明显呼吸道感染症状者。

3. 实验室检测

本次疫情 RSV 诊断使用免疫层析法（试剂盒使用 BDDirectigenEZRSV®；NewJersey，USA）检测鼻咽部灌洗液中的病毒抗原。该检测有 99.1%的可重复性，灵敏度和特异度分别为 80%和 91%。

（二）调查结果分析

1. 疫情特点

2012 年 10 月 2 日至 12 月 6 日期间该院的新生儿病房共有 48 例住院婴儿，累计报告 20 例呼吸道合胞病毒感染病例，罹患率 42%，其中一般新生儿罹患率 38%，中级护理新生儿罹患率 42%，重症监护室新生儿罹患率 47%。病例详细情况见表 8-1。

疫情发展过程包括三个高峰期：①第一个高峰始于 10 月 2 日，主要发生在一般新生儿病房，报告 9 例病例。第一个指示病例发生在 8 月 6 日重症监护室，于 9 月 28 日被转移到一般新生儿病房，10 月 2 日鼻咽部灌洗液检测 RSV 抗原阳性；②第二个高峰期在 10 月 20～25 日，主要发生在新生儿重症监护室和中级护理新生儿病房，报告 8 例 RSV 病例；③第三个高峰期在 12 月 3～6 日，主要发生在新生儿重症监护室和中级护理新生儿病房，报告 3 例 RSV 病例。

表 8-1　西班牙塞维利亚一起三级医院的新生儿病房 RSV 暴发疫情的病例基本情况（Moreno et al.，2016）

病例	性别	胎龄/周	出生体重/g	确诊 RSV 感染时的年龄/d	住院时间/d	基础疾病	转归
1	男	30	927	57	57	LD	痊愈
2	女	33	1 443	22	22	IUGR-M	痊愈
3	女	39	2 900	35	9	ND	痊愈
4	男	30	1 543	30	30		痊愈
5	男	27	1 350	48	8	LD/Ductus/ND/ONI	痊愈
6	男	34	1 780	11	11		痊愈
7	女	34	1 122	39	39	IUGR-M	痊愈
8	男	27	769	130	99	LD/Ductus/IUGR-M/Surg/MV	痊愈
9	男	38	3 376	17	17	ND/ONI/MV	死亡
10	女	28	1 214	31	31	LD/ONI/MV	痊愈
11	女	25	819	27	27	LD/ONI/MV	痊愈
12	女	38	3 186	59	59	Surg/MM/ONI/Surg/MV	痊愈
13	女	25	820	153	144	LD/ND/ONI/MV	死亡
14	女	24	588	76	46	LD/ductus/ONI/Surg	痊愈
15	女	27	964	19	18	LD	痊愈
16	男	25	680	23	23	LD/ductus/ND/Surg/ONI/MV	痊愈
17	女	30	794	37	37	LD/IUGR-M	痊愈
18	男	27	806	67	67	LD/ONI/MV	痊愈
19	男	25	791	15	15	LD/ductus/MV	痊愈
20	男	31	1 000	39	39	LD/IUGR-M	痊愈

注：LD，肺部疾病；IUGR-M，宫内生长受限-营养不良；ND，神经性疾病；Ductus，动脉导管未闭；ONI，其他医院感染；Surg，感染 RSV 前一周内手术；MV，感染 RSV 前一周内创伤性机械通气；MM，多重畸形。

全部病例中有 12 例为一般新生儿病房报告，其余 8 例是通过病例搜索发现的病毒携带者。男女性别比为 1∶1，RSV 确诊病例年龄中位数为 36 天（图 8-4 和图 8-5）。

2. 临床表现

本起 RSV 疫情，共报告 20 例确诊病例，其中 15 例有临床症状，占 75%，均属于轻症。15 例有症状的病例中，约 30%出现细支气管炎，60%的病例有影像学发现，其中 25%有肺过度充气或肺门部浸润性改变，15%有肺实变或肺不张。

3. 发病危险因素调查与分析

本研究采用病例对照的方法调查本起疫情相关的危险因素。选择本起疫情确

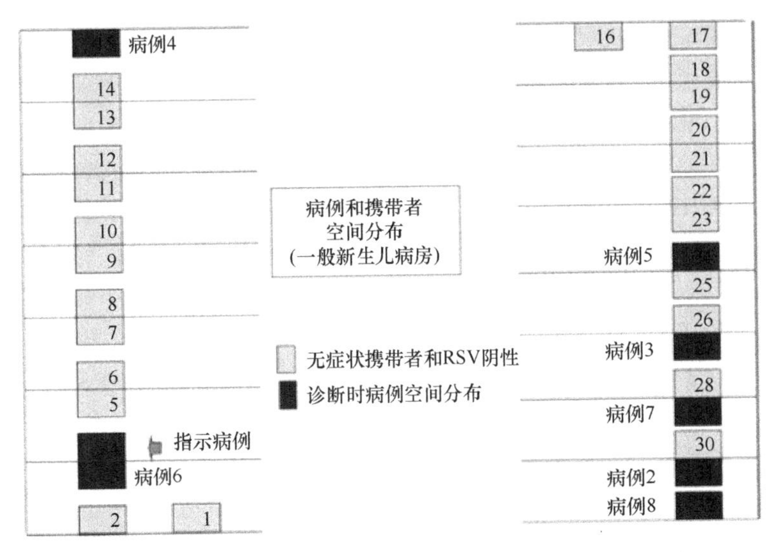

图 8-4　西班牙塞维利亚一起三级医院的一般新生儿病房 RSV 病例空间分布（Moreno et al.，2016）

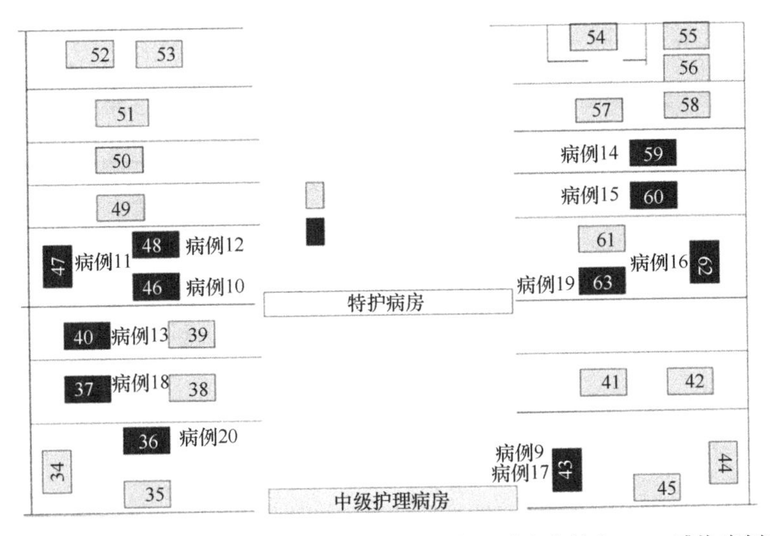

图 8-5　西班牙塞维利亚一起三级医院的中级护理病房和重症监护室 RSV 感染病例空间分布（Moreno et al.，2016）

诊病例 20 例为病例组，以同医院的、同时期住院但没有感染 RSV 婴儿为对照组。结果发现：病例组中，感染时的最大年龄为 153 天，最小为 11 天，年龄中位数为 36 天，胎龄中位数为 29 周，出生体重中位数为 982g，在新生儿病房平均住院时间为 30.5 天；对照组中，婴儿年龄中位数为 13.50 天，胎龄中位数为 36 周，出生体重中位数 2785g，平均住院时间为 8.5 天。双变量分析显示，病例组和对照组之间在出生体重、胎龄、住院天数方面存在显著性差异（*P*<0.001）。85%的病例为早产儿，对照组中 57%为早产儿。25%的病例为早产儿，45%为极早早产儿，统计学分析显示 RSV 感染与早产存在相关关系（*P*=0.029），与极早早产也存在相关关系（*P*=0.013）。65%的病例有慢性肺部疾病史，对照组 29%的病例有慢性肺部疾病史（*P*=0.012）。40%的病例在 RSV 感染诊断前一周有其他医院感染，而对照组的比例为 3.6%（*P*=0.0025）。50%的病例接受过单克隆抗体预防性治疗，而对照组为 29%。临床转归方面，大部分病例病情改善后痊愈，2 例 RSV 感染病例（10%）和 1 例未感染 RSV 住院病例死亡。死亡原因与 RSV 感染无相关性。20 例 RSV 感染病例中有 18 例有基础性疾病，占 90%。统计学分析显示，RSV 感染与既往心脏病史、动脉导管未闭、神经性疾病、先天性异常、宫内生长受限、RSV 感染诊断前一周内手术史及机械通气史之间无相关性。

多因素回归分析显示下列因素为 RSV 感染独立危险因素：出生体重<1000g（OR=23.5；95%CI，3.26～169.21；*P*=0.002），在诊断为 RSV 感染前一周内有其他医院感染史（OR=19.98；95%CI，1.73～229.79；*P*=0.016）。运算结果模型将 81.3%的分析病例正确归类，用模型预测 RSV 感染的可变性范围为 39.7%（Cox 和 Snell R square）～53.5%（Nagerkelke's R square），见表 8-2。

表 8-2　西班牙塞维利亚一起三级医院的新生儿病房 RSV 暴发疫情多因素回归分析结果（Moreno et al.，2016）

变量	B	SE	OR	95%CI	P
出生体重					
≥1500g			1	（ref）	
0～999g	3.157	1.007	23.511	3.267～169.21	0.002
1000～1499g	1.797	0.946	6.031	0.944～38.533	0.058
其他医院感染					
否			1	（ref）	
是	2.995	1.246	19.98	1.737～229.793	0.016
常数	–2.016	0.618			

（三）结论与启示

1. 结论

（1）本次疫情确认是由 RSV 引起的，疫情发生在北半球冬季、新生儿病房。本起暴发疫情规模较大，疫情发生与病例发现、报告延迟及无症状携带者的长期存在有关。

（2）通过病例对照调查发现了本起疫情的相关危险因素：慢性肺部疾病、低胎龄、先天性心脏病、免疫缺陷、低出生体重、较长住院时间、感染 RSV 之前一周有其他医院感染及创伤性机械通气等。

（3）无症状 RSV 携带者在疫情传播中起到重要的作用，因此，及时筛检病毒携带者，不仅可以尽快找到传染源，而且对评估接触隔离措施的维持时间起到很重要的参考作用。

（4）多学科应急团队对于明确暴发疫情控制重点、及时采取有效的控制措施方面起着至关重要的作用。

（5）及时隔离病例、追踪密接者及做好手卫生是控制本次医院感染的最有效手段。

2. 启示

（1）RSV 感染是 1 岁以下婴儿下呼吸道感染的重要原因，是引起医院感染的重要病原之一，社区获得性感染较少，医院感染病例数量较大，院内暴发是 RSV 最常见的流行方式。

（2）RSV 早期检测诊断在暴发疫情的控制上具有非常重要的意义，有助于及时采取隔离措施并切断传播途径。RSV 主要通过直接接触和间接接触传播，由于病毒颗粒在无机物表面可以存活 12h 以上，因此其传播机会得到增加。另外，通常 RSV 的带毒时间为 2 周，但在早产儿和免疫功能不全的婴儿，这个时间可能更长，因此当怀疑暴发疫情为 RSV 感染引起时，所有病例都应该进行检测以便发现无症状携带者。

（3）本次暴发疫情在早期没有及时进行报告，内部沟通不畅，但后期与预防控制机构报告后，及时成立了多学科专家组成的应急团队，迅速采取了预防控制措施，开展携带者筛查，隔离病例并派专人进行护理，强调手卫生，这些措施对于暴发疫情的控制至关重要。

（4）在 RSV 高危场所如学校、医院、养老院等，建立多学科专家组成的应急团队长期提供技术支持，为感染相关卫生保健日常监测机构提供有效沟通渠道，将更有利于暴发疫情的及时控制。

（王颖硕　陈志敏　秦淑文）

主要参考文献

Moreno P C, Morillo G A, Lozano D C, et al. 2016. Respiratory syncytial virus outbreak in a tertiary hospital Neonatal Intensive Care Unit. An Pediatr (Barc), 85(3): 119-127.

附　　录

附录一　呼吸道合胞病毒感染的诊断标准

一、临床诊断病例

临床诊断病例主要依据患者的临床表现、体格检查与相关的影像学检查结综合判定。由于我国目前没有 RSV 相关的临床诊断标准，以下标准从国外文献综合分析获得（Respiratory Syncytial Virus Case Definition Summary，2000）。

（1）发病前有与 RSV 感染者接触史或者当地有 RSV 流行。

（2）北半球的秋冬季节。

（3）易感患儿（2 岁以下，特别是 2～6 个月）或者免疫低下人群。

（4）临床表现：多数病例感染 RSV 会出现上呼吸道感染的症状，表现为轻度或中度鼻塞、低热（持续 1～2 天），30%～50%病例会出现下呼吸道感染症状，咳嗽、咳浓痰伴有喘息；约过半数的婴儿患者会出现呕吐症状。

（5）体格检查：50%～75%婴儿患者肺部会出现哮鸣音，病情严重的出现气促、吸气性三凹征和鼻翼煽动等表现。

（6）影像学检查：对临床疑似患者需进行胸部 X 射线或者 CT 检查，影像学检查出现以下情况。①细支气管炎型：以两肺弥漫性阻塞性肺气肿为主要征象，透亮度增高，肺容积增大，后肋变平，肋间隙增宽，横隔压低变平，严重者可产生间质性肺气肿；②间质性肺炎型：肺间质纹理增多，可见纤细、边缘光整的线状密度增高影；③少数可表现为支气管周围浸润或斑片状阴影，可融合成较大斑片状，但其范围常不超过一个亚肺段；约 1/3 患儿有不同程度的肺气肿。

二、实验室诊断病例

以上的临床诊断病例如出现以下几点之一：①咽拭子或鼻咽洗液脱落细胞免疫荧光阳性；②病毒核酸阳性；③病毒分离阳性或双份血清 RSV-中和抗体升高超过 4 倍等，可以确认为实验室确诊病例。

附录二　呼吸道合胞病毒的标本采集与运输程序

一、采集标本的种类

（一）血标本

1. 全血标本

用一次性真空抗凝采血管采集患者 5mL 静脉血，立即缓慢地颠倒采血管 3～5 次。4℃条件下立即送至实验室。

2. 血清标本

用真空负压采血管采集血液标本 5mL。有条件地区可用 1500r/min 离心 10min 分离血清。如果没有离心机，在室温下静置 30min 凝固分离血清，或冷藏条件下放置，直到血清完全析出。在无菌条件下，将血清移至无菌管中，避免吸到红细胞。每一例患者须采集急性期、恢复期双份血清。第一份血清应尽早（最好在发病后 7 天内）采集，第二份血清应在发病后第 3～4 周采集。以空腹血为佳。病例诊断须双份血清。

（二）呼吸道标本

上呼吸道样品主要包括：咽拭子、鼻拭子、鼻咽拭子、鼻洗液、咽漱液、深咳痰液、鼻咽抽取物。最佳采集时间为发病后 3 天内，一般不超过 7 天。

下呼吸道样品主要包括：呼吸道抽取物、呼吸道灌洗液、胸水、肺组织标本。下呼吸道标本病毒分离率比上呼吸道标本高，尽量多采集。

1. 咽拭子

用 2 根聚丙烯纤维头的塑料杆拭子同时擦拭双侧咽扁桃体及咽后壁，将拭子头浸入含 3mL 采样液的管中，弃去尾部，旋紧管盖。

2. 鼻拭子

将 1 根聚丙烯纤维头的塑料杆拭子轻轻插入鼻道内鼻腭处，停留片刻后缓慢转动退出；取另 1 根聚丙烯纤维头的塑料杆拭子以同样的方法采集另一侧鼻孔；将上述 2 根拭子浸入同一含 3mL 采样液的管中，弃去尾部，旋紧管盖。

3. 鼻咽抽取物或呼吸道抽取物

用与负压泵相连的收集器从鼻咽部抽取黏液或从气管抽取呼吸道分泌物。先将收集器头部插入鼻腔或气管，接通负压，旋转收集器头部并缓慢退出；收集抽取的黏液，并用采样液 3mL 涮洗收集器 1 次。

4. 咽漱液

用 10mL 不含抗生素的采样液漱口（漱口时让患者头部微后仰，发“噢”声，让洗液在咽部转动），然后将咽漱液收集于 50mL 无菌的螺口塑料管中。无条件的可用平皿或烧杯收集咽漱液并转入 10mL 螺口采样管中。

5. 深咳痰液

肺部感染应采取痰标本，以清晨第一口痰为最佳。采集前要求患者用清水漱口数次，以除去口腔内的大量杂菌，患者深咳后，将咳出的痰液收集于含 3mL 采样液的 50mL 无菌螺口采样管中。

6. 呼吸道灌洗液

将收集器头部从鼻孔或气管插口处插入气管（约 30cm 深处），注入 5mL 生理盐水，接通负压，旋转收集器头部并缓慢退出；收集抽取的黏液，并用采样液涮洗收集器 1 次。

7. 胸水

在 B 超定位下进行胸腔穿刺，抽取胸水 5mL，置于无菌的塑料螺口管中。

8. 肺组织活检标本

在超声或 X 射线定位下，经皮穿刺取肺组织活检标本，置于含 3mL 采样液的塑料螺口管中。

（三）采集标本注意事项

（1）确认符合病例定义后尽早采集（尽量在采取治疗措施前）。

（2）采集时严格无菌操作，减少或避免机体正常菌群及其他杂菌污染。

（3）采集后应尽快送检，送检标本应贴条形码，并附送检单，送检单上应注明姓名、编号、标本来源、检验目的和标本采集具体时间。

（4）严格按生物安全规范操作。

二、采样运输液的种类

病毒采样运输液有商业成品可用。

（一）pH 7.4～7.6 的 Hank's 液

在 90mL 蒸馏水中加入 10mL Hank's，然后加入 10mL 牛血清和 0.2mL 0.4%酚红溶液，过滤消毒。加 1mL 青/链霉素溶液。分装到无菌管中，于 4℃储存备用。

（二）组织培养液

DMEM 液加入青/链霉素使其终末浓度分别为 500～1000IU/mL 和 500～1000μg/mL，加入胎牛血清使其终末浓度为 2%，加入谷氨酰胺至浓度为 1%；加入 7.5%的 $NaHCO_3$ 调节 pH 至 7.4～7.6。

三、标本的运送

（1）血液标本、鼻/咽拭子、痰液、鼻咽抽取物、胸腔穿刺液采集后应尽快送检。

（2）其他标本送检前应保存在 4～8℃，如 24h 内无法检测的标本则应置于 –70℃或以下保存，但应避免反复冻融。

（3）标本运送过程中，保存在 4～8℃环境运输。

附录三　呼吸道合胞病毒的 RT-PCR 检测程序

呼吸道合胞体病毒是新生儿及幼儿下呼吸道疾病的主要病原。近些年发现有基础性疾病或免疫缺陷的成年人和老年人感染RSV也容易造成严重的呼吸道症状。在婴幼儿患者的呼吸道标本中 RSV 检出率明显比成人要高，可能是成年患者RSV滴度较低，进行病毒分离培养或者抗原检测均存在很大难度。另外，在血清学检测中，由于每一例患者往往并不具有急性期和恢复期的双份血清，所以依靠血清学抗体的检测进行诊断也存在很大难度（Mentel et al., 2003）。

核酸检测因为只需要痕量的病毒基因组，同时在灭活病毒也可以检测到，具有快速高效的特点，因此近些年成为实验室病毒检测的方案。常规方法是采用传统 PCR 或者反转录 PCR（reverse transcription PCR，RT-PCR），首先提取标本中病毒 DNA/RNA，随后将 RNA 反转为 cDNA 作为 PCR 扩增反应的模板。2008 年 1 月，FDA 通过第一个利用多重 PCR 方法，基于 Luminex xTAG™ 技术，检测包括 RSV 在内的多种呼吸道病毒核酸检测试剂盒（xTAG™ RVP 试剂盒），提取病毒核酸后，经混合反转录，再使用 14 对病毒特异引物进行多重 PCR；扩增产物经处理，与含有 tag 序列的 21 对引物再进行多重靶特异引物延伸（target specific primer extension，TSPE）反应；其后，TSPE 产物与标记有 anti-tag 序列的、带不同荧光微球反应，通过 Luminex100 流式细胞检测仪进行检测，记录并分析得到的结果（Mahony et al.，2007；Walsh et al.，2001）。

实时荧光定量 PCR 技术引入了一种荧光化学物质，随着扩增反应的进行荧光产物不断累积，通过对 PCR 扩增中每一个循环过程中产物的荧光信号进行实时监测，从而实现对初始模板的定量及定性分析。与传统 PCR 技术相比，实时定量监测方法不仅实现了低拷贝数靶多核苷酸的定量分析，而且还具有特异性和精确度更强、自动化程度更高、污染可能性更小等优点。在病原微生物的检测中，RT-PCR 的方法已得到广泛应用。

另外，RSV 根据其 G、F 抗原性的差异分为 A 和 B 两个主要的抗原亚型，两种亚型独立传播。运用 RT-PCR 方法对两种亚型 RSV 进行直接监测和定量研究，有利于对病毒进行分型和量化。刘文宽等发明了探针法实时荧光定量 PCR 方法，通过设计兼并引物和探针引物，可以同时检测临床样品中 RSV 两种亚型，具有高度灵敏性和特异型（Liu et al.，2016；刘文宽等，2016；Templeton et al.，2004；Mentel et al.，2003）。

一、RSV 扩增特异性引物及探针引物

RSV A 亚型、B 亚型 RSV 探针引物分别采用 FAM-BHQ1 和 Texas red-BHQ2 标记，见附表 1。

附表 1　RSV RT-PCR 核酸检测所需要的引物（Liu et al.，2016）

型别		引物名称	引物序列（5′→3′）
RSV A	上游引物	RSV-AGF	ACTGCAATCAYACAAGATGCAACRA
	下游引物	RSV-AGR	CAGATTGRAGAAGCTGATTCCA
	探针引物	RSV-AG-FAM	FAM-CCAGATCAAGAACACAACCCCARCATACCT-BHQ1
RSV B	上游引物	RSV-BGF	ACTTACCTTACTCAAGTCTCACCAGAAA
	下游引物	RSV-BGR	TTGTRGCTGARTTTGTGTGGAT
	探针引物	RSV-BG-Tex	Texas red-TTAGCCCATCCMAACAAYCCACAACC-BHQ2

注：Y 表示 C 或 T 简并碱基；R 表示 A 或 G 简并碱基；M 表示 A 或 C 简并碱基。

二、核酸提取

（一）试剂准备

氯仿，异丙醇，75%乙醇，无 RNase 的水。

（二）操作步骤

（1）100μL 鼻咽拭子标本中加入 1mL TRIzol，反复吹打。

（2）加过 TRIzol 的样品放于室温（15～30℃）放置 5min，使核酸蛋白复合物完全分离。

（3）加入 0.2mL 氯仿，剧烈振荡 15s，室温放置 3min。

（4）4℃ 10 000*g* 离心 15min。样品分为 3 层：底层为黄色有机相，上层为无色水相，以及一个中间层。RNA 主要在水相中。

（5）把水相转移到新的 EP 管中，用 0.5mL 异丙醇沉淀水相中的 RNA，室温放置 10min。

（6）4℃ 10 000*g* 离心 10min，离心前看不出 RNA 沉淀，离心后在管侧和管底出现胶状沉淀。移去上清。

（7）用 1mL 75%乙醇洗涤 RNA 沉淀。4℃ 7500*g* 离心 5min，弃上清。

（8）室温放置 10min。加入 50μL 无 RNase 的水，反复吹打几次使 RNA 充分溶解，保存于–70℃备用。

三、RT-PCR 检测

RT-PCR 检测方法参考专利及文献进行（Liu et al.，2016；刘文宽等，2016），具体如下。

（一）制备 RT-PCR 反应体系

体系配置采用 TaKaRa 公司 PrimeScript™ One Step RT-PCR Kit Ver.2 试剂盒。

PrimeScript 1 Step Enzyme Mix	2μL
2×1 Step Buffer	12.5μL
上游 Primer（10 μmol/L）*2	1μL*2
下游 Primer（10 μmol/L）*2	1μL*2
探针引物	20.5μL*2
模板 RNA	5μL
ddH_2O 至 25μL	

（二）RT-PCR 扩增程序

RT-PCR 体系制备完成后，在 ABI 7500 荧光定量 PCR 仪（Applied Biosystems）进行检测，反应条件如下：

50℃、30min→94℃、2min→40 个循环 { 94℃ 10s；55℃ 35s }

于 55℃读取荧光信号，荧光收集分别为 FAM 和 Texas red。

四、结果分析

根据扩增曲线设置Baseline的start值、stop值，以及Threshold的Value值（start值可以在1～10、stop值可以在5～20）。

五、结果判定

（1）扩增曲线呈S形，且CT值小于37，待检标本判定为呼吸道合胞病毒阳性。

（2）扩增曲线不呈S形，或CT值大于37，待检样本判定为呼吸道合胞病毒阴性。

六、质量控制标准

要求在一次实验中同时满足以下条件：阳性质控品为阳性、阴性质控品为阴性、定量参考品制备得到的标准曲线相关系数大于0.95；否则，结果无效，需重新检测。

附录四　呼吸道合胞病毒的细胞分离培养程序

一、RSV分离培养准备工作

随着分离培养技术的发展，现在RSV更多采用离心培养法。

（一）RSV敏感细胞

RSV可以在众多传代细胞中生长，但对不同的敏感细胞的敏感性不同，见附表2。虽然RSV在附表2列出的细胞中均可生长，但在Hep-2细胞中形成的细胞融合最为明显，因此推荐采用Hep-2细胞分离RSV。

附表2　RSV敏感的细胞系及其敏感性比较（杨子峰和周荣，2015）

细胞系	敏感性
HEp-2	++++
HeLa	+++
A549	+++
RMK	+++
Vero	+++
HFF	++
MRC-5	++

（二）RSV 分离培养条件

（1）培养环境：35～37℃，5% CO_2。

（2）维持培养基：含 2%FBS 的 MEM 培养基。

（三）RSV 分离培养标本

呼吸道标本均可用，最常用的是鼻咽拭子。4℃运送和保存标本，不超过 2 天；若需更长的保存时间，应迅速冻于–70℃。

二、细胞分离培养步骤

（一）细胞准备

接种标本前一天进行 Hep-2 细胞传代，以适宜的细胞密度接种于 96 孔细胞培养板中，接种时细胞融合度达 90%左右。

（二）标本前处理

将鼻咽拭子标本剧烈振荡 20～30s，然后 40℃、600*g* 离心 10min，取上清液作为待检标本。

（三）标本接种

取准备好 Hep-2 细胞的 96 孔细胞培养板，弃旧生长培养基，用 PBS 液清洗 2 遍，每个标本细胞接种 3 孔，每孔加 50μL 标本上清，室温下 700*g* 离心 60min，弃去上清，加入 150μL 维持培养基（含 2%PBS 的 MEM）。

（四）病毒培养

置于 37℃、5% CO_2 培养箱中培养，48h 后观察细胞病变。

（五）病毒鉴定

倒置显微镜观察 96 孔细胞培养板。先在低倍镜下观察，寻找可疑 CPE 区域，然后在高倍镜下重点观察。RSV 的 CPE 表现为形态不规则的细胞融合，出现多核巨细胞，其边缘多不整齐，部分未融合的细胞附着于合胞体。连续观察细胞变化，有特征性病变出现者，确定为阳性；若盲传 3 代，如仍无病变出现，确定为阴性，见附图 1。

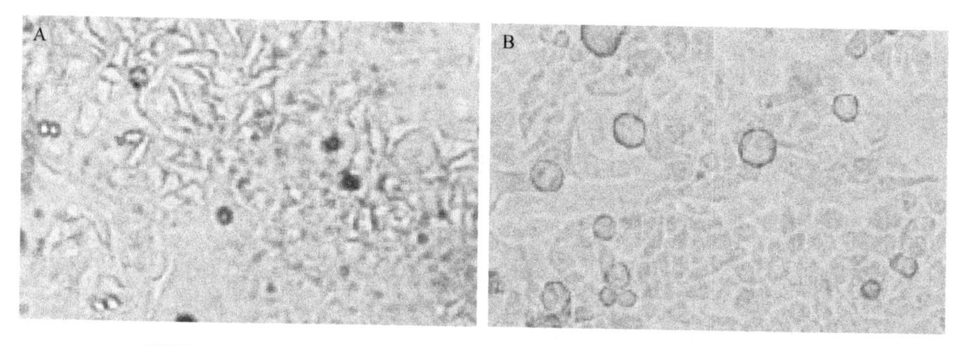

附图 1　RSV 在 Hep-2 细胞中的典型的细胞病变（李红等，2014）
A. 对照组；B. RSV 阳性标本感染

附录五　呼吸道合胞病毒的抗原检测程序

呼吸道合胞病毒的抗原检测包括直接免疫荧光法（DFA）、间接免疫荧光法（IFA）、酶联免疫法和酶-抗酶复合物的应用于免疫酶组化技术（alkaline phosphatase-anti-alkaline phosphatase technique，APAAP 法）等。

一、直接免疫荧光法

（一）实验目的

用于呼吸道标本中的 RSV 抗原检测。

（二）适用范围

鼻咽拭子分泌物。

（三）实验材料

塑料导管、离心管、漩涡离合器、吸管、微量吸管、丙酮、荧光检测试剂盒（含荧光单抗、浓缩洗涤液、封闭液和病原体对照玻片）、荧光显微镜。

（四）实验前处理

将塑料导管经鼻腔插入 7～8cm 达到咽部以下诱导吸取 1～2mL 分泌物置于离心管中。用漩涡混合器轻微振荡 3～5 次，见浑浊后去掉植绒拭子。2000r/min 离心 10min，留 100～150μL 上清液，其余弃去，吸管上下吹打混匀，形成细胞悬液。

（五）操作步骤

（1）细胞片制备微量吸管吸取上述纤毛柱状上皮细胞悬液 15μL，点于预先准备好的载玻片上。室温下空气干燥后用 4℃丙酮固定 10min。

（2）免疫荧光试剂染色从丙酮中取出玻片，用 PBS 洗涤两次，待干后放入湿盒内滴加 25μL 特异性 RSV 荧光单抗，37℃孵育 15～30min，再用 PBS 洗涤两次，待干后滴加封片液封片。

（六）阳性结果判断及对照设定

RSV 抗原阳性细胞呈苹果绿荧光，细胞质颗粒型，合胞体中亦可见小块包涵物染荧光。阴性细胞显示暗红色。

（七）临床意义

操作简便，费用较低，但是敏感性较差，适合基层医院用于快速诊断。

二、间接免疫荧光法

（一）实验目的

RSV 抗原检测。

（二）适用范围

鼻咽拭子。

（三）实验材料

塑料导管、试管、Hank's 液、吸管、离心机、PBS、玻片、丙酮、抗原检测试剂盒。

（四）实验前准备

将塑料导管经鼻腔插入 7～8cm 达到咽部以下诱导吸取 1～2mL 分泌物置于试管中。

（五）操作步骤

（1）细胞片制备加 Hank's 液 2mL，用吸管吹打至呈乳液状，以 1500～2000r/min 离心 5min，弃上清液，再用 PBS 洗涤两次后取沉淀涂片。干燥后 4℃丙酮固定 10min。

（2）免疫荧光试剂染色从丙酮中取出玻片，滴加一抗（兔抗 RSV 特异性抗体）和二抗（荧光标记的羊抗兔 IgG 抗体），在荧光显微镜下观察。

（六）结果判定

阳性结果判断呼吸道纤毛柱状上皮细胞质中出现黄绿色颗粒，胞核无荧光，判断为 RSV 阳性。

（七）临床意义

免疫荧光技术是目前应用最为广泛的 RSV 快速检测技术，其特异性和敏感性均高，是诊断 RSV 感染的首选方法。间接法敏感性较直接法更高，已成为目前较为主流的方法，并能和其他常见病毒同时检测。采集标本后一般 2～3h 内可出结果。

三、酶联免疫法

（一）实验目的

RSV 抗原检测。

（二）适用范围

血清、血浆、组织匀浆、细胞培养物上清或其他生物标本。

（三）实验材料

试剂盒、酶标仪（450nm）、高精度加样器及枪头（0.5～10μL、2～20μL、20～200μL、200～1000μL）37℃恒温箱、蒸馏水或去离子水。

（四）实验前准备

1. 样本准备

1）血清

全血标本请于室温放置 2h 或 4℃过一夜后于 1000*g* 离心 20min，取上清即可检测，或将标本放于−20℃或−80℃保存，但应避免反复冻融。

2）血浆

可用 EDTA 或肝素作为抗凝剂，标本采集后 30min 内于 2～8℃、1000*g* 离心 20min，或将标本放于−20℃或−80℃保存，但应避免反复冻融。

3）组织匀浆

用预冷的 PBS（0.01mol/L，pH7.4）冲洗组织，去除残留血液（匀浆中裂解的红细胞会影响测量结果），称重后将组织剪碎。将剪碎的组织与对应体积的 PBS（一般按 1∶9 的质量体积比，如 1g 的组织样品对应 9mL 的 PBS，具体体积可根据实验需要适当调整，并做好记录。推荐在PBS中加入蛋白酶抑制剂加入玻璃匀浆器中，于冰上充分研磨。为了进一步裂解组织细胞，可以对匀浆液进行超声破碎或反复冻融。最后将匀浆液于5000*g*离心5～10min，取上清检测。

4）细胞培养物上清或其他生物标本

1000*g*离心20min，取上清即可检测，或将标本放于–20℃或–80℃保存，但应避免反复冻融。

注：标本溶血会影响最后检测结果，因此溶血标本不宜进行此项检测。

2. 试剂准备

试剂盒从冷藏环境中取出应在室温平衡后方可使用。20×洗涤缓冲液的稀释：蒸馏水按1∶20稀释，即1份20×洗涤缓冲液加19份蒸馏水。

3. 操作步骤

（1）从室温平衡20min后的铝箔袋中取出所需板条，剩余板条用自封袋密封放回4℃。

（2）设置标准品孔和样本孔，标准品孔各加不同浓度的标准品50μL。

（3）样本孔中加入待测样本50μL；空白孔不加。

（4）除空白孔外，标准品孔和样本孔中每孔加入辣根过氧化物酶（HRP）标记的检测抗体100μL，用封板膜封住反应孔，37℃水浴锅或恒温箱温育60min。

（5）弃去液体，吸水纸上拍干，每孔加满洗涤液（350μL），静置1min，甩去洗涤液，吸水纸上拍干，如此重复洗板5次（也可用洗板机洗板）。

（6）每孔加入底物A、B各50μL，37℃避光孵育15min。

（7）每孔加入终止液50μL，15min内，在450nm波长处测定各孔的OD值。

（五）实验结果计算

以所测标准品的OD值为横坐标、标准品的浓度值为纵坐标，在坐标纸上或用相关软件绘制标准曲线，并得到直线回归方程，将样品的OD值代入方程，计算出样品的浓度。

（六）临床意义

酶联免疫法RSV抗原检测试剂盒操作简便，可快速检出结果，但敏感性和特异性不及免疫荧光法，在临床实践中被应用于快速诊断。

四、磷性磷酸酶抗磷性磷酸酶桥联酶标法（APAAP法）

（一）实验目的

RSV抗原检测。

（二）适用范围

鼻咽拭子。

（三）实验材料

（1）APAAP试剂盒。

（2）TBS缓冲液（pH7.6，0.05mol/L Tris-HCl）：Tris 30.25g，NaCl 40.0g，HCl 11mL，加蒸馏水溶解至500mL，调pH至7.4～7.6。抗体稀释用含1%牛血清白蛋白的TBS。

（3）Mayer苏木精复染液：苏木精0.1g，钾明矾5g，柠檬酸0.1g，水合氯醛5g，碘酸钠0.02g，蒸馏水100mL。将苏木精、钾明矾和碘酸钠溶于蒸馏水，再加温搅拌溶解，加柠檬酸和水合氯醛，混合后煮沸5min，冷却后过滤备用。

（4）纯丙酮。

（5）单克隆抗体（monoclonal antibody，McAb）。

（四）实验前准备

1. 标本采集

将无菌分泌液抽提管一头接无菌导尿管，一头接吸痰器，将导尿管轻轻由鼻孔插入患儿鼻咽部（深约78cm），立即踏吸痰器，痰液吸入抽提管内，送检。

2. 脱落细胞涂片制备

将以上痰液加1～2mL 0.01mol/L PBS，再加2～3滴抗黏液剂。

（五）操作步骤

（1）取经过预处理（固定或脱蜡）的组织切片、细胞爬片或甩片。

（2）纯丙酮固定5min，空气中干燥10min，TBS浸洗5min；取出玻片仔细擦干，用蜡笔在细胞周围划一圆圈。

（3）在圆圈内滴加第一抗体20～50μL，放湿盒内37℃温育1h或4℃过夜。TBS浸洗5min，吸干。

（4）滴加二抗10～50μL，放湿盒内37℃温育30～60min，TBS浸洗5min，

吸干。

（5）滴加 APAAP 复合物 10～50μL，放湿盒内 37℃，30～60min，TBS 浸洗 5min，吸干。

（6）滴加底物显色液 10～50μL（临用前配制，取底物溶液 1mL 加坚固红 1mg，充分溶解后使用），放湿盒内 37℃温育 30min，TBS 浸洗 5min，擦片。

（7）加 Mayer 苏木精复染 1min，用自来水冲洗。空气中干燥。

（六）结果判定

高倍镜下观察：以细胞膜上或胞质着红色为阳性细胞，无色者为阴性细胞，并计算阳性细胞百分率。

（七）临床意义

此方法特异度和敏感度均较高，操作简单，易于推广，试剂价格适宜，但检测结果与检测者主观判断能力有关，易受人为因素影响，且方法有一定的局限性，不能进行大批量的检测。

附录六　呼吸道合胞病毒的抗体检测（双抗体夹心酶联免疫法）

（一）实验目的

检测患者血清中抗 RSV 抗体。

（二）适用范围

用于测定血清、血浆、细胞上清液等标本。

（三）实验材料

酶联免疫法 RSV 抗体检测试剂盒、抗凝剂、离心机、无菌管、PBS、酶标仪。

（四）实验前实验标本的采集和处理

1. 血清

室温血液自然凝固 10～20min，离心 20min 左右（2000～3000r/min）。仔细收集上清，保存过程中如出现沉淀，应再次离心。

2. 血浆

应根据标本的要求选择 EDTA 或柠檬酸钠作为抗凝剂，混合 10～20min 后，离心 20min 左右（2000～3000r/min），仔细收集上清。保存过程中如有沉淀形成，应该再次离心。

3. 细胞培养上清

检测分泌性的成分时，用无菌管收集。离心 20min 左右（2000～3000r/min），仔细收集上清。检测细胞内的成分时，用 PBS（pH7.2～7.4）稀释细胞悬液，细胞浓度达到 100 万/mL 左右。通过反复冻融，以使细胞破坏并放出细胞内成分。离心 20min 左右（2000～3000r/min），仔细收集上清。保存过程中如有沉淀形成，应再次离心。

4. 组织标本

切割标本后，称取重量。加入一定量的 PBS，pH7.4。用液氮迅速冷冻保存备用。标本融化后仍然保持 2～8℃的温度。加入一定量的 PBS（pH7.4），用手工或匀浆器将标本匀浆充分。离心 20min 左右（2000～3000r/min）。仔细收集上清。分装后一份待检测，其余冷冻备用。

注：标本采集后尽早进行提取，提取后应尽快进行实验；若不能马上进行试验，可将标本放于–20℃保存，但应避免反复冻融。

不能检测含 NaN_3 的样品，因 NaN_3 抑制辣根过氧化物酶的（HRP）活性。

（五）操作步骤

1. 编号

将样品对应微孔按序编号，每板应设阴性对照 2 孔、阳性对照 2 孔、空白对照 1 孔（空白对照孔不加样品及酶标试剂，其余各步操作相同）。

2. 加样

分别在阴、阳性对照孔中加入阴性对照、阳性对照 50μL。在待测样品孔先加样品稀释液 40μL，然后再加待测样品 10μL。加样将样品加于酶标板孔底部，尽量不触及孔壁，轻轻晃动混匀。

3. 温育

用封板膜封板后置 37℃温育 30min。

4. 配液

将 30 倍（48T 的 20 倍）浓缩洗涤液加蒸馏水至 600mL 后备用。

5. 洗涤

小心揭掉封板膜，弃去液体，甩干，每孔加满洗涤液，静置 30s 后弃去，如此重复 5 次，拍干。

6. 加酶

每孔加入酶标试剂 50μL，空白孔除外。

7. 温育

用封板膜封板后置 37℃温育 30min。

8. 洗涤

小心揭掉封板膜，弃去液体，甩干，每孔加满洗涤液，静置 30s 后弃去，如此重复 5 次，拍干。

9. 显色

每孔先加入显色剂 A 50μL，再加入显色剂 B 50μL，轻轻振荡混匀，37℃避光显色 15min。

10. 终止

每孔加终止液 50μL，终止反应（此时蓝色立转黄色）。

11. 测定

以空白孔调零，450nm 波长依序测量各孔的吸光度（OD 值）。测定应在加终止液后 15min 以内进行。

（六）结果判定

试验有效性：阳性对照孔平均值≥1.00；阴性对照平均值≤0.10。

临界值（Cut-off）计算：临界值=阴性对照孔平均值+0.15。

阴性判定：样品 OD 值<临界值（Cut-off）者为人抗呼吸道合胞病毒抗体（RSV）阴性。

阳性判定：样品 OD 值≥临界值（Cut-off）者为人抗呼吸道合胞病毒抗体（RSV）阳性。

（七）临床意义

患者 IgM 抗体的结果对于早期诊断有一定价值，但 IgG 抗体的升高需要经过一段时间，检测血清中 IgG 的 4 倍增高对于疾病的诊断与治疗意义不大，但 IgG 的检测可用于大规模的流行病学调查。

附录七　呼吸道合胞病毒的流行病学个案调查表

编号：□□□□□

一、基本情况

1. 病例姓名：家长姓名（若≤14 周岁，请填写）：
2. 性别：□男□女
3. 出生日期：□□□□年□□月□□日（年龄：□□周岁□□月或□□□天）
4. 现住址：
5. 工作单位或学校：
6. 联系电话：
7. 职业　□幼托儿童□散居儿童□学生□教师□保育保姆
   □餐饮业□商业服务□工人□民工□农民
   □牧民□渔（船）民□干部职员□离退人员□家务
   □待业□医疗机构工作人员□其他：__________
8. 文化程度（若为婴幼儿，则调查主要负责照顾者文化程度）
   主要负责照顾着与病例的关系（仅适用于婴幼儿）：
   文化程度：□文盲□小学□初中□高中□本科及以上
9. 家庭人口数：_______人，其中婴幼儿（≤5 周岁）______人

二、病例的发病与就诊经过

1. 发病日期：□□□□年□□月□□日
2. 首次就诊日期：□□□□年□□月□□日
3. 首诊医疗机构名称（具体到科室）：______________
4. 是否住院：□是□否
   4.1 住院时间：□□□□年□□月□□日
   4.2 出院时间：□□□□年□□月□□日
   4.3 病例结局□治愈□好转□出院□死亡

4.4 死亡日期□□□□年□□月□□日

三、病例的临床表现

1. 是否发热？是，_____℃　否

2. 是否有如下症状：

症状体征	是否出现	开始时间	结束时间
鼻塞	①是②否③不清楚		
流涕	①是②否③不清楚		
咳嗽	①是②否③不清楚		
咳痰	①是②否③不清楚		
咽痛	①是②否③不清楚		
乏力	①是②否③不清楚		
头痛	①是②否③不清楚		
皮疹	①是②否③不清楚		
胸闷	①是②否③不清楚		
喘息	①是②否③不清楚		
发绀	①是②否③不清楚		
呼吸暂停	①是②否③不清楚		
中耳炎	①是②否③不清楚		
腹泻	①是②否③不清楚		
恶心	①是②否③不清楚		
呕吐	①是②否③不清楚		
其他	①是②否③不清楚		

程度：①重度②中度③轻度

3. 其他症状：____
____.

四、实验室检查结果

白细胞计数：__________$\times 10^9$/L　淋巴细胞百分比：______%

中性粒细胞百分比：________%　C反应蛋白：_________mg/L

降钙素原：______________μg/L

其他异常指标：____

五、病例及家庭成员生活习惯、既往健康史

1. 是否早产：□是　□否（仅适用于婴幼儿），若是，则早产____周或____天，帕利珠单抗预防□是□否
2. 出生体重：________kg（仅适用于婴幼儿）
3. 是否母乳喂养：□是，共喂养______月　□否（仅适用于婴幼儿）
4. 是否有慢性疾病，若有（根据医生诊断，可多选）
   □哮喘□慢性支气管炎□慢性肺部疾病□先天性心脏病
   □糖尿病□肾病□免疫缺陷□其他慢性疾病：______________
5. 感染前一周是否有其他院内感染：□是，__________感染　□否
6. 是否抽烟：□是，每天□1～4 支□5～9 支□10～20 支□20 支以上□否
   是否被动抽烟：□是，□经常□偶尔□否
7. 饭前便后洗手：①每次都洗②有时洗手③偶尔洗手④从不洗手（若为婴幼儿，则询问主要负责照顾者的洗手习惯）

六、密切接触调查（调查发病前 7 天的情况）

1. 是否接触有“感冒”症状的患者：□是□否□不知道

姓名	性别	年龄	发病时间	接触方式（可多选）	与患者关系	联系方式

接触方式：
（1）近距离（间隔<2m）相处，但没有说话；
（2）近距离（间隔<2m）面对面说话；
（3）直接接触（有身体皮肤的接触）；
（4）接触患者分泌物；
（5）接触患者碰触过的物体，如门把手、毛巾、桌子等。

2. 是否到过以下场所：（可多选）□幼托机构□学校□医疗机构□电影院□商场或超市□其他公共场所：___________

七、其他接触情况

1. 病前 8 日内接触类似患者　□有　□无
   接触方式□家庭内 □办公室 □公共场所 □同教室 □其他
2. 病前 8 日内动物接触史（尤其是牛、绵羊、山羊、猪和马）□有　□无
   2.1 接触地点：
   2.2 接触动物名称：
   2.3 接触方式　□屠宰 □饲养 □玩耍 □经营销售 □其他
   2.4 动物健康状况　□健康 □患病 □病死
3. 住宅情况　□居民楼 □独立房屋 □集体宿舍
   3.1 人均居住面积：m^2
   3.2 开窗情况　□经常　□偶尔　□不开

八、小结

调查者单位：　调查者：
审查者：　调查时间：年月 日

（赵　娜　陈奕娟）

主要参考文献

李红, 钱立, 乔建瓯. 2014. 呼吸道合胞病毒的采集、分离、鉴定和培养. 广东医学, 35(11): 1659-1661.

刘文宽, 周荣, 许多, 等. 2016. 一种呼吸道合胞病毒 A/B 亚型多重荧光定量 PCR 检测引物组和探针组及其试剂盒和制备方法. CN201610044078.2.

杨子峰, 周荣. 2015. 临床常见呼吸道病毒分离培养手册. 广州: 广东科技出版社.

Liu W, Chen D, Tan W, et al. 2016. Epidemiology and clinical presentations of respiratory syncytial virus subgroups A and B detected with multiplex real-time PCR. PLoS One, 11(10): e0165108.

Mahony J, Chong S, Merante F, et al. 2007. Development of a respiratory virus panel test for detection of twenty human respiratory viruses by use of multiplex PCR and a fluid microbead-based assay. Journal of Clinical Microbiology, 45(9): 2965-2970.

Mentel R, Wegner U, Bruns R, et al. 2003. Real-time PCR to improve the diagnosis of respiratory syncytial virus infection. Journal of Medical Microbiology, 52(10): 893-896.

Respiratory syncytial virus case definition summary. 2000. Public Health Laboratory Network case definitions. PHLN0012. Version: 1. Consensus Date: 7 August 2000.

Templeton K E, Scheltinga S A, Beersma M F C, et al. 2004. Rapid and sensitive method using multiplex real-time PCR for diagnosis of infections by influenza A and influenza B viruses, respiratory syncytial virus, and parainfluenza viruses 1, 2, 3, and 4. Journal of Clinical Microbiology, 42(4): 1564-1569.

Walsh E E, Falsey A R, Swinburne I A, et al. 2001. Reverse transcription polymerase chain reaction (RT - PCR) for diagnosis of respiratory syncytial virus infection in adults: Use of a single-tube "hanging droplet" nested PCR. Journal of Medical Virology, 63(3): 259-263.